HEMATOLOGIA BÁSICA

Revisão técnica:

Liane Nanci Rotta
Graduada em Farmácia Bioquímica
Graduada em Biomedicina
Especialista em Análises Clínicas
Mestre e Doutora em Bioquímica

H487   Hematologia básica / Adriana Dalpicolli Rodrigues... [et al.];
[revisão técnica: Liane Nanci Rotta]. – 2.ed. – Porto Alegre: SAGAH, 2018.

ISBN 978-85-9502-948-4

1. Hematologia. I. Rodrigues, Adriana Dalpicolli.

CDU 612.11

Catalogação na publicação: Karin Lorien Menoncin — CRB 10/2147

HEMATOLOGIA BÁSICA

2ª Edição

Adriana Dalpicolli Rodrigues
Graduada em Biomedicina
Mestre em Biotecnologia

Aniúsca Vieira dos Santos
Graduada em Biomedicina
Mestre em Patologia Geral e Experimental

Liane Nanci Rotta
Graduada em Farmácia Bioquímica
Graduada em Biomedicina
Especialista em Análises Clínicas
Mestre e Doutora em Bioquímica

Bruna Amorin
Graduada em Biomedicina
Especialista em Analises Clínicas
Mestre e Doutora em Medicina: Ciências Médicas
Pós-doutora em Terapia Celular

Elenilson Figueiredo da Silva
Graduada em Química Industrial e em Farmácia
Especialista em Farmacologia e Toxicologia
Mestre em Ciências Farmacêuticas

Amanda Stapenhorst
Graduada em Biomedicina
Mestre em Ciências Biológicas: Fisiologia

Porto Alegre,
2018

© Grupo A Educação S.A., 2018

Gerente editorial: *Arysinha Affonso*

Colaboraram nesta edição:
Editora: *Dieimi Deitos*
Preparação de originais: *Marina Waquil*
Capa: *Paola Manica | Brand&Book*
Editoração: *Ledur Serviços Editoriais Ltda*

> **Importante**
> Os *links* para *sites* da *web* fornecidos neste livro foram todos testados, e seu funcionamento foi comprovado no momento da publicação do material. No entanto, a rede é extremamente dinâmica; suas páginas estão constantemente mudando de local e conteúdo. Assim, os editores declaram não ter qualquer responsabilidade sobre qualidade, precisão ou integralidade das informações referidas em tais *links*.

Reservados todos os direitos de publicação ao GRUPO A EDUCAÇÃO S.A.
(Sagah é um selo editorial do GRUPO A EDUCAÇÃO S.A.)

Rua Ernesto Alves, 150 – Floresta
90220-190 Porto Alegre RS
Fone: (51) 3027-7000

SAC 0800 703-3444 – www.grupoa.com.br

É proibida a duplicação ou reprodução deste volume, no todo ou em parte, sob quaisquer formas ou por quaisquer meios (eletrônico, mecânico, gravação, fotocópia, distribuição na Web e outros), sem permissão expressa da Editora.

IMPRESSO NO BRASIL
PRINTED IN BRAZIL

APRESENTAÇÃO

A recente evolução das tecnologias digitais e a consolidação da internet modificaram tanto as relações na sociedade quanto as noções de espaço e tempo. Se antes levávamos dias ou até semanas para saber de acontecimentos e eventos distantes, hoje temos a informação de maneira quase instantânea. Essa realidade possibilita a ampliação do conhecimento. No entanto, é necessário pensar cada vez mais em formas de aproximar os estudantes de conteúdos relevantes e de qualidade. Assim, para atender às necessidades tanto dos alunos de graduação quanto das instituições de ensino, desenvolvemos livros que buscam essa aproximação por meio de uma linguagem dialógica e de uma abordagem didática e funcional, e que apresentam os principais conceitos dos temas propostos em cada capítulo de maneira simples e concisa.

Nestes livros, foram desenvolvidas seções de discussão para reflexão, de maneira a complementar o aprendizado do aluno, além de exemplos e dicas que facilitam o entendimento sobre o tema a ser estudado.

Ao iniciar um capítulo, você, leitor, será apresentado aos objetivos de aprendizagem e às habilidades a serem desenvolvidas no capítulo, seguidos da introdução e dos conceitos básicos para que você possa dar continuidade à leitura.

Ao longo do livro, você vai encontrar hipertextos que lhe auxiliarão no processo de compreensão do tema. Esses hipertextos estão classificados como:

Saiba mais

Traz dicas e informações extras sobre o assunto tratado na seção.

Fique atento

Alerta sobre alguma informação não explicitada no texto ou acrescenta dados sobre determinado assunto.

Exemplo

Mostra um exemplo sobre o tema estudado, para que você possa compreendê-lo de maneira mais eficaz.

Link

Indica, por meio de *links* e códigos QR*, informações complementares que você encontra na *web*.

https://sagah.maisaedu.com.br/

Todas essas facilidades vão contribuir para um ambiente de aprendizagem dinâmico e produtivo, conectando alunos e professores no processo do conhecimento.

Bons estudos!

---

* Atenção: para que seu celular leia os códigos, ele precisa estar equipado com câmera e com um aplicativo de leitura de códigos QR. Existem inúmeros aplicativos gratuitos para esse fim, disponíveis na Google Play, na App Store e em outras lojas de aplicativos. Certifique-se de que o seu celular atende a essas especificações antes de utilizar os códigos.

PREFÁCIO

A hematologia é uma especialidade da medicina cujo objetivo central de estudo são os elementos figurados do sangue: glóbulos vermelhos (eritrócitos), glóbulos brancos (leucócitos) e plaquetas, bem como os órgãos/tecidos nos quais o sangue é produzido. Nesse contexto, estuda a fisiologia e as patologias associadas ao sangue, desde a investigação até sua avaliação e seu tratamento.

Para que as condições clínicas e patologias sejam identificadas com precisão, é indispensável a utilização de meios laboratoriais específicos. A hematologia laboratorial é o conjunto de rotinas analíticas voltadas à avaliação pormenorizada de elementos celulares do sangue.

A análise das células sanguíneas fornece informações fundamentais para a avaliação das condições de saúde de um indivíduo. O hemograma informa sobre a quantidade e a qualidade das células sanguíneas, indicando estado de saúde geral e apoiando o diagnóstico ou acompanhamento de um paciente. A avaliação do sistema de coagulação e fibrinolítico, por sua vez, é importante para determinar a hemostasia da coagulação.

Como você pode ver, a hematologia é essencial para a avaliação das condições de saúde de um indivíduo. O objetivo deste livro é oferecer o conhecimento básico da hematologia, com foco no diagnóstico laboratorial hematológico.

SUMÁRIO

Unidade 1

Laboratório de análises clínicas 13
Adriana Dalpicolli Rodrigues
  Fases laboratoriais: pré-analítica, analítica e pós-analítica 14
  Setores laboratoriais 17

Composição do sangue: elementos celulares 29
Adriana Dalpicolli Rodrigues
  Composição do sangue: porção celular 30
  Características morfológicas, cinéticas e estruturais dos
    elementos figurados do sangue 31
  Funções e características dos eritrócitos, leucócitos e plaquetas 41

Hematopoiese e órgãos hematopoiéticos 47
Adriana Dalpicolli Rodrigues
  Hematopoiese e suas características 48
  Células-tronco e a hematopoiese 52
  Órgãos hematopoiéticos 58

Hemograma: eritrograma 63
Adriana Dalpicolli Rodrigues
  Etapas do hemograma com foco no eritrograma 64
  Cuidados e características associadas às diferentes fases do hemograma 71
  Boas práticas na realização do hemograma 74

Unidade 2

Metabolismo e membrana do eritrócito 83
Aniúsca Vieira dos Santos
  Metabolismo eritrocitário 84
  Componentes da membrana eritrocitária 88
  Hemoglobina: função, tipos, estruturas 92

Anemias: conceito, sintomatologia, classificação e manifestações hematológicas 99
Aniúsca Vieira dos Santos
- Anemia: conceito, causas e sintomatologia 99
- Classificação das anemias 104
- Fisiopatologia das principais anemias 109

Eritrograma e alterações eritrocitárias 117
Aniúsca Vieira dos Santos
- Parâmetros do eritrograma 117
- Índices hematimétricos 120
- Alterações eritrocitárias 124

Anemias não hemolíticas 133
Aniúsca Vieira dos Santos
- Caracterização das anemias não hemolíticas 133
- Anemias carenciais: ferropriva e megaloblástica 136
- Anemias aplásica, hemorrágica e por doenças crônicas 143

Anemias hemolíticas 149
Amanda Stapenhorst
- As anemias hemolíticas e suas principais características 149
- Anemias hemolíticas intrínsecas (hereditárias) 154
- Anemias hemolíticas resultantes de defeitos de membrana 155
- Anemias hemolíticas resultantes de defeitos enzimáticos 158
- Hemoglobinopatias 160
- Anemias hemolíticas extrínsecas (adquiridas) 164
- Anemias hemolíticas adquiridas, não imunológicas 167

Unidade 3

Contadores hematológicos 173
Aniúsca Vieira dos Santos
- Contadores celulares automatizados 173
- Parâmetros hematológicos 178
- Histogramas hematológicos e *scattergrams* 182

Reticulócitos, velocidade de hemossedimentação e teste de falcização 189
Bruna Amorin
- Reticulócitos 190
- Velocidade de hemossedimentação (VHS) 199
- Teste de falcização 202

Leucócitos: leucopoiese 209
Elenilson Figueiredo da Silva
    Hematopoiese: como são formadas as células sanguíneas? 210
    Características da leucopoiese 213
    Características morfológicas dos precursores leucocitários 220

Leucócitos: funções e alterações leucocitárias 229
Bruna Amorin
    Leucócitos — tipos e funções 229
    Basófilos 231
    Monócitos 232
    Linfócitos 232
    Alterações qualitativas dos leucócitos 234
    Outras alterações qualitativas 237
    Alterações quantitativas dos leucócitos 240

Leucograma: contagem diferencial relativa e
absoluta dos leucócitos 245
Adriana Dalpicolli Rodrigues
    Os diferentes tipos de leucócitos 246
    Contagem diferencial relativa e absoluta dos leucócitos 249
    Leucopenias e leucocitoses 252

Unidade 4

Patologias reacionais dos leucócitos 261
Aniúsca Vieira dos Santos
    Patologias reacionais leucocitárias 262
    Leucograma no processo infeccioso bacteriano 266
    Leucograma no processo infeccioso viral 270

Hemograma: leucograma 277
Adriana Dalpicolli Rodrigues
    Avaliação quantitativa e morfológica dos elementos celulares
        do hemograma 278
    Alterações no leucograma 282
    Interpretação do leucograma: correlação clínico-laboratorial 287

Casos clínicos em hematologia 293
Bruna Amorin
    Interpretação de parâmetros hematológicos liberados por
        contadores celulares 294
    Comparação dos parâmetros quantitativos com a microscopia 301
    Relação clínico-laboratorial com os dados hematológicos 304

Fisiologia da hemostasia sanguínea 311
Liane Nanci Rotta
Hemostasia e estrutura das plaquetas...................312
Fases da hemostasia 318

Sistema fibrinolítico.. 333
Liane Nanci Rotta
Fibrinólise 333
Mecanismo de ação do sistema fibrinolítico........ 335
Inibidores do sistema fibrinolítico........................ 341
Testes de avaliação do sistema fibrinolítico......... 345

Avaliação da coagulação sanguínea e do sistema fibrinolítico.. 353
Liane Nanci Rotta
Testes de avaliação da hemostasia 354
Testes de avaliação da hemostasia primária....... 356
Testes de avaliação da hemostasia secundária... 361
Testes de avaliação do sistema fibrinolítico......... 372

Patologias da coagulação sanguínea e do sistema fibrinolítico.. 377
Liane Nanci Rotta
Distúrbios causados por alterações plaquetárias 377
Deficiências do sistema fibrinolítico: hemorragia e trombose 395

UNIDADE 1

Laboratório de análises clínicas

Objetivos de aprendizagem

Ao final deste texto, você deve apresentar os seguintes aprendizados:

- Reconhecer as fases laboratoriais dos exames: pré-analítica, analítica e pós-analítica.
- Identificar os setores dos laboratórios de análises clínicas e seus objetivos.
- Descrever os exames realizados no setor de hematologia.

Introdução

O laboratório de análises clínicas exerce papel fundamental na área da saúde. A partir de um exame laboratorial com acurácia, sensibilidade e especificidade, é possível detectar doenças ou avaliar a predisposição a elas, confirmar ou excluir diagnósticos, fornecer prognósticos, orientações e monitoramento da saúde ou informar acerca da resposta a um tratamento que está sendo realizado.

Para que o laboratório contribua significativamente para o diagnóstico clínico do paciente e ofereça um resultado com confiabilidade analítica, é necessário conhecimento e atenção em todas as fases laboratoriais: pré-analítica, analítica e pós-analítica.

Neste capítulo, você vai aprender quais são os fatores que interferem no resultado de um exame laboratorial, passando, por exemplo, pelo preparo do paciente, coleta ou armazenamento da amostra (fase pré-analítica), análise da amostra manualmente ou em equipamentos automatizados (fase analítica) e a entrega/interpretação do laudo (pós-analítica). Você também vai adquirir conhecimento sobre os setores existentes em um laboratório de análises clínicas e sobre quais são os exames laboratoriais realizados em cada setor, com foco, principalmente, naqueles realizados no setor de hematologia.

Fases laboratoriais: pré-analítica, analítica e pós-analítica

Segundo a Resolução RDC nº. 302, de 13 de outubro de 2005 (AGÊNCIA..., 2005), o laboratório clínico é um serviço destinado à análise de amostras de paciente, tem a finalidade de oferecer apoio ao diagnóstico e ao tratamento e compreende as seguintes fases:

- **Pré-analítica:** inclui indicação do exame, redação da solicitação, leitura e interpretação da solicitação, transmissão de eventuais instruções de preparo do paciente, avaliação do atendimento às instruções previamente transmitidas (como, por exemplo, o estado de jejum do paciente), procedimentos de coleta, acondicionamento, transporte e preservação da amostra biológica (como temperatura) até o momento da efetiva realização do exame na fase analítica.
- **Analítica:** é o conjunto de procedimentos e equipamentos, com descrição específica, utilizado na realização das análises clínicas, de acordo com metodologia e orientação especificada pelo fabricante.
- **Pós-analítica:** inicia após a obtenção de resultados válidos das análises e finda com a liberação do laudo, para a interpretação pelo solicitante.

Em cada uma das etapas, há a possibilidade de erros, que afetam a qualidade e a confiabilidade do resultado. De acordo com a Sociedade Brasileira de Patologia Clínica e Medicina Laboratorial (SOCIEDADE..., 2014), a **fase pré-analítica** é responsável por cerca de 70% do total de erros ocorridos nos laboratórios. Isso se dá, pois, nela, ocorre uma sequência de ações envolvendo um grande número de pessoas com diferentes formações profissionais e interesses pessoais, como o médico solicitante, o paciente, o atendente e o flebotomista.

Os principais erros que ocorrem na etapa pré-analítica são: tempo de jejum inadequado, podendo ser inferior (favorecendo a lipemia, metabolização alimentar incompleta) ou superior ao recomendado (favorecendo o catabolismo); uso de medicação (como hipoglicemiantes ou medicamentos para tratamento da tireoide) ou realização de atividade física extenuante por parte do paciente (previamente à coleta); flebotomia inadequada (como o tempo prolongado de garroteamento do braço do paciente ou de realização da coleta); requisição incorreta ou ilegível, não permitindo a realização do exame necessário; perda da requisição; transporte inadequado da amostra, principalmente associado à temperatura (grande parte das amostras precisam ser refrigeradas); identificação errada do paciente ou troca de paciente; utilização do aditivo inadequado na obtenção do espécime para diagnóstico (por exemplo, uso de tubo para coleta com ativador de coágulo para realização de hemograma, em vez de tubo com anticoagulante); falta de homogeneização (todo tubo que contém qualquer tipo de aditivo, especialmente anticoagulante, precisa ser homogeneizado, ou seja, o tubo deve ser invertido verticalmente por aproximadamente 8 a 10 vezes); centrifugação inadequada (como ocorrência de hemólise ou formação de fibrina); entre outros.

A sequência correta para o acondicionamento da amostra nos tubos de coleta, bem como a seleção do tubo adequado, também é importante para um resultado confiável, como mostra o Quadro 1.

Quadro 1. Coletas

Ordem de coleta	Tipo do tubo	Cor da tampa	Razões
1	Hemocultura	Geralmente amarela	Minimizar as chances de contaminação bacteriana.
2	Tubos com citrato de sódio para coagulação	Azul	Deve ser o primeiro tubo com anticoagulante, pois todos os demais anticoagulantes e aditivos alteram os testes de coagulação.
3	Tubos com citrato de sódio para VHS automatizado	Preta	Minimizar as chances de contaminação por outro anticoagulante que não o próprio citrato.
4	Tubos de vidro para soro e sem aditivos	Vermelha	Prevenir a contaminação por aditivos de outros tubos.

(Continua)

(Continuação)

Quadro 1. Coletas

Ordem de coleta	Tipo do tubo	Cor da tampa	Razões
5	Tubos de plástico para soro, com ativador de coágulo, com ou sem gel separador	Amarela ou vermelha	Devem ser preenchidos após os tubos de coagulação, pois as partículas de silica ativam a coagulação e alteram os testes.
6	Tubos com heparina com ou sem gel separador de plasma	Verde	A heparina altera os testes de coagulação e interfere na obtenção de soro.
7	Tubos com EDTA	Roxa	O EDTA é o maior resposnsável por problemas de arraste. Eleva os resultados de TP e TTpa e diminui os níveis de ferro.
8	Tubos com oxalato/fluoreto de sódio	Cinza	Aumenta os níveis de sódio e de potássio e altera a morfologia dos eritrócitos.

Fonte: Adaptado de Silva et al. (2016).

Link

Para saber mais sobre a fase pré-analítica, especialmente sobre coleta de sangue venoso, leia as recomendações da Sociedade Brasileira de Patologia Clínica e Medicina Laboratorial para coleta de sangue venoso.

https://goo.gl/BN864N

A **fase analítica** é a que sofre um menor número de erros devido à automatização do processo e ao controle de qualidade interno (realizado diariamente) e externo (normalmente realizado mensalmente). Quando os erros ocorrem, devem-se a eventuais falhas no equipamento (problemas com reagentes, temperatura ou tempo de reação, falhas na pipetagem do equipamento ou do profissional), perda da amostra, troca na identificação da amostra, contaminação entre amostras, etc.

Muitas vezes, na **fase pós-analítica**, os erros da fase analítica são detectados e corrigidos. Na fase pós-analítica, também podem ocorrer erros, como: transcrição errada de resultados (para análises realizadas manualmente ou não interfaceadas), expressão incorreta da unidade de concentração do analito (por exemplo, liberar o resultado de glicose em g/dL, em vez de mg/dL), erro na interpretação do resultado, entrega trocada do laudo (de outro indivíduo para outro), perda do resultado, entre outros.

Todos os erros das fases laboratoriais podem ser evitados com programas de educação continuada para todos os colaboradores, treinamentos periódicos, revisão das atividades por diferentes indivíduos, atenção individual, sistemas laboratoriais que emitem alertas ou lembretes, uso de sistema de interfaceamento laboratorial, uso de sistema de controle de qualidade laboratorial, etc.

Setores laboratoriais

O laboratório de análises clínicas é compartimentalizado em diferentes setores (XAVIER; DORA; BARROS, 2016; MCPHERSON; PINCUS, 2012), que avaliam as amostras biológicas colhidas por um flebotomista ou pelo próprio paciente (por meio de instruções recebidas). Pode haver divisão diferente de setores entre os laboratórios distribuídos pelo mundo, mas, de modo geral, os principais são: hematologia, bioquímica, imunologia e hormônios, uroanálise, parasitologia, microbiologia, toxicologia e biologia molecular.

As principais amostras avaliadas em um laboratório são: sangue, urina, fezes, sêmen, saliva, pele, unha, líquido sinovial, líquidos serosos, líquido cefalorraquidiano, secreções em geral. Antes de cada amostra seguir para seu respectivo setor, passa por preparo inicial e separação no setor denominado triagem.

Você sabe o que é avaliado em cada setor?

No setor de **hematologia**, a principal amostra analisada é a de sangue total (sangue coletado com o anticoagulante EDTA — ácido etilenodiamino tetra-acético) e o exame mais comumente realizado é o hemograma, no qual é feita uma avaliação quantitativa e qualitativa do sangue, ou seja, avalia-se o número de células sanguíneas, os índices hematológicos e as características das células, possibilitando ao médico uma visão geral da saúde do paciente. Também são realizados os testes de coagulação e imunohematologia.

No setor de **bioquímica**, são realizados os exames referentes a investigações metabólicas do organismo. São exemplos de análises bioquímicas: glicose, colesterol, triglicerídeos, exames de função hepática, função renal, função cardíaca, eletrólitos, entre outros. A principal amostra utilizada é o soro, ou seja, coleta-se amostra de sangue em tubo sem aditivo ou com ativador de coágulo. Após a formação do coágulo, a amostra é centrifugada e, a seguir, analisada.

A centrifugação, geralmente, ocorre no setor de triagem, é um método de separação de misturas heterogêneas de sólidos com líquidos ou somente de líquidos. No caso das amostras de sangue, separa-se a parte líquida que fica na superfície do tubo e as células que vão para o fundo. Veja, no Quadro 2, a rotação e o tempo de centrifugação de cada tipo de tubo.

Quadro 2. Intervalos de centrifugação e força centrífuga relativa estimada para diferentes tipos de tubos

Aceleração e tempo de centrifugação		
Tipo	RCF (g)	Tempo (min)
Tudo de vidro com gel separador e ativador de coágulo	1.000 a 1.300	10
Tudo de plástico com gel separador e ativador de coágulo	1.300 a 2.000 2.000 a 3.000	10 4 a 5
Tubo com gel separador e anticoagulante	1.000 a 1.300	10
Tubo com gel separador	≤ 1.300	10
Tubo contendo citrato**	1.500	15
Tubo com gel separador e com acelerador da coagulação	1.500 a 1.700	10

*Os valores descritos são estimados e variam de acordo com o fabricante. Deve-se sempre consultar as instruções do fabricante.
**Sangue coletado em tubos contendo citrato deve ser centrifugado a uma velocidade e tempo suficientes, para a obtenção de plasma pobre em plaquetas (contagem de plaquetas < 10.000/mL), de acordo com normas do CLSI/NCCLS.
RCF = força centrífuga relativa; g = gravidade

Fonte: Adaptado de Sociedade Brasileira de Patologia Clínica e Medicina Laboratorial (2014).

Fique atento

As amostras de sangue devem ser colocadas na centrífuga de forma balanceada, ou seja, um tubo de cada vez, um na frente do outro, com o mesmo volume ou volumes muito próximos. Caso o número de tubos seja ímpar, pode-se colocar um tubo com água.

Fonte da imagem: Adaptada de guruXOX/Shutterstock.com.

No setor de **imunologia** e hormônios, também utiliza-se soro (preferencialmente) ou plasma. Esse setor tem por objetivo determinar o nível de antígenos ou anticorpos (imunoglobulinas) associados a processos patológicos/infecciosos, como hepatites, infecção pelo HIV, toxoplasmose, rubéola, alergias, e dosar hormônios para avaliação da função tireoideana, reprodutora, do crescimento, antígeno prostático específico (PSA), beta HCG (gonadotrofina coriônica humana), etc., além de testes para avaliação de doenças autoimunes.

No setor de **uroanálise**, são avaliadas as amostras de urina num exame chamado de Exame Comum de Urina ou Exame Qualitativo de Urina (EQU). Esse exame é, muitas vezes, usado para avaliação da saúde geral do paciente, assim como o hemograma, e pode auxiliar no diagnóstico de diversas patologias, tais como: infecção urinária, cálculo renal, diabetes, danos hepáticos, etc.

No setor de **parasitologia**, o exame mais frequente é o Exame Parasitológico das Fezes (EPF), no qual observa-se, principalmente, se há presença de helmintos ou protozoários por meio de técnicas de concentração e análise microscópica da amostra. Nesse setor, também pode-se fazer pesquisa de sangue oculto, gordura fecal e leucócitos fecais.

O setor de **microbiologia** realiza, especialmente, o exame cultural (microbiológico) de amostras biológicas em meios de cultura específicos para a determinação do microrganismo (bactérias ou fungos) causador da infecção do paciente. Caso haja crescimento bacteriano, também são testados os antimicrobianos, a fim de determinar aqueles que poderão ser utilizados no combate à infecção como forma de tratamento do paciente.

O setor de **toxicologia**, normalmente, é encontrado apenas em grandes laboratórios ou em laboratórios que fazem somente esse tipo de análise, atuando especialmente para avaliação da exposição ocupacional a substâncias químicas, como solventes, tintas, metais. O objetivo desse setor é determinar o nível de metabólitos excretados na urina do indivíduo, sendo solicitados, por exemplo: ácido hipúrico, ácido metil-hipúrico, ácido mandélico, fenol, cobre, zinco, entre outros. No sangue total, determina-se, especialmente, a carboxihemoglobina.

Por fim, o setor de **biologia molecular** (assim como o de toxicologia) existe apenas em grandes laboratórios. Nele, são desenvolvidas técnicas sofisticadas, como extração de DNA, eletroforese, e uma das metodologias mais realizadas é a PCR (reação em cadeia de polimerase). Pode ser feita a detecção de diversos microrganismos na amostra do paciente, como: HPV, vírus zika, malária, etc.

Quando o laboratório não realiza determinado exame ou não possui setor específico em sua estrutura, as amostras são separadas e o serviço é terceirizado, ou seja, a amostra é enviada a um laboratório de apoio, que realiza a análise.

Exames realizados no setor de hematologia

O setor de hematologia compreende, basicamente, os exames de hematologia geral, estudo da coagulação e imunohematologia (SILVA et al., 2016; MCPHERSON; PINCUS, 2012). Nesse setor, os principais exames realizados e as amostras utilizadas são:

- **Hemograma:** nesse exame, é feita a avaliação das células sanguíneas do paciente, sendo determinados o número e as características das células da série vermelha (hemácias ou eritrócitos), hemoglobina e hematócrito, além dos índices hematimétricos (HCM, VCM, CHCM, RDW); da série branca, diferenciando os leucócitos presentes, que são classificados em neutrófilos (bastonados e segmentados), linfócitos, monócitos, eosinófilos e basófilos; e da série plaquetária, chamadas, principalmente, de plaquetas ou trombócitos. Esse exame permite avaliar processos inflamatórios, infecciosos, anemias, leucemias, entre outras patologias ou situações clínicas. Dependendo do caso, em qualquer uma das séries, podem ser liberadas células imaturas pela medula, as quais são visualizadas no sangue periférico. Esse exame é semiautomatizado ou automatizado, e a amostra de sangue total, após a homogeneização, é aspirada por um aparelho hematológico. Além da avaliação feita pelo equipamento, é necessária a realização de esfregaço sanguíneo para visualização das características celulares em microscópio.

- **Falcização das hemácias:** esse teste é utilizado para investigação de anemia falciforme. O método baseia-se em diminuir o conteúdo de oxigênio da amostra (sangue total) em lâmina. Nessas condições, quando há eritrócitos que contêm a hemoglobina S, esses irão deformar-se após algumas horas (de 1 a 24h), ou seja, irão adquirir a forma de foice.
- **Reticulócitos:** avalia a regeneração medular da série vermelha, pois reticulócitos são eritrócitos recém-produzidos pela medula óssea, ricos em RNA, o que atribui a essas células uma policromatocitose com os métodos de coloração habitualmente utilizados. Há técnicas manuais e automatizadas para sua realização em amostra de sangue total. A técnica manual é realizada com coloração com azul de cresil brilhante. O resultado pode ser expresso em percentual e em número total. Esse exame é realizado com frequência por recém-nascidos ou pacientes em tratamento para anemia.
- **Velocidade de hemossedimentação (VHS) ou velocidade de sedimentação globular (VSG):** mede o grau de sedimentação de hemácias, pela ação da gravidade, em uma amostra de sangue total, em um período de tempo específico. As hemácias em suspensão sofrem sedimentação com velocidade variável em função da concentração de fibrinogênio e globulinas, tamanho e forma das hemácias, e alterações elétricas do plasma e glóbulos. Pode ser realizado de modo manual ou automatizado. É um exame sensível, mas inespecífico, que apresenta resultado alterado tanto em situações patológicas (por exemplo, anemia, leucemia, mieloma) quanto fisiológicas (por exemplo, menstruação, gestação).
- **Testes de coagulação:** os principais testes para avaliação de distúrbios da coagulação podem ser realizados por métodos manuais ou automatizados e são os seguintes:
  - Tempo de sangria: é o tempo decorrido para parar o sangramento de uma incisão; avalia a capacidade das plaquetas e dos vasos de formar o tampão plaquetário estável. É uma técnica não recomendada devido à falta de padronização metodológica.

- Tempo de coagulação: o sangue do paciente é coletado em tubo sem anticoagulante e cronometra-se o tempo até o aparecimento do coágulo visível. Quando normal, 5 mL de sangue demoram aproximadamente de 5 a 10 minutos para coagular. Do mesmo modo que o teste de sangria, não é uma técnica recomendada devido à falta de padronização do método.
- Tempo de protrombina (TP): avalia as vias extrínseca e comum do sistema de coagulação sanguínea; logo, os fatores II, VII, V, X e fibrinogênio. É usado, principalmente, para avaliar transtornos congênitos ou adquiridos, enfermidades hepáticas ou deficiências de vitamina K. É sensível para o controle da terapia com anticoagulantes orais.
- Tempo de tromboplastina parcial (KTTP): usado, principalmente, para testar deficiências dos fatores das vias intrínseca e comum da coagulação e monitoramento de terapia com heparina (XII, XI, IX, VIII, X, V, II e I).
- Dosagem de fibrinogênio: teste utilizado para investigação de distúrbios hemorrágicos, já que é um fator de coagulação (fator I) necessário para formação do coágulo. Ao adicionar trombina a uma amostra de plasma, o fibrinogênio se transforma, via enzimática, em fibrina, a qual se polimeriza progressivamente, dando lugar a uma rede de fibrina. O fator XIII, ativado pela trombina, catalisa a formação de uniões estáveis entre as cadeias de fibrina, produzindo um coágulo visível e insolúvel. O tempo que transcorre entre a adição de trombina e a formação do coágulo é inversamente proporcional à concentração de fibrinogênio. A coleta de sangue para a avaliação de TP, KTTP e fibrinogênio é realizada em tubo com citrato, um anticoagulante que preserva os fatores de coagulação (fatores V e VIII).
- **Tipagem sanguínea:** exame utilizado para estabelecer o grupo sanguíneo do paciente de acordo com o sistema ABO. É necessária a amostra de sangue total para sua avaliação. Esse teste é importante para verificar a compatibilidade entre o doador e o receptor antes da transfusão sanguínea. Classifica o sangue de acordo com a presença dos antígenos principais A e B na superfície das hemácias e de acordo com os anticorpos séricos anti-A e anti-B. Podem ser utilizadas várias metodologias para essa determinação, como teste em lâmina, em tubo ou em placas de gel. O teste deve ser realizado por meio da prova direta e da prova reversa. Na prova direta, a amostra de sangue total do paciente é misturada ao soro anti-A e ao anti-B, sendo observada a presença ou a

ausência de aglutinação para determinação do tipo sanguíneo. Na prova reversa, é feita a identificação da presença de anticorpos no soro ou no plasma do paciente com reativos compostos de antígenos conhecidos dos grupos A e B. Tipo sanguíneo A possui aglutinógenos A nas hemácias e anticorpos contra B no plasma; tipo sanguíneo B possui aglutinógenos B nas hemácias e anticorpos contra A no plasma; tipo sanguíneo AB possui aglutinógenos A e B nas hemácias e não possui anticorpos no plasma; e tipo sanguíneo O não possui aglutinógenos nas hemácias e possui anticorpos contra A e B no plasma.

- **Fator Rh:** o fator Rh foi descoberto em 1940. A partir de então, foram descobertos aproximadamente 40 ou mais aglutinógenos (antígenos) diferentes no sistema Rh; porém, na prática, procura-se determinar a presença ou a ausência de um deles, especificamente o aglutinógeno D. A presença do aglutinógeno D caracteriza o indivíduo como Rh positivo, e sua ausência, como Rh negativo. É realizado em amostra de sangue total.
- **Pesquisa D fraco:** deve ser feita quando, na classificação do Rh, existe ausência de aglutinação (negativa). Sua finalidade é detectar o anticorpo fracamente formado devido à sua transmissão genética. Nessa prova, é necessário usar técnicas mais sensíveis (técnica do Coombs indireto) para confirmar sua positividade ou negatividade.
- **Coombs direto:** a principal finalidade desse teste é a detecção de hemácias revestidas de anticorpos, ou seja, hemácias sensibilizadas *in vivo*. É muito utilizado na investigação de reações transfusionais, no diagnóstico de doença hemolítica perinatal e de anemias hemolíticas autoimunes.
- **Coombs indireto:** é usado em exames pré-natais (gestantes) e antes de transfusões sanguíneas. Detecta anticorpos contra hemácias que estão presentes e livres no plasma do paciente.

Fique atento

Em amostras parcialmente ou totalmente coaguladas, não é possível realizar exames em que é necessário sangue total para análise. Muitas células sanguíneas, especialmente as plaquetas, estarão envolvidas no coágulo ou microcoágulo formado, gerando, consequentemente, um resultado falso-diminuído.

Exercícios

1. Ao analisar o resultado da glicose sérica de um paciente idoso no setor de bioquímica, o analista deparou-se com um resultado alterado de 240 mg/dL (alto). Primeiramente, verificou as informações disponíveis no sistema laboratorial e não encontrou nenhuma observação referente à medicação utilizada ou a se o paciente é diabético. Diante do exposto, assinale a alternativa correta referente à fase laboratorial e à atitude que o analista deve tomar.

   a) O exposto refere-se a uma falha ocorrida na fase pré-analítica. Para não comprometer a fase pós-analítica, o analista poderia questionar o atendente sobre essas informações e/ou ligar para o paciente e questionar se o mesmo estava em jejum ao coletar o exame e se é diabético. Caso uma das respostas seja positiva, o resultado pode ser liberado.

   b) O exposto refere-se a uma falha ocorrida na fase analítica. Para não comprometer a fase pós-analítica, o analista deve verificar os resultados dos outros pacientes e o controle de qualidade interno; estando todos conformes, deve repetir o teste no equipamento. Caso o resultado seja reproduzido, pode ser liberado.

   c) O exposto refere-se à fase pós-analítica, em que o analista deve considerar o resultado alto como normal para esse paciente, já que 90% dos idosos apresentam diversas doenças crônicas — especialmente, diabetes descompensada.

   d) O exposto refere-se a falhas nas três fases laboratoriais, sendo: na pré-analítica, devido à falha em informar o paciente sobre o tempo de jejum recomendado; na fase analítica, em que, provavelmente, ocorreu algum problema na pipetagem de reagente; e, na fase pós-analítica, em que a interpretação do resultado pelo analista está equivocada.

   e) O exposto refere-se à fase pós-analítica, na qual o biomédico deve confiar no equipamento de análise e no preenchimento das informações no sistema pelo atendente, ou seja, não havendo informações, é porque o paciente não usa medicação e não é diabético; assim, pode liberar o resultado.

2. O flebotomista realizou a coleta sanguínea de um paciente que chegou ao laboratório para a realização dos exames de hemograma e VHS em tubo de EDTA. A coleta foi demorada e o paciente quase desmaiou ao término do processo, o que levou o flebotomista a esquecer-se de homogeneizar o tubo, levando a uma formação de coágulo em uma parte da amostra. Assinale a alternativa correta sobre o que o analista deverá fazer para a obtenção do resultado do exame.

a) O coágulo deve ser removido pelo analista e os exames devem ser realizados normalmente.
b) O analista poderá realizar o exame normalmente devido ao fato de que, para essa análise, espera-se que o sangue coagule.
c) Com ou sem a presença de coágulo, é possível realizar os exames coletados.
d) Não é possível realizar hemograma em amostras coaguladas, mas pode-se realizar VHS.
e) Não é possível realizar hemograma e VHS em amostras coaguladas, de modo que o analista terá que solicitar uma nova coleta.

3. Os testes de coagulação, tais como TP, KTTP e fibrinogênio, feitos no setor de hematologia, devem ser realizados em amostras de plasma. Em que tubo deve ser realizada a coleta e qual a justificativa para tal?
a) A coleta deve ser realizada em tubo com anticoagulante, independentemente de se ser citrato ou EDTA, pois, ao centrifugar a amostra, será obtida amostra de plasma, mantendo, assim, os fatores de coagulação.
b) A coleta deve ser realizada em tubo com citrato como anticoagulante para garantir a preservação dos fatores de coagulação.
c) A coleta deve ser realizada em tubo sem aditivo ou ativador de coágulo para não contaminar a amostra com fatores adicionais.
d) A coleta deve ser realizada em tubo de soro, no qual ocorrerá a formação do coágulo, e, com isso, poderão ser avaliados os fatores de coagulação.
e) A coleta deve ser realizada em tubo de citrato ou EDTA, desde que a amostra não seja homogeneizada, garantindo, assim, a formação do coágulo.

4. Paciente chega ao laboratório para realização dos seguintes exames: hemograma, testes de coagulação, glicemia, perfil lipídico, EQU e EPF. Após o devido cadastro e a verificação de que as condições do paciente estavam dentro do esperado, foi realizada a coleta e o material foi encaminhado para o setor de triagem. Para quais setores as amostras desse paciente serão encaminhadas?
a) Hematologia, imunologia, microbiologia e parasitologia.
b) Bioquímica, imunologia e microbiologia.
c) Bioquímica, imunologia, toxicologia e microbiologia.
d) Hematologia, bioquímica, imunologia e microbiologia.
e) Hematologia, bioquímica, uroanálise e parasitologia.

5. Em relação à tipagem sanguínea, observe as imagens a seguir e assinale a resposta correta referente ao tipo sanguíneo dos pacientes em questão, considerando que a primeira reação se refere ao anti-A; a segunda, ao anti-B; e a terceira, ao anti-D.

Paciente 1: presença de aglutinação em todas as reações.

Paciente 2: ausência de aglutinação em todas as reações.
a) Paciente 1: O positivo; paciente 2: O negativo.
b) Paciente 1: O positivo; paciente 2: AB negativo.
c) Paciente 1: AB positivo; paciente 2: O negativo.
d) Paciente 1: A positivo; paciente 2: B negativo.
e) Paciente 1: AB positivo; paciente 2: AB negativo.

Referências

AGÊNCIA NACIONAL DE VIGILÂNCIA SANITÁRIA. *Resolução RDC Nº 302, de 13 de outubro de 2005*. Dispõe sobre Regulamento Técnico para funcionamento de Laboratórios Clínicos. Brasília, DF, 2005. Disponível em: <http://www.vigilanciasanitaria.sc.gov.br/index.php/download/category/126-cosmeticos-produtos-de-higiene-pessoal-e-perfumes?download=1676:rdc-03-2012-lista-de-substancia-que-os-produtos-nao-podem-apresentar-exceto-mercosul>. Acesso em: 18 nov. 2018.

MCPHERSON, R. A.; PINCUS, R. M. *Diagnósticos clínicos e tratamento por métodos laboratoriais de Henry*. 21. ed. Barueri: Manole, 2012.

SILVA, P. H. et al. *Hematologia laboratorial*: teoria e procedimentos. Porto Alegre: Artmed, 2016.

SOCIEDADE BRASILEIRA DE PATOLOGIA CLÍNICA/MEDICINA LABORATORIAL. *Recomendações da Sociedade Brasileira de Patologia e Medicina Laboratorial (SBPC/ML)*: coleta e preparo da amostra biológica. Barueri: Manole, 2014. Disponível em: <http://www.sbpc.org.br/upload/conteudo/livro_coleta_biologica2013.pdf>. Acesso em: 18 nov. 2018.

XAVIER, R. M.; DORA, J. M.; BARROS, E. *Laboratório na prática clínica*. 3. ed. Porto Alegre: Artmed, 2016.

Leituras recomendadas

ANDRIOLO, A. et al. *Recomendações da Sociedade Brasileira de Patologia Clínica/Medicina Laboratorial (SBPC/ML)*: fatores pré-analíticos e interferentes em ensaios laboratoriais. Barueri: Manole, 2018. Disponível em: <http://bibliotecasbpc.org.br/index.php?P=4&C=0.2>. Acesso em: 18 nov. 2018.

SOCIEDADE BRASILEIRA DE PATOLOGIA CLÍNICA/MEDICINA LABORATORIAL. *Recomendações da Sociedade Brasileira de Patologia Clínica/Medicina Laboratorial para coleta de sangue venoso*. 2. ed. Barueri: Minha Editora, 2010. Disponível em: <http://www.sbpc.org.br/upload/conteudo/320090814145042.pdf>. Acesso em: 18 nov. 2018.

Composição do sangue: elementos celulares

Objetivos de aprendizagem

Ao final deste texto, você deve apresentar os seguintes aprendizados:

- Reconhecer a composição do sangue enfocando a porção celular.
- Identificar as características morfológicas, cinéticas e estruturais dos elementos figurados do sangue.
- Descrever as funções e as principais características dos eritrócitos, leucócitos e plaquetas.

Introdução

Há muito tempo, a análise do sangue realizada em laboratórios de análises clínicas é uma importante ferramenta para a avaliação da saúde de um indivíduo e para a indicação de diagnósticos. Essa avaliação ocorre por meio de análises de elementos específicos presentes na porção líquida ou na porção celular do sangue, seja com o uso de metodologias manuais, sistemas de análise semiautomatizados ou automatizados de grande precisão.

Levando em consideração os elementos celulares, quando há alterações qualitativas nas células, como na forma, na cor ou no tamanho, inclusões, como presença de pontilhados ou grânulos, aumento ou diminuição da quantidade de um determinado tipo celular ou de um grupo de células, além da ausência ou presença de células imaturas, permitem ao médico ou demais profissionais da saúde identificar quadros fisiológicos ou patológicos, como diferentes tipos de anemia, talassemias, processos infecciosos virais, bacterianos ou parasitários, problemas de coagulação, desidratação, perda de sangue, entre outros, além de auxiliar no monitoramento de tratamentos e na evolução ou regressão de determinados quadros clínicos.

Neste capítulo, você vai aprender a identificar as células do sangue (eritrócitos, leucócitos e plaquetas), diferenciando-as por suas características morfológicas, cinéticas e estruturais e conhecendo suas funções.

Composição do sangue: porção celular

O sangue é um tecido conjuntivo fluido que tem uma composição única, consistindo em plasma (parte líquida) e elementos figurados (células e fragmentos celulares). A porção líquida representa em torno de 55% (variação de 46 a 63%) do volume do sangue total e a porção celular constitui cerca de 45% (variação de 37 a 54%) (MARTINI et al., 2015). Para conseguirmos separar o plasma a partir dos elementos celulares após a coleta sanguínea, é necessário centrifugar a amostra, embora, muitas vezes, observe-se essa separação ao deixar o tubo de sangue total em uma grade (suporte para tubos) alguns minutos após a coleta da amostra.

O plasma apresenta a seguinte composição: água (92%), proteínas (7% — albumina, globulinas, fibrinogênio), sais (como, por exemplo: sódio, potássio, cloretos, cálcio, ferro) e substâncias orgânicas (por exemplo: glicose, colesterol, triglicérides, ureia, creatinina) (2%); desse modo, para a formação de plasma, é importante a ingestão de água, líquidos em geral, alimentos, etc. A diminuição no volume plasmático pode estar associada a quadros de variação hídrica, como: desidratação, queimadura, vômitos, diarreias, entre outros.

A origem e o desenvolvimento dos elementos figurados ocorrem na medula óssea por meio de um processo denominado hematopoiese, e alguns também são produzidos por órgãos do sistema linfático, os linfonodos, e pelo baço, com amadurecimento no timo. As principais células presentes no sangue, em condições fisiológicas, são:

- **Eritrócitos:** também chamados de hemácias ou células vermelhas, correspondem à maior parcela de elementos celulares sanguíneos — normalmente, encontrados na faixa de 4,5 a 6,0 milhões/μL de sangue total.
- **Leucócitos:** também chamados de células brancas, constituem a menor parcela de elementos celulares, em torno de 5 a 10 mil/μL do sangue total. Existem cinco classes principais de leucócitos que apresentam funções diferenciadas em nosso organismo: neutrófilos, linfócitos, monócitos, eosinófilos e basófilos. A ordem em que as células foram citadas é a que é observada de maior a menor número no sangue periférico de um adulto saudável.

- **Plaquetas:** também chamadas de trombócitos, são pequenos fragmentos celulares recobertos por membrana que contêm enzimas e outras substâncias importantes para o processo de coagulação. Essas células são observadas na faixa de 200 a 350 mil/µL de sangue total.

Proporcionalmente, há, no sangue, para cada 1 leucócito, 30 plaquetas e 500 eritrócitos. Os valores referentes ao número de células encontradas em um indivíduo podem variar levemente de acordo com a literatura pesquisada e baseiam-se em populações saudáveis. Também ocorrem variações de acordo com a idade e o gênero do paciente. Indivíduos que apresentem quantidades de qualquer uma das células sanguíneas diminuídas ou aumentadas no sangue, provavelmente, estão passando por alguma alteração fisiológica ou patológica em seu organismo.

Fique atento

O sangue é cinco vezes mais espesso que a água, e isso se deve às interações entre proteínas dissolvidas, aos elementos figurados e às moléculas de água presentes no plasma. Quanto mais líquido estiver o sangue, ou seja, quanto maior for a relação plasma/elementos celulares, mais chance de o indivíduo estar doente. Em casos de anemia intensa, o número de células vermelhas diminui, sendo possível visualizar em tubos de sangue de amostras centrifugadas, nas quais o conteúdo da parte líquida é maior que a dos elementos celulares. Já em casos de desidratação, o paciente apresentará um conteúdo plasmático menor do que um paciente em estado normal, sendo essa diferença visível, também, em tubo de sangue após a centrifugação.

Características morfológicas, cinéticas e estruturais dos elementos figurados do sangue

Como você viu, os elementos celulares do sangue são eritrócitos, leucócitos e plaquetas. Cada uma dessas células pode ser analisada e classificada de acordo com suas características próprias em equipamentos hematológicos semiautomatizados ou automatizados por métodos de impedância e sistemas de citometria de fluxo, além de análise microscópica de lâmina de esfregaço sanguíneo corado. O exame que faz essa avaliação é o hemograma realizado em amostra de sangue total. Para uma boa avaliação das células, é muito importante a qualidade no material coletado, o tempo decorrido desde a coleta até a realização do exame, o tipo de corante utilizado, entre outros fatores.

Para compreender melhor as diferenças entre as células, veja a Figura 1.

Figura 1. Hemácias (células em maior quantidade), leucócitos (três células centrais) e plaquetas (menor célula) observados em microscópia óptica (aumento 40x).
Fonte: Adaptada de Jarun Ontakrai/Shutterstock.com.

Eritrócitos

A maioria dos eritrócitos normais têm formato de disco bicôncavo e uma minoria tem formato de "tigela", com concavidade unilateral. O diâmetro médio é de cerca de 7,5 µm. Essas células, quando maduras, não apresentam núcleo celular e têm uma média de vida de 120 dias. Esse é o prazo em que duram seus estoques energéticos e, assim, elas são recolhidas pelo sistema retículo endotelial para degradação, sendo algumas partes reaproveitadas e outras (como a bilirrubina) eliminadas. Ao analisar um esfregaço sanguíneo corado no microscópio, é possível observar que os eritrócitos apresentam contorno aproximadamente circular, mostrando apenas pequenas variações quanto ao formato e moderadas variações quanto ao tamanho. É possível, ainda, observar uma área central mais pálida, que ocupa cerca de um terço da célula. A forma e a flexibilidade normais do eritrócito dependem da integridade do citoesqueleto ao qual está ligada a membrana lipídica. Quando a célula é normal quanto ao seu tamanho, a população eritrocitária é descrita como normocítica, e quanto à sua coloração, como normocrômica, o que significa que as células contêm quantidade normal de hemoglobina, corando-se, assim, normalmente (BAIN, 2017).

A hemoglobina é uma metaloproteína encontrada no interior da hemácia. Nos quadros de doenças, os eritrócitos variam quanto a conteúdo de hemoglobina, tamanho, formato, propriedades de coloração e estrutura. Formatos anômalos podem ocorrer devido a anormalidades do citoesqueleto ou da membrana, fragmentação, polimerização, cristalização ou precipitação da hemoglobina (MCPHERSON; PINCUS, 2012). A seguir, veja algumas alterações morfológicas comuns, que podem ser visualizadas, posteriormente, no Quadro 1.

- **Cor**: relaciona-se diretamente ao conteúdo de hemoglobina. Os termos utilizados para classificação são: hipocrômico, quando a área central pálida está maior que o normal, indicando que a quantidade de hemoglobina está diminuída, ou hipercrômico, quando a área central é menos pálida que o normal.
- **Policromatofilia**: eritrócitos que assumem a coloração azul-acinzentada devido à presença de RNA residual, tratando-se de hemácia jovem (reticulócito) liberada na circulação com tempo de vida de 1 a 2 dias. São células maiores que os eritrócitos maduros e podem não apresentar palidez central.
- **Tamanho**: podem ser anormalmente pequenos, chamados de micrócitos, ou grandes, denominados macrócitos, ou, ainda, mostrar variação anormal de tamanho (anisocitose). A microcitose ocorre devido ao descompasso entre a síntese de hemoglobina e a proliferação eritróide. Já a macrocitose se deve à interferência na síntese de DNA, gerando assincronia núcleo-citoplasma.
- **Formato**: a variação no formato é denominada poiquilocitose ou pecilocitose. Qualquer célula em formato anormal, como de "pera, gota ou lágrima" (dacriócito), oval (eliptócito — com eixo longo maior que o dobro do eixo curto), membrana irregular, como uma "tampa de garrafa" (equinócitos) ou com "cantos" (acantócitos), célula "em alvo" (possuem uma área corada no meio da área de palidez central), fragmentos celulares (esquizócitos), estomatócitos (apresentam uma fenda, ou estoma, linear central), entre outras, é denominada poiquilócito. Várias podem aparecer em uma única doença, como na anemia megalobástica, ou uma única pode caracterizar uma patologia específica, como, por exemplo, os esferócitos (célula com forma esférica que perdeu a membrana sem perder equivalentemente o citosol; observa-se ausência da palidez cen-

tral), na esferocitose hereditária, ou os drepanócitos (célula em forma de foice) na anemia falciforme.
- **Estrutura (alterações qualitativas):**
  - Pontilhado basofílico: há presença, nos eritrócitos, de grânulos basofílicos irregulares que variam de espessura; visualiza-se, ao microscópio, pontos mais escuros dentro da célula.
  - Corspúsculos de Howell-Jolly: são partículas arredondadas e lisas, remanescentes da cromatina nuclear, normalmente, em um único ponto dentro do eritrócito.
  - Formação de empilhamento (*rouleaux*): trata-se do alinhamento dos eritrócitos, uma atrás (ou sobre) das outras, de modo semelhante a "pilhas de moedas".
  - Eritrócitos nucleados ou eritroblastos: são eritrócitos imaturos que ainda apresentam núcleo.
  - Eritrócito com parasita em seu interior,como, por exemplo, na malária, em que é possível a visualização de trofozoítos do *Plasmodium* sp.

Quadro 1. Alterações dos eritrócitos

Alteração	Imagem da alteração
1. Hipocromia	
2. Policromatofilia	

(Continua)

(Continuação)

Quadro 1. Alterações dos eritrócitos

Alteração	Imagem da alteração
3. Microcitose	
4. Macrocitose	
5. Anisocitose	
6. Pecilocitose Célula "em alvo" (indicadas com a flecha)	

(Continua)

(Continuação)

Quadro 1. Alterações dos eritrócitos

Alteração	Imagem da alteração
7. Dacriócito	
8. Eliptócitos	
9. Estomatócitos	
10. Acantócitos	

(Continua)

(Continuação)

Quadro 1. Alterações dos eritrócitos

Alteração	Imagem da alteração
11. Equinócitos	
12. Esquizócitos	
13. Esferócitos	
14. Drepanócitos	

(Continua)

(*Continuação*)

Quadro 1. Alterações dos eritrócitos

Alteração	Imagem da alteração
15. Pontilhado basofílico	
16. Howell-Jolly	
17. Roleaux	
18. Eritroblasto	

(*Continua*)

(Continuação)

Quadro 1. Alterações dos eritrócitos

Alteração	Imagem da alteração
19. Malária (*Plasmodium* sp)	

Fonte: Adaptado de Bain (2017).
Fonte das imagens: Adaptadas de T-Photo; LindseyRN/Shutterstock.com.

Leucócitos

Os leucócitos podem ser classificados em granulares (granulócitos), que são os neutrófilos, eosinófilos, basófilos, ou em agranulares (agranulócitos), os monócitos e os linfócitos. Os termos "granulócitos" e "agranulócitos" são usados para indicar a presença ou a ausência de grânulos específicos a uma dada linhagem celular.

- **Neutrófilos**: correspondem a cerca de 56% dos leucócitos totais e apresentam em média diâmetro de 12–15 µm. Em colorações derivadas de Romanowski, apresentam citoplasma acidófilo, rosa esmaecido, com grânulos delicados (grânulos neutrofílicos) e núcleo azul-arroxeado, com cromatina em grumos, podendo ser divididos em 2 a 5 lóbulos (neutrófilo segmentado) em disposição circular ou um único (neutrófilo bastonado — mais imaturo do que o segmentado). Em geral, são menores que os monócitos e eosinófilos e discretamente maiores que os basófilos.
- **Eosinófilos**: correspondem a em torno de 3% dos leucócitos totais, possuem aproximadamente 12–17 µm de diâmetro, assemelham-se aos neutrófilos, tendo como diferença notável a presença de grânulos grosseiros laranja-avermelhados (colorações derivadas de Romanowski) devido a afinidade por corantes ácidos. É uma célula bem característica e de fácil identificação.

- **Basófilos**: são os leucócitos menos numerosos no sangue, representando menos de 1% do total; apresentam aproximadamente 10–14 µm de diâmetro e também se assemelham aos neutrófilos; normalmente, possuem núcleo parcialmente lobulado e grânulos escuros maiores, com forte afinidade por corantes básicos.
- **Monócitos**: correspondem, em média, a 4% dos leucócitos. São os maiores leucócitos maduros, possuindo em torno de 12–20 µm de diâmetro. Apresentam núcleo irregular (lobulado em parte, profundamente endentado ou com forma de ferradura, às vezes, arredondado ou oval), excêntrico ou central, azulado, com cromatina delicada; o citoplasma é abundante, cinza-azulado opaco e com grânulos finos, podendo ser vacuolizado.
- **Linfócitos**: representam, em média, 34% dos leucócitos. São células mononucleares desprovidas de grânulos citoplasmáticos específicos, possuem núcleo único e definido, redondo, excêntrico, azul-escuro. Podem ser pequenos (10–12 µm de diâmetro), levemente maiores que um eritrócito, ou grandes (12–16 µm de diâmetro); esses últimos, muitas vezes, encontrados em sangue de criança, o que dificulta a diferenciação entre linfócitos e monócitos.

Em um adulto saudável, é observado, no sangue periférico, um maior número de neutrófilos (com maior percentual de neutrófilos segmentados), seguidos por linfócitos, monócitos, eosinófilos e basófilos. Já na infância, visualiza-se um maior número de linfócitos, sendo normal nessa faixa etária.

Quando, por exemplo, há algum quadro de leucemia da linhagem mielóide, células imaturas produzidas pela medula óssea podem ser liberadas na circulação periférica. Desse modo, podem ser observadas as seguintes células no hemograma, na ordem da menos imatura até a mais imatura:

- **Metamielócito**: tamanho de 10–12 µm, núcleo indentado ou em forma de U (formato de "rim"), cromatina em grumos; o citoplasma pode conter granulação leve dependendo da linhagem (neutrofílica, eosinofílica ou basofílica). Semelhante ao neutrófilo bastonado, mas com núcleo maior.
- **Mielócito**: tamanho de 10–20 µm, núcleo redondo ou ovalado, com pequena endentação em uma das faces, cromatina com grau moderado de condensação. É identificado como pertencente à linhagem neutrófila, eosinófila ou basófila pela presença de grânulos específicos ou secundários, com as características próprias de cada linhagem. Por exemplo, mielócitos eosinófilos podem ter alguns grânulos pró-eosinofílicos com características tintoriais basófilas.

- **Promielócito**: tamanho de 15–25 µm, núcleo oval ou ovalado, com endentação, cromatina nuclear com leve condensação, presença de nucléolos, de grânulos (grosseiros) primários ou azurófilos. É a maior das células imaturas.
- **Blasto**: tamanho de 10–12 µm, núcleo redondo ou ovalado, cromatina difusa e nucléolos proeminentes, citoplasma escasso, azul pálido, sem grânulos visíveis.

Quando há algum quadro da linhagem linfoide, como leucemia, células imaturas, como blastos (linfoblastos), podem ser liberadas na circulação. Em quadros virais, células ativas, como linfócitos atípicos que apresentam borda basofílica (azulada), citoplasma grande e esparramado e núcleo frouxo, podem ser vistas no esfregaço sanguíneo.

Plaquetas

As plaquetas não têm núcleos, são fragmentos de citoplasma derivados de megacariócitos da medula óssea que entram na circulação sanguínea. Exibem forma arredondada ou oval, são pequenas, com diâmetro de 2 a 4 µm e, normalmente, apresentam-se separadas umas das outras em análise de lâmina corada porque a coleta de sangue é realizada com anticoagulante (EDTA).

Podem ser vistas agregadas em esfregaços sanguíneos em casos, por exemplo, de pacientes com número elevado de plaquetas ou coleta sanguínea difícil ou prolongada. Em média, observa-se, no microscópio, uma plaqueta a cada 10–30 hemácias. As plaquetas contêm grânulos finos cor púrpura, que, usualmente, preenchem seu citoplasma. Podem ser observadas plaquetas maiores, denominadas macroplaquetas, mas elas só são destacadas na liberação do resultado se o número presente for significativo.

Funções e características dos eritrócitos, leucócitos e plaquetas

As células sanguíneas apresentam diferentes funções de acordo com suas características estruturais. O eritrócito é uma célula de grande importância no sistema cardiovascular, pois contém, em seu interior, a proteína hemoglobina, estrutura complexa com quatro subunidades de globina (parte proteica) que contém o grupo heme (não proteico) ligado ao mineral ferro (Fe) no estado ferroso em cada subunidade globínica. O ferro do grupo heme carreia os gases sanguíneos oriundos dos tecidos. Desse modo, transporta oxigênio (O_2) a partir do pulmão para os tecidos corporais, atua como tampão ácido-básico do sangue e catalisa a reação entre o dióxido de carbono e a água (através da anidrase carbônica), transportando o dióxido de carbono sob forma de bicarbonato (HCO_3^-) dos tecidos para os pulmões.

Distúrbios dos eritrócitos podem ser frequentemente observados, sendo classificados em congênitos ou adquiridos, de acordo com o mecanismo causal, como insuficiência na produção dessa célula pela medula óssea ou encurtamento da sua sobrevida, além de casos de perda de sangue ou, ainda, devido a doença crônica. O paciente, em qualquer uma dessas situações, normalmente, apresenta sintomatologia; entre as mais frequentes, destaca-se a fadiga decorrente da baixa oxigenação dos tecidos, fazendo com que o médico solicite a realização de um hemograma. Nos casos de deficiência nutricional de ferro, de ácido fólico e de algumas vitaminas, como a vitamina B12, observa-se diminuição no número de eritrócitos e/ou alteração na sua morfologia. Por exemplo, nos quadros de anemia como a ferropriva (deficiência de ferro), que é um dos mais comuns, observa-se a presença de células microcíticas e hipocrômicas na microscopia, e, na anemia megaboblástica (deficiência de B12 e ácido fólico), são visualizadas células macrocíticas. Outras situações de diminuição no número de eritrócitos são, por exemplo, a anemia falciforme, que apresenta os drepanócitos característicos dessa patologia, e as talassemias, que também apresentam células microcíticas e hipocrômicas, necessitando de outras avaliações para conclusão diagnóstica, como a eletroforese de hemoglobina.

Como exemplos de quadros de aumento no número de eritrócitos, temos o recém-nascido, que apresenta uma elevação numérica expressiva de células vermelhas, o que ocorre em decorrência de a glicose ser metabolizada muito rapidamente em neonatos, sendo necessárias a produção e a liberação maior de eritrócitos pela medula óssea — além disso, logo após o nascimento, o volume plasmático é menor. Os casos de patologias são menos frequentes e destacam-se as policitemias (poliglobulia). Nessa situação, há o aumento do número de eritrócitos na circulação, normalmente, com aumento simultâneo de hemoglobina e hematócrito. O aumento dessas cifras hematimétricas pode resultar de uma diminuição aguda (exemplo: desidratação) ou crônica (exemplo: tabagismo) do volume plasmático. Como o tempo médio de vida do eritrócito na circulação sanguínea é de 120 dias (esgotam os estoques energéticos) e não temos reserva vascular aderida ao endotélio, não temos uma variação numérica num curto período de tempo, a menos que o indivíduo tenha sofrido uma perda sanguínea aguda ou transfusão.

Os leucócitos circulam apenas por curto período de seu ciclo de vida, utilizando a corrente sanguínea para chegar rapidamente a locais nos quais há lesão ou infecção, passando grande parte do tempo migrando entre tecidos do organismo. Todos podem migrar para fora da corrente sanguínea quando estão ativos e há essa necessidade, podendo ser atraídos por estímulos químicos até o patógeno invasor. Cada tipo possui uma função específica, possibilitando aos profissionais da saúde a identificação de patologias a partir da presença de determinado tipo de leucócito. Os neutrófilos, eosinófilos e monócitos são capazes de fagocitose, processo em que englobam o patógeno, restos celulares ou outros e os destroem para que sejam eliminados do organismo. Há uma reserva granulocítica medular dessas células; após a liberação da medula óssea, os granulócitos permanecem, aproximadamente, de 6 a 10 horas na circulação antes de migrarem para os tecidos nos quais desempenham a função fagocítica. Nos tecidos, permanecem de 4 a 5 dias até serem destruídos por ação defensiva ou senescência. Na corrente sanguínea, distribuem-se em dois compartimentos (*pools*) de tamanho aproximado, um circulante (incluído na contagem no hemograma) e um marginal (não contado no hemograma). Desse modo, o organismo consegue propiciar uma variação numérica bastante rápida no número de leucócitos.

Quando há diminuição no número de leucócitos, chamamos de leucopenia, um quadro típico de baixa da imunidade; já o aumento recebe o nome de leucocitose. Cada grupo celular recebe a nomenclatura de acordo com o nome do leucócito acrescido do sufixo "-penia" (principais, neutropenia e linfocitopenia), quando estão diminuídos, e "-filia" ou "-ose", quando estão aumentados (neutrofilia, linfocitose, eosinofilia, monocitose, basofilia). As principais funções de cada leucócito específico são:

- **Neutrófilos**: subdividem-se em células com núcleo segmentado (forma adulta) e núcleo bastonado (forma jovem, recém-formado). Constituem a primeira linha de defesa do organismo. Apresentam-se em maior número no sangue periférico em casos de infecções bacterianas. Eles fagocitam os patógenos ou detritos de tecidos infectados e liberam enzimas citotóxicas e outras substâncias para eliminá-los.
- **Eosinófilos**: não são células especializadas para a fagocitose de microrganismos, uma vez que sua atividade defensiva é realizada pela liberação seletiva do conteúdo de seus grânulos para o meio extracelular e pela fagocitose e destruição de complexos antígeno-anticorpo (JUNQUEIRA, 2018).

- **Basófilos**: penetram nos tecidos danificados e liberam histamina e outras substâncias químicas que promovem a inflamação, participando, também, nos processos alérgicos.
- **Monócitos**: os monócitos saem dos vasos sanguíneos para executar uma função fagocitária nos tecidos (denominados, então, macrófagos). Sendo assim, são responsáveis pelo chamado sistema mononuclear fagocitário. Além disso, normalmente, apresentam-se em maior número em infecções virais.
- **Linfócitos**: são a principal célula do sistema linfático para defesa geral do organismo e aparecem em maior número no sangue periférico quando há infecção viral ou no sangue de crianças saudáveis.

As plaquetas são importantes no mecanismo de coagulação sanguínea. Quando um vaso capilar é lesado, desencadeia-se um mecanismo de coagulação. São as plaquetas que iniciam esse processo, sendo importante, portanto, tê-las nas quantidades adequadas no sangue. As plaquetas se agregam ao redor da lesão endotelial do vaso e estimulam os fatores da coagulação; dentre eles, o fibrinogênio, que é uma das proteínas sanguíneas responsáveis pela coagulação e que se transforma em fibrina, desencadeando a formação de um coágulo para que, futuramente, ocorra a cicatrização (MCPHERSON; PINCUS, 2012; HALL, 2017).

Uma doença que pode provocar alteração em todas as séries sanguíneas, podendo ter aumento ou diminuição das células, é a leucemia. As alterações que ocorrem, especialmente nos leucócitos, direcionam o médico a classificar qual é o tipo de leucemia e qual a linhagem que foi atingida — podendo ser mieloide ou linfoide.

Exercícios

1. O sangue é composto por uma porção líquida e uma celular. Analise as alternativas a seguir e assinale a correta referente aos elementos descritos e à porção que eles compõem.
    a) Líquida: eritrócitos, leucócitos e plaquetas; celular: proteínas, carboidratos e lipídeos.
    b) Líquida: proteínas, glicose, sais, água; celular: eritrócitos, leucócitos e plaquetas.
    c) Líquida: lipídeos, água, trombócitos; celular: hemácias, leucócitos e plaquetas.
    d) Líquida: série vermelha; celular: série branca.

e) Líquida: elementos extracelulares e decorrentes do metabolismo; celular: anticorpos e epitélio de qualquer região do organismo.

2. Alterações quantitativas ou qualitativas nos elementos figurados podem ser indicativas de patologias ou alterações fisiológicas. Devido a isso, é importante saber qual é o número normal de células e suas características. Em relação à quantidade das células sanguíneas no sangue periférico e/ou às características morfológicas e estruturais, analise as alternativas a seguir e assinale a que está correta.
   a) Os leucócitos são as estruturas celulares de menor tamanho no sangue periférico e, além disso, possuem núcleo de formatos variados.
   b) As células sanguíneas imaturas apresentam grânulos e são chamadas de granulócitos; após o amadurecimento, passam a chamar-se agranulócitos.
   c) As plaquetas são fragmentos celulares, perdendo em número e tamanho apenas para os eritrócitos.
   d) Os leucócitos são as células sanguíneas maiores e mais prevalentes no sangue de um indivíduo saudável.
   e) Os eritrócitos não possuem núcleo e são encontrados em maior número no sangue normal, sendo maiores que as plaquetas, mas menores que os leucócitos.

3. Os leucócitos ou células brancas fazem parte do sistema de defesa do nosso organismo, sendo responsáveis pela eliminação de microrganismos. Em relação aos diferentes tipos de leucócitos, é correto afirmar que:
   a) quando o número de eosinófilos estiver elevado, o paciente está passando por uma infecção parasitária ou bacteriana independentemente do gênero do paciente.
   b) quando o número de linfócitos for maior do que o número de neutrófilos no sangue periférico, há indicação de quadro de infecção viral independentemente da idade do paciente.
   c) aumento do número de neutrófilos segmentados e bastonetes no sangue periférico podem indicar infecção bacteriana.
   d) monócitos, assim como basófilos, podem ser associados a viroses, especialmente em adultos.
   e) eritroblasto é considerado um leucócito imaturo que é encontrado no sangue periférico em recém-nascidos.

4. A deficiência nutricional de um paciente pode ser avaliada por meio do hemograma, visto que há, normalmente, alteração a nível celular. Assim, para que o organismo consiga executar as funções adequadas para o seu funcionamento, há uma espécie de compensação por meio da liberação de hemácias no sangue periférico com alteração na sua forma, cor e/ou no seu tamanho. Em relação às características das hemácias, assinale a alternativa correta.
   a) Macrocitose é o aumento do tamanho da hemácia e

microcitose é a diminuição do tamanho da hemácia.
b) Hipercromia acontece quando as células se coram com intensidade menor do que o normal, como, por exemplo, os esferócitos.
c) Anisocitose, quando presente, indica que há uma dupla população eritrocitária com variação significativa na forma das hemácias.
d) Pecilocitose indica variação no tamanho das hemácias, podendo haver células em alvo gigantes, drepanócitos fragmentados, etc.
e) A hipocromia acontece quando há aumento na coloração de um eritrócito de tamanho normal.

5. As plaquetas fazem parte da porção celular do sangue e são importantes para manter a homostasia. Em relação às características morfológicas e à função das plaquetas, assinale a alternativa correta.
a) Fragmento celular nucleado de tamanho variável responsável pelo transporte de gases pelo sistema circulatório.
b) Célula nucleada responsável por se aderir e se agregar a qualquer tipo de tecido conjuntivo.
c) É o menor elemento presente na porção celular do sangue e tem como função impedir a invasão de patógenos em locais lesionados.
d) Fragmento celular responsável por interromper sangramentos junto aos fatores de coagulação.
e) Célula anucleada responsável pelas defesas do organismo devido a seu alto potencial de desenvolvimento de anticorpos.

Referências

BAIN, B. J. *Células sanguíneas*: um guia prático. 5. ed. Porto Alegre: Artmed, 2017.

HALL, J. E. *Guyton & Hall*: tratado de fisiologia médica. 13. ed. Rio de Janeiro: Elsevier, 2017.

JUNQUEIRA, L. C. U. *Histologia básica*: texto e atlas. 13. ed. [Reimpr.]. Rio de Janeiro: Guanabara Koogan, 2018.

MARTINI, F. H. et al. *Anatomia e fisiologia humana*: uma abordagem visual. 7. ed. São Paulo: Pearson, 2015.

MCPHERSON, R. A.; PINCUS, R. M. *Diagnósticos clínicos e tratamento por métodos laboratoriais de Henry*. 21. ed. São Paulo: Manole, 2012.

Hematopoiese e órgãos hematopoiéticos

Objetivos de aprendizagem

Ao final deste texto, você deve apresentar os seguintes aprendizados:

- Reconhecer o processo de hematopoiese e suas características.
- Conceituar célula-tronco, identificando as fases e os fatores reguladores da hematopoiese.
- Identificar os órgãos hematopoiéticos primários e secundários.

Introdução

Conhecer a hematopoiese é fundamental para que se possa compreender o quanto é significativa a presença de determinadas células sanguíneas, especialmente as imaturas, na circulação periférica, para a determinação de um diagnóstico, prognóstico ou acompanhamento clínico. A formação, o desenvolvimento e a maturação dos elementos figurados do sangue (eritrócitos, leucócitos e plaquetas) ocorrem a partir desse processo, a hematopoiese, em órgãos hematopoiéticos. Um precursor celular comum e indiferenciado é a célula-tronco hematopoiética, que é estimulada a se renovar e/ou se diferenciar nas demais células sanguíneas de acordo com as necessidades do organismo e com o auxílio de fatores reguladores (como hormônios, interleucinas, citocinas). Esse processo inicia ainda na fase embrionária e segue por toda a vida do indivíduo: o que muda são os locais no organismo em que a hematopoiese ocorre, sendo predominante na medula óssea.

Neste capítulo, você vai aprender aspectos gerais sobre os processos que envolvem, interferem e regulam a hematopoiese, além de conhecer os órgãos hematopoiéticos.

Hematopoiese e suas características

A hematopoiese, também chamada de hemopoese ou hemopoiese, é o processo contínuo de formação e renovação dos elementos figurados do sangue ao longo de toda a vida de um indivíduo e por meio de processos mitóticos (divisão celular). A hematopoiese tem início com a divisão de uma célula-tronco hematopoiética em duas células; uma delas a substitui (autorrenovação) e a outra se diferencia na célula que é necessária. Esse processo mantém em equilíbrio a velocidade de produção das células do sangue e a sua velocidade de utilização/destruição (demanda) pelo organismo. Em condições normais, as velocidades devem ser iguais (HOFFBRAND; MOSS, 2018).

A hematopoiese pode ser dividida em:

- **Eritropoiese**: a primeira célula que pode ser identificada como série vermelha é o pró-eritroblasto. A linhagem seguinte é do eritroblasto basofílico (possui um núcleo grande, cora com corantes básicos e com pouco acúmulo de hemoglobina). A cada divisão, o núcleo vai diminuindo de tamanho e a célula é preenchida com hemoglobina; assim, temos o eritroblasto policromatófilo, o eritroblasto, reticulócitos (ainda contêm restos de núcleo) e o eritrócito maduro (célula sem núcleo ou restos nucleares) (GUYTON; HALL, 2017). Observe esse processo na Figura 1.
- **Leucopoiese:** dividida em linhagem mielocítica — **mielopoiese**, produção de granulócitos (granulopoese) e monócitos — e linhagem linfocítica — **linfopoiese**, formação dos linfócitos. Ambas as linhagens iniciam com uma célula comum, o blasto (mieloblasto e linfoblasto). Veja, no esquema da Figura 2, as células imaturas envolvidas na mielopoiese.
- **Trombocitopoiese** (plaquetopoiese) das plaquetas, que são fragmentos dos megacariócitos (GUYTON; HALL, 2017).

Figura 1. Estágios da diferenciação das hemácias.
Fonte: Adaptada de Hoffbrand e Moss (2018).

Figura 2. Estágios da diferenciação dos granulócitos e monócitos.
Fonte: Adaptada de Hoffbrand e Moss (2018).

As células mais numerosas são os eritrócitos (especializados no transporte de gases sanguíneos — oxigênio e dióxido de carbono), seguidos pelas plaquetas, responsáveis pela hemostasia (coagulação) e pelos leucócitos, que fazem parte da defesa do organismo. Temos quatro tipos de fagócitos (neutrófilos, eosinófilos, basófilos e monócitos) e linfócitos B (plasmócitos), envolvidos na produção de anticorpos e linfócitos T (CD4 e CD8), relacionados à resposta imune e à proteção contra vírus e demais partículas estranhas (HOFFBRAND; MOSS, 2018).

A cada dia são produzidos aproximadamente 10^{12} eritrócitos, 10^8 megacariócitos e, consequentemente, 10^{11} plaquetas e 10^8 leucócitos por meio de um processo complexo e finamente regulado na medula óssea. O aumento no número de células depende da população de células hematopoiéticas e da disponibilidade de progenitores, além de estímulos do organismo devido a condições fisiológicas ou patológicas. Por exemplo, quando há sepse, os leucócitos armazenados precisam chegar à circulação o mais rápido possível.

As vitaminas e os oligoelementos são indispensáveis à hematopoiese, que é afetada pela ausência ou diminuição deles (insuficiência na maturação da eritopoiese). A vitamina B12 e o ácido fólico, por exemplo, são necessários para a síntese do DNA. A carência desses elementos acarreta diminuição de DNA e, consequentemente, deficiência na divisão e na maturação nuclear. Nessas condições, as células passam por um processo de maturação rápido, sendo produzidos eritrócitos maiores que o normal (macrocíticos) e com a membrana celular mais frágil. São rompidas mais facilmente, de modo que apresentam um tempo de meia vida mais curto (metade ou um terço da vida normal). Essa situação caracteriza a anemia megaloblástica. O ferro é um elemento imprescindível para a síntese da hemoglobina na eritropoiese, sua deficiência pode provocar a produção de eritrócitos microcíticos (células menores que as normais) e hipocrômicos (células menos coradas que as normais), o que caracteriza a anemia ferropriva.

A renovação celular é elevada: ocorre, em média, a cada 120 dias na população eritróide, 10 dias para as plaquetas e algumas horas (neutrófilos e monócitos), dias (eosinófilos e basófilos) e de semanas a anos (linfócitos) para os leucócitos. Os eritrócitos, conforme vão envelhecendo, sofrem alteração na sua membrana plasmática (diminuição da flexibilidade), que se torna frágil. Muitos se rompem, e isso pode ocorrer no baço. A hemoglobina liberada é imediatamente fagocitada por macrófagos em muitas partes do organismo, principalmente no fígado, no baço e na medula óssea. O ferro e a globina são reutilizados no organismo. enquanto a porção porfirina é convertida em bilirrubina no fígado e excretada. Já as plaquetas são fagocitadas pelos macrófagos e os leucócitos sofrem apoptose (morte celular programada) para serem eliminados do organismo quando envelhecem ou para diminuir a população de células necessárias em um processo de defesa do organismo.

Células-tronco e a hematopoiese

Célula-tronco, do inglês *stem cell*, é uma célula primitiva que apresenta capacidade de autorrenovação (autorregeneração) e diferenciação, podendo originar células especializadas em diferentes categorias celulares do organismo, como, por exemplo: células ósseas, musculares, da pele, do sangue, nervosas, entre outras (MCPHERSON; PINCUS, 2013; HOFFBRAND; MOSS, 2018). As células-tronco estão presentes no embrião, quando são, então, designadas células-tronco embrionárias (blastocisto), as quais podem diferenciar-se em qualquer tipo de tecido; e também podem ser encontradas em tecidos adultos, originando as células-tronco adultas, com menor capacidade de diferenciação. No adulto, essas células localizam-se, principalmente, no cordão umbilical e placentário, na medula óssea, no sangue periférico, no fígado, nos rins e na primeira dentição (dente de "leite").

Fique atento

A concentração de célula-tronco hematopoética é muito pequena no organismo e corresponde a, aproximadamente, 0,01–0,05% no sangue periférico, menos de 1% na medula óssea e 0,33–1,98% em sangue de cordão umbilical e placentário.

As células-tronco classificam-se em totipotentes, pluripotentes e multipotentes. As **totipotentes** podem originar tanto um organismo totalmente funcional quanto qualquer tipo celular do organismo (inclusive sistema nervoso) e correspondem às células do embrião recém-formado. As **pluripotentes** são células capazes de gerar qualquer tipo de tecido sem originar um organismo completo (não podem gerar a placenta e outros tecidos de apoio ao feto); formam a massa celular interna do blastocisto depois dos quatro dias de vida e participam da formação de todos os tecidos do organismo. As **multipotentes** são um pouco mais diferenciadas, estão presentes no indivíduo adulto e têm capacidade de originar apenas um limitado número de tipos teciduais. Essas células são designadas de acordo com o órgão de que derivam e podem originar apenas células desse órgão, possibilitando a regeneração tecidual (SOUZA et al., 2003).

A hematopoiese inicia-se com uma célula-tronco pluripotente, célula-tronco hematopoiética que é uma célula multipotente e que, por divisão assimétrica, pode tanto autorrenovar-se quanto dar origem às distintas linhagens celulares — ou seja, em um transplante de medula óssea, elas podem repovoar uma medula cujas células-tronco tenham sido eliminadas, como, por exemplo, em tratamento quimioterápico (MCPHERSON; PINCUS, 2013; HOFFBRAND; MOSS, 2018).

Dentro da célula, os sinais transmitidos pelos fatores de crescimento ativam fatores de transcrição específicos, como moléculas ligadoras de DNA que atuam como principais interruptores a determinar o programa genético subsequente, que, por sua vez, conduz ao desenvolvimento de diferentes linhagens celulares. Após estímulo apropriado, as células-tronco hematopoiéticas originam um compartimento de células já comprometidas com uma determinada linhagem hematológica, podendo dar origem tanto a progenitores mieloides quanto a linfoides. Os progenitores mieloides comuns originam progenitores restritos às linhagens de granulócitos/macrófagos e de megacariócitos/eritrócitos. Os progenitores linfoides comuns dão origem aos linfócitos B, T e às células *natural killer* (NK). As **células formadoras de colônias (CFC)**, também chamadas de unidade formadora de colônia, são as células reconhecidas morfologicamente como as precursoras imediatas das diversas células maduras presentes no sangue periférico. Observe o esquema apresentado na Figura 3 para entender melhor esse processo.

Figura 3. Esquema mostrando a célula-tronco pluripotente, hematopoiética, gerando progenitores mielóide e linfóide até a célula final de cada linhagem (células maduras).

Fonte: Adaptada de Hoffbrand e Moss (2018).

Regulação da hematopoiese e fatores de crescimento hematopoiéticos

Autorrenovação, proliferação, diferenciação e *homing* (volta à medula óssea) são fases da hematopoiese reguladas por mecanismos que envolvem o microambiente da medula óssea e pelas próprias células hematopoéticas.

O **microambiente medular** favorável é fornecido pelas células do **estroma** que secretam a matriz extracelular e fatores de crescimento. A medula óssea constitui-se em ambiente adequado para as células progenitoras diferenciadas. Esse meio é composto por células do estroma e por uma rede microvascular. No estroma, há células mesenquimais, adipócitos, fibroblastos, osteoblastos, células endoteliais e macrófagos, que secretam moléculas extracelulares (colágeno, glicoproteínas, glicosaminoglicanos) para formar uma matriz extracelular, além de secretarem vários fatores de crescimento necessários à sobrevivência da célula-tronco. As células do estroma são as principais fontes de fatores de crescimento, com exceção da **eritropoetina**, 90% da qual é sintetizado no rim, especialmente pela baixa concentração de oxigênio no organismo, e da **trombopoetina**, sintetizada principalmente no fígado (HOFFBRAND; MOSS, 2018). Devido a isso, pacientes com danos ou doenças hepáticas podem ter redução no número de plaquetas circulantes.

Os **fatores de crescimento hematopoéticos** são hormônios glicoproteicos que regulam a proliferação e a diferenciação das células progenitoras, previnem apoptose e afetam a função das células sanguíneas maduras. Eles podem agir no local em que são produzidos, por contato célula a célula ou podem circular no plasma. Eles também podem ligar-se à matriz extracelular, formando nichos aos quais células-tronco e progenitoras se aderem. Observe, no Quadro 1, alguns fatores e células de atuação.

Quadro 1. Fatores de crescimento hematopoéticos

Agem nas células do estroma	■ IL-1 ■ TNF
Agem nas células-tronco pluripotentes	■ SCF ■ FLT3-L ■ VEGF
Agem nas células progenitoras multipotentes	■ IL-3 ■ GM-CSF ■ IL-6 ■ G-CSF ■ Trombopoetina
Agem em células progenitoras comprometidas	■ G-CSF* ■ M-CSF ■ IL-5 (CSF-eosinófilo) ■ Eritropoetina ■ Trombopoetina*

CSF, fator estimulador de colônias; FLT3-L, FLT3 ligante; G-CSF, fator estimulador de colônias de granulócitos; GM-CSF, fator estimulador de colônias de granulócitos e macrófagos; IL, interleuquina; M-CSF, fator estimulador de colônias de macrófagos; SCF, fator de célula-tronco; TNF, fator de necrose tumoral; VEGF, fator de crescimento do endotélio vascular.

*Estes também agem sinergicamente com fatores anteriormente ativos em progenitores pluripotentes.

Fonte: Adaptado de Hoffbrand e Moss (2018).

A eritropoietina, de origem principalmente renal, é responsável pela regulação da produção de eritrócitos. Qualquer condição que cause a diminuição da quantidade de oxigênio a ser transportado para os tecidos provoca formação desse hormônio em questão de minutos, atingindo sua produção máxima em 24 horas, para que seja aumentada a produção de eritrócitos. Já a trombopoetina tem papel na regulação da produção e da diferenciação de megacariócitos que se fragmentam na medula óssea e dão origem às plaquetas.

As citocinas são polipeptídeos ou glicoproteínas produzidas por diversos tipos celulares e capazes de modular a resposta celular de diversas células, incluindo dela própria. Podem ser divididas em: interleucinas ou interleuquinas (IL), fatores estimuladores de colônias (CSF) (estimulam a produção ou maturação específica de determinada linhagem), fator de necrose tumoral (TNF) (têm capacidade de provocar apoptose e possuem ações pró-inflamatórias), interferons (IFN) (interferem na replicação de microrganismos e estimulam a atividade de defesa do organismo) e fatores de crescimento (TGF) (controlam a divisão celular). Sua classificação pode estar relacionada com sua forma estrutural ou função. As interleucinas são proteínas produzidas, principalmente, por leucócitos (principalmente por linfócitos T, macrófagos e eosinófilos) com diferentes funções, sendo que a maioria está envolvida na ativação ou supressão do sistema imune e na indução de divisão de outras células. Veja, no Quadro 2, a fonte, a célula-alvo e os efeitos de algumas citocinas.

Quadro 2. Fontes, célula-alvo e efeitos dos fatores de crescimento hematopoéticos

Fator de crescimento	Fontes	Célula-alvo	Efeitos
IL-2	Linfócito T	Linfócitos T e B	Fator de crescimento da célula T
IL-3	Linfócito T	Células hematopoiéticas percursoras	Fator de crescimento hematopoiético
IL-5	Linfócito T, mastócitos	Eosinófilos	Crescimento de eosinófilos e fator de diferenciação
IL-9	Células TH2	Mastócitos e progenitores eritróides	Hematopoiese e desenvolvimento de células T
IL-12	Macrófagos e células B	Células T e NK	Indução de IFN-y e imunidade mediada por células
Eritropoetina (EPO)	Rins e fígado	Progenitores eritróides e precursores dos eritrócitos no estágio de reticulócitos	Fator de crescimento dos eritrócitos
Trombopoetina (TPO)	Rins e fígado	Progenitores de megacariócitos	Estimula a produção e a diferenciação de megacariócitos
IFN-y	Linfócitos T, células NK	Células T e B	Imunomoduladores, antiproliferativos e antivirais

(Continua)

(Continuação)

Quadro 2. Fontes, célula-alvo e efeitos dos fatores de crescimento hematopoéticos

Fator de crescimento	Fontes	Célula-alvo	Efeitos
G-CSF	Células do estroma, macrófagos e monócitos	Progenitores granulocíticos e granulócitos	Hematopoiese precoce, produção e função dos granulócitos

Órgãos hematopoiéticos

Os órgãos e tecidos hematopoiéticos variam entre as fases da hematopoiese ao longo da vida de um indivíduo. Existem três períodos hematopoéticos:

- **Período intrauterino ou embrionário**: no início do primeiro mês da vida pré-natal, as primeiras células do sangue surgem externamente ao embrião no mesênquima do **saco vitelino** (vesícula vitelínica) — local transitório da hematopoiese. As células são eritroblastos primitivos, grandes e megaloblásticos, formados no meio intravascular, com núcleo.
- **Período hepatoesplênico ou fetal**: na sexta semana de gestação, a hematopoiese inicia no **fígado** (maior órgão hematopoético nas fases inicial e intermediária do feto). Os eritroblastos definitivos, que se transformam em eritrócitos anucleados, são formados extravascularmente e ocorrem, em menor grau, a granulopoiese e a megacariopoiese. Até 6 e 7 meses de vida fetal, o fígado e o **baço** são os principais órgãos hematopoéticos e continuam a produzir células até cerca de 2 semanas após o nascimento. Os **linfonodos** (gânglios linfáticos) exercem papel minoritário na hematopoiese durante essa fase. A **placenta** também contribui para hematopoiese fetal.
- **Período medular fetal, infância e vida adulta**: na segunda metade da vida fetal, 6 a 7 meses, a **medula óssea** inicia a produção celular de modo progressivo e, no fígado, esse processo é diminuído. A hematopoiese, após o nascimento para produção de eritrócitos, granulócitos e plaquetas, passa a ocorrer apenas na medula óssea, ou seja, é extravascular. As células em desenvolvimento situam-se fora dos seios da medula, as maduras são liberadas nos espaços sinusais, na microcirculação medular e, a partir daí, na circulação geral.

Nessa fase, todo espaço da medula está ocupado por medula hematopoética ativa, também chamada de **medula vermelha**, até aproximadamente 5 anos de idade. Conforme o crescimento vai ocorrendo (fase de lactação), o espaço medular se amplia e apenas uma parte mantém a hematopoiese, o restante é preenchido por células adiposas. Na infância, os ossos achatados e longos, como o crânio, as vértebras, o fêmur, continuam sendo locais de formação celular sanguínea. No adulto, a medula hematopoiética é confinada ao esqueleto central e às extremidades proximais do fêmur e do úmero. A medula vermelha é substituída pela **medula amarela** ou gordurosa e assim segue por toda a vida do indivíduo. Mesmo em regiões hematopoéticas, cerca de 50% da medula é composta por gordura. Em casos de necessidade, a medula amarela é substituída novamente pela vermelha por meio de estímulos intensos e contínuos. O fígado e o baço também podem retornar seu papel hematopoético quando preciso. Hepatoesplenomegalia (fígado e baço aumentam de tamanho nessa situação) pode significar hematopoiese extramedular e ocorrer, por exemplo, em doenças hemolíticas ou talassemias. Quando, na medula, não há mais proliferação celular, denomina-se **medula cinzenta** (MCPHERSON; PINCUS, 2013; HOFFBRAND; MOSS, 2018).

Os eritrócitos, ao longo da vida, em condições normais, são formados apenas na medula óssea, assim como os granulócitos e os monócitos. Os granulócitos são armazenados na medula até serem necessários no sistema circulatório. Cerca de três vezes o equivalente de granulócitos circulantes no sangue periférico são armazenados na medula óssea. Linfócitos T e linfócitos B são produzidos e armazenados nos órgãos linfoides, incluindo os linfonodos, baço, timo, tonsilas e diversas concentrações de tecido linfoide em outras áreas do organismo, especialmente na medula óssea e nas placas de Peyer abaixo do epitélio na parede intestinal. Os megacariócitos também são formados na medula óssea e ali se fragmentam, e os fragmentos (plaquetas) passam para o sangue.

Desse modo, a medula óssea é considerada um órgão hematopoético primário, e os demais órgãos citados são órgãos hematopoéticos secundários. Quando se fala em órgãos linfóides primários, considera-se a medula óssea e o timo. Os linfócitos B são produzidos na medula e nos órgãos linfoides secundários (OLS) (baço, linfonodos, tonsilas, intestino); já os linfócitos T são produzidos no timo e nos OLS.

Exercícios

1. A hematopoiese é o processo de formação das células sanguíneas que inicia a partir de uma célula-tronco. Nesse sentido, é correto afirmar que a célula-tronco hematopoética é uma célula:
   a) totipotente.
   b) pluripotente.
   c) multipotente.
   d) totipotente, pluripotente e multipotente.
   e) totipotente e pluripotente.

2. Os órgãos hematopoéticos são aqueles que têm a capacidade de produzir, desenvolver ou maturar as células sanguíneas. Assinale a alternativa que contém apenas locais do organismo que apresentam ou apresentaram essa capacidade em algum momento da vida de um indivíduo em condições normais de saúde.
   a) Período embrionário: saco vitelino; período fetal: fígado, baço, linfonodos; período após o nascimento até o envelhecimento: vértebras.
   b) Período embrionário: medula óssea; período fetal: saco vitelino; período após o nascimento até o envelhecimento: fêmur.
   c) Período embrionário: saco vitelino; período fetal: órgãos do sistema linfático; período após o nascimento até o envelhecimento: fígado, baço, todos os ossos do corpo humano.
   d) Período embrionário: saco vitelino e medula óssea; período fetal: fígado, baço; período após o nascimento até o envelhecimento: ossos longos do corpo humano.
   e) Período embrionário: medula óssea; período fetal: fígado, baço, linfonodos; período após o nascimento até o envelhecimento: ossos curtos do corpo humano.

3. A hematopoiese mantém em equilíbrio a velocidade de produção dos elementos figurados do sangue e a sua velocidade de utilização ou destruição pelo organismo. Em relação ao tempo médio de vida de uma célula sanguínea em condições normais, é correto afirmar que:
   a) pode ser de horas, como as plaquetas, ou de anos, como os leucócitos; já as hemácias têm tempo de vida de alguns dias.
   b) hemácias são as células que possuem o tempo de meia vida mais longo quando comparadas às demais células sanguíneas.
   c) plaquetas são as células que possuem o tempo de vida mais curto quando comparadas ao das demais células sanguíneas.
   d) linfócitos são as células que possuem o tempo de vida mais variável, podendo ser até de anos: as hemácias vivem em torno de 4 meses e as plaquetas, um pouco mais que 1 semana.
   e) quando as células imaturas de qualquer linhagem surgem no sangue periférico, o tempo de vida dessas células é de apenas algumas horas.

4. No organismo humano, existem vários hormônios e proteínas responsáveis pela regulação da

produção dos elementos figurados do sangue. Com base nos fatores hematopoéticos, assinale a alternativa correta.
a) Em casos de septicemia e hipóxia, as interleucinas são liberadas para estimular a produção de plaquetas e leucócitos.
b) Em casos de septicemia, citocinas são ativadas para aumentar a produção de eritroblastos.
c) Em casos de hipóxia, a trombopoetina estimula a produção de plaquetas.
d) Em casos de hemorragia, a eritropoietina estimula a produção de megacariócitos.
e) Em casos de hipóxia ou hemorragia, a eritropoietina estimula a produção de eritrócitos.

5. Células progenitoras são aquelas que têm a capacidade de originar uma nova linhagem de células. Em relação à produção de elementos figurados do sangue, assinale a alternativa correta.
a) Os progenitores mieloides comuns originam progenitores restritos às linhagens de granulócitos e linfócitos.
b) Os progenitores linfoides comuns dão origem a progenitores de granulócitos, monócitos e linfócitos.
c) Os progenitores linfoides comuns originam progenitores restritos às linhagens de granulócitos/macrófagos e de megacariócitos/eritrócitos.
d) Os progenitores mieloides comuns originam progenitores restritos às linhagens de granulócitos/macrófagos e de megacariócitos/eritrócitos.
e) Os progenitores mieloides comuns originam progenitores restritos às linhagens de linfócitos B, T e células *natural killer*.

Referências

GUYTON, J. E.; HALL, A. C. *Tratado de fisiologia médica*. 13. ed. Rio de Janeiro: Elsevier, 2017.

HOFFBRAND, A. V.; MOSS, P. A. H. *Fundamentos em Hematologia de Hoffbrand*. 7. ed. Porto Alegre: Artmed, 2018.

MCPHERSON, R. A.; PINCUS, R. M. (Ed.). *Diagnósticos Clínicos e Tratamento por Métodos Laboratoriais de Henry*. 21. ed. Barueri: Monole, 2013.

SOUZA, V. F. et al. Células-tronco: uma breve revisão. *Revista Ciências Médicas e Biológicas*, Salvador, v. 2, n. 2, p. 251-256, jul./dez. 2003. Disponível em: <https://rigs.ufba.br/index.php/cmbio/article/view/4292/3154>. Acesso em: 10 nov. 2018.

Hemograma: eritrograma

Objetivos de aprendizagem

Ao final deste texto, você deve apresentar os seguintes aprendizados:

- Reconhecer as etapas de realização do hemograma, com foco no eritrograma.
- Identificar os cuidados e características associados às diferentes fases do exame.
- Descrever as boas práticas associadas à realização do hemograma.

Introdução

O hemograma é um dos exames laboratoriais de rotina mais comumente solicitados pelos profissionais da saúde em todo o mundo — no setor de hematologia, é o exame mais realizado. O hemograma, que permite avaliar qualitativa e quantitativamente os elementos figurados do sangue, é dividido em três etapas: eritrograma (avaliação dos eritrócitos), leucograma (avaliação dos leucócitos) e plaquetograma (avaliação das plaquetas). Com essas avaliações, é possível acompanhar a saúde do paciente, diagnosticar os diferentes tipos de anemia, policitemia, leucemia, processos inflamatórios e/ou infecciosos, problemas de coagulação sanguínea, entre outros, e monitorar a evolução ou o tratamento de patologias.

Para a realização do hemograma, alguns cuidados são importantes nas fases pré-analítica, analítica e pós-analítica, incluindo obtenção de informações (gênero, idade, medicações) do paciente, bem como cuidados na realização da coleta da amostra, na preparação e coloração do esfregaço sanguíneo, na contagem diferencial dos elementos figurados do sangue, na avaliação qualitativa relacionada às características morfológicas e estruturais desses elementos e na liberação do laudo.

Neste capítulo, você vai aprender a reconhecer as etapas de realização do hemograma, focando especificamente no eritrograma, bem como os cuidados e boas práticas necessários para a realização desse exame.

Etapas do hemograma com foco no eritrograma

O **hemograma** é um exame laboratorial que possibilita a avaliação qualitativa e quantitativa das séries vermelha (eritrócitos ou hemácias), branca (leucócitos) e plaquetária (plaquetas ou trombócitos) a partir das seguintes etapas, respectivamente: eritrograma, leucograma e plaquetograma. No passado, essas etapas eram realizadas por meio de técnicas manuais, sendo utilizadas câmaras de contagem para determinar o número de células sanguíneas (câmara de Newbauer), tubos graduados (pipetas específicas), centrífugas (para determinação do hematócrito), colorímetros (medição da hemoglobina) e cálculos. Esses procedimentos levavam muitas horas para serem concluídos e para apresentar o laudo final. Atualmente, é possível ter o resultado de um hemograma em poucos minutos, de modo reprodutível e mais próximo da realidade do paciente (SILVA et al., 2016).

Vamos começar pelo foco principal deste capítulo, que é o **eritrograma**. Nessa etapa, são avaliados os seguintes parâmetros:

- **Contagem de eritrócitos (RBC)**: é realizada, na maioria dos contadores hematológicos, pelo método da impedância, no qual os eritrócitos são contados e medidos a partir dos impulsos elétricos gerados quando células em meio condutor passam por orifício pelo qual flui corrente contínua. Cada célula gera um aumento de impedância que é proporcional ao tamanho da célula. A contagem de eritrócitos ou eritrometria é expressa em milhões/µL. O valor de referência (representativo da ausência de doença) para homens adultos é de 4,5 a 6,1 milhões/µL e de 4,0 a 5,4 milhões/µL para mulheres adultas.
- **Concentração de hemoglobina (HGB)**: os eritrócitos são lisados, a hemoglobina (proteína contida no interior do eritrócito) é dosada e sua medicação realizada espectrofotometricamente em comprimento de onda de 540 nm. O método mais recomendado é o método da ciano--meta-hemoglobina e os valores são expressos em g/dL. É um importante parâmetro para avaliação da ocorrência de anemia. O valor de referência para homens adultos é de 12,8 a 17,8 g/dL e, para mulheres adultas, é de 12,6 a 15,6 g/dL.
- **Hematócrito (HCT)**: equivale à fração ocupada pelo eritrócito em uma coluna de sangue centrifugado, sendo expresso em valor percentual em métodos manuais. Esse método tem sua capacidade reduzida em casos

de perdas sanguíneas agudas ou transfusões de sangue, pois o hematócrito apresenta-se normal devido à redução proporcional do conteúdo de eritrócitos e plasma. Nos analisadores automatizados, o hematócrito é determinado de maneira indireta, ou seja, por meio de uma fórmula: HCT = (VCM x eritrócitos)/10. Para determinação do micro-hematócrito manual, utiliza-se um capilar não graduado, com dimensões definidas e, após centrifugação em alta rotação, obtém-se uma coluna de sangue com separação entre células (eritrócitos, leucócitos e plaquetas) e plasma, com pequena camada de leucócitos e plaquetas. As diferenças entre o hematócrito automatizado e o micro-hematócrito manual podem variar de 1 a 3% devido ao volume residual de plasma que permanece entre as células compactadas na coluna. O valor de referência para homens adultos é de 39 a 53%; para mulheres adultas, é de 36 a 48%.

- **Índices hematimétricos:** são parâmetros que descrevem as características dos eritrócitos em relação ao tamanho e à distribuição da hemoglobina nessas células; por isso, são importantes e servem especialmente para a classificação das anemias. Com a contagem de eritrócitos, a dosagem de hemoglobina e a determinação do hematócrito, é possível calcular os seguintes índices: VCM (volume corpuscular médio), HCM (hemoglobina corpuscular média) e CHCM (concentração de hemoglobina corpuscular média). Além desses, os equipamentos ainda determinam o RDW (*red cell distribuition width* – variação do tamanho dos eritrócitos). Veja, a seguir, o que cada parâmetro avalia especificamente:
    - **VCM:** é uma medida direta do tamanho médio da população eritrocitária, podendo ser obtido pela impedância elétrica ou pela dispersão a laser. Os eritrócitos são contados e medidos a partir de pulsos elétricos. A somatória de todos os volumes, dividida pelo número de eritrócitos, corresponde ao VCM. O resultado é expresso em fentolitros (fL). Os valores são plotados em um gráfico cartesiano, gerando uma curva de Gauss (histograma) (Figura 1). Quanto menor forem os eritrócitos, menor será o valor do VCM, e vice-versa. Considera-se microcitose o valor de VCM abaixo de 80 fL e macrocitose o VCM acima de 98 fL. Desse modo, esse índice é útil para a classificação das anemias (normocíticas, microcíticas ou macrocíticas). Manualmente, o VCM pode ser obtido por meio da fórmula: VCM = (HCT×10)/RBC.

Figura 1. Gráficos mostrando a distribuição de eritrócitos por tamanho: normocíticos (A), microcíticos (B) e macrocíticos (C).
Fonte: Adaptada de Silva et al. (2016).

- **HCM:** indica, na média, o peso de hemoglobina dentro dos eritrócitos, sendo um valor absoluto que é calculado a partir da fórmula: HCM = (HGB × 10)/RBC. O resultado é expresso em picogramas (pg). Valores abaixo de 27 indicam hipocromia e, acima de 33, hipercromia. Quanto maior for o HCM, maior será o peso da célula em decorrência do maior conteúdo de hemoglobina.
- **CHCM:** é a concentração de hemoglobina dentro de cada hemácia, expressa em % ou em g/dL. É determinada pela fórmula: CHCM = (HGB/HCT) × 100. Com esse parâmetro, é possível determinar a presença de hipocromia (CHCM baixo — inferior a 31) e hipercromia (CHCM alto — superior a 34, sendo o limite máximo 36). Esse índice permite classificar as anemias em normocrômicas, hipocrômicas ou hipercrômicas. A elevação do CHCM é relacionada à presença de esferócitos, drepanócitos, eritrócitos desidratados, etc., enquanto a diminuição está ligada a anemia ferropriva, talassemias, etc. A melhor forma de avaliar esse índice é em equipamento com fluxo hidrodinâmico, que diminui a influência do "efeito forma" nos resultados. Por exemplo, células hipercrômicas, com baixa deformabilidade, fazem com que o VCM seja superestimado (aumente); com isso, há o aumento espúrio do hematócrito e diminuição da CHCM. No caso de esferócitos, a CHCM pode estar acima dos valores de referência, mas, mesmo assim, estará subestimada devido à limitação da impedância em relação à deformabilidade das células. O resultado é expresso em g/dL.

- **Índice de anisocitose — RDW (*red cell distribuiton width*):** avalia a variação do tamanho da população eritrocitária (expresso em %). Essa expressão é observada no hemograma automatizado por meio de dois parâmetros: RDW-CV (amplitude de distribuição dos eritrócitos, é medido como coeficiente de variação) e RDW-SD (amplitude de distribuição dos eritrócitos, sendo medido como desvio padrão), que são calculados a partir do VCM. O RDW-CV é a relação da curva de distribuição com um desvio padrão dividida pelo VCM; já o RDW-SD é simplesmente a medida da largura da curva de distribuição ao nível da frequência de 20% (próximo à base do histograma). Na base do histograma, encontra-se a maior variação do tamanho dos eritrócitos; por isso, normalmente, os laboratórios liberam no laudo apenas o valor do RDW-CV. Alteração no RDW pode ser indicativa de distúrbio na eritropoiese, com aparecimento de células microcíticas ou macrocíticas. RDW-SD acima de 15 indica presença de anisocitose e, acima de 24, dupla população eritrocitária. A interpretação desse índice se faz com análise do histograma.

Exemplo

Pode ser visualizado, neste exemplo, um caso de anemia microcítica (observe o deslocamento do gráfico para a esquerda) com presença de anisocitose (A). Após tratamento, dupla população eritrocitária (dois picos no gráfico — população microcítica e normocítica) (B).

Fonte: Adaptada de Silva et al. (2016).

- **Características morfológicas:** a avaliação da morfologia dos eritrócitos é realizada pela análise de esfregaço sanguíneo corado em microscópio óptico (objetivas de aumento de 40x e 100x podem ser utilizadas). Essa análise permite que alterações liberadas pelo equipamento automatizado referentes às determinações feitas, especialmente, os índices hematimétricos, sejam confirmadas, sendo possível avaliar se há alterações na cor das células, no tamanho, na forma, presença de grânulos ou alguma outra estrutura (como eritrócitos parasitados, inclusões citoplasmáticas, etc). Veja, na Figura 2, algumas alterações morfológicas que podem ser observadas nos eritrócitos.
- **Novos parâmetros do eritrograma** (FAILACE; FERNANDES, 2016; SILVA et al., 2016):
  - **Índice de reticulócitos imaturos (IRF %):** a avaliação desse índice foi introduzida na prática clínica para indicar a quantidade de reticulócitos que se encontram em fases imaturas da diferenciação celular (conteúdo de RNA em quantidades mais elevadas). Analisadores mais modernos oferecem esse parâmetro por citometria de fluxo, e ele pode ser considerado um índice sensível e precoce de eritropoiese. Por exemplo, a detecção de uma reticulopenia é a identificação precoce da regeneração medular em pacientes submetidos a transplante de medula óssea ou quimioterapia. Pode indicar sucesso do transplante antes mesmo de ocorrer aumento na contagem absoluta de leucócitos e da determinação de reticulócitos por métodos rotineiros. Além disso, pode auxiliar na distinção de anemias hemolíticas ou por perda de sangue, as quais produzem um aumento em IRF.
  - **Concentração de hemoglobina dos reticulócitos (RETHe ou CHr):** parâmetro bastante promissor, reflete diretamente a síntese de hemoglobina nos precursores eritroides da medula óssea e pode ser considerado para avaliar a disponibilidade de ferro para síntese de hemoglobina. É um marcador útil, inclusive, em casos em que os marcadores bioquímicos (ferritina e transferrina) não são indicados, como em inflamações ou anemia de doença crônica, e também em tratamentos com ferro intravenoso, pois aumenta significativamente 48 horas após a administração do mesmo. Já nos casos de talassemia, está sempre reduzido independentemente do conteúdo de ferro no organismo. É considerado o índice de maior confiabilidade em casos de deficiência de ferro, como a anemia ferropriva (que, no caso, será apresentado baixo).

Anomalias eritrocitárias	Causas	Anomalias eritrocitárias	Causas
Normal		Microesferócito	Esferocitose hereditária, anemia hemolítica autoimune, septicemia
Macrócito	Hepatopatia, alcoolismo Oval na anemia megaloblástica	Fragmentos	CIVD, microangiopatia, síndrome hemolítico-urêmica, PTT, queimaduras, válvulas cardíacas
Células em alvo	Deficiência de ferro, hepatopatia, hemoglobinopatia, pós-esplenectomia	Eliptócito	Eliptocitose hereditária
Estomatócito	Hepatopatia, alcoolismo	Pecilócito em lágrima	Mielofibrose, hemapoese extramedular
Célula em lápis	Deficiência de ferro	Célula em cesto	Dano oxidante (p. ex., deficiência de G6PD, hemoglobina instável)
Equinócito	Hepatopatia, pós-esplenectomia Artefato de conservação	Célula falciforme	Anemia de células falciformes
Acantócito	Hepatopatia, abetalipoproteinemia insuficiência renal	Micrócito	Deficiência de ferro, hemoglobinopatia

Figura 2. Algumas variações observadas nos eritrócitos referentes ao tamanho e à forma.
Fonte: Adaptada de Hoffbrand e Moss (2018).

- **Volume corpuscular médio dos reticulócitos (VCMr):** há poucos estudos sobre sua utilidade clínica. Quando diminuído, indica que o tamanho dos reticulócitos é menor que o dos eritrócitos circulantes. Em indivíduos com estoque de ferro diminuído, esse índice aumenta rapidamente após terapia com ferro e diminui igualmente com o desenvolvimento de uma eritropoiese deficiente de ferro. O VCMr multiplicado pelo número de reticulócitos fornece o valor do **hematócrito dos reticulócitos**.

Em relação ao **leucograma**, os parâmetros avaliados são: contagem global dos leucócitos; contagem diferencial dos leucócitos em neutrófilos (bastão e segmentado), linfócitos, monócitos, eosinófilos e basófilos; e determinação de alterações qualitativas, ou seja, na morfologia das células, tais como desvio à esquerda (presença de formas imaturas no sangue periférico), neutrófilos hipersegmentados, granulações tóxicas, vacuolização nos neutrófilos, linfócitos atípicos, entre outros. As contagens podem ser feitas de modo manual, no qual são contadas 100 células no microscópio (esfregaço sanguíneo corado), ou em equipamentos automatizados, que realizam a contagem de um número bem maior de células (milhares). De qualquer modo, a microscopia é importante para conferência do resultado, quando alterado, seja de modo quantitativo ou qualitativo. São liberados valores absolutos (número por µL de sangue) e relativos (%) de cada leucócito. Os valores de referência dos leucócitos se alteram de acordo com a idade do paciente, mas não sofrem alteração por gênero. As células que mais sofrem alteração no número, com a idade, são os neutrófilos (maior número no adulto) e os linfócitos (maior número nas crianças). O valor médio de leucócitos totais varia de 3.600 a 11.000/µL.

No **plaquetograma**, é determinado o número total de plaquetas (mil/µL) de modo manual ou automatizado, e, quando realizado em automação laboratorial, são também liberados os parâmetros de volume plaquetário médio (VPM — não é liberado no laudo na maioria dos laboratórios, assim como o PDW) e o PDW (*platelets distribution width* — distribuição das plaquetas por tamanho). As plaquetas também podem ser avaliadas morfologicamente, embora não sofram grandes alterações; o que se observa em alguns casos é a presença de agregado plaquetário, satelitismo plaquetário, macroplaquetas ou megacariócitos (raro). Quando são visualizadas de 8 a 20 plaquetas em objetiva de aumento de 100 vezes (em imersão), em um campo microscópio bom, é porque o número plaquetário está normal. No caso de presença de um baixo número de plaquetas (plaquetopenia ou trombocitopenia), deve-se verificar a qualidade da amostra (coágulo), presença de macroplaquetas, agregado plaquetário, satelitismo plaquetário, presença de doença hepática, entre outros. A trombocitose pode ocorrer em processos inflamatórios, deficiência de ferro, doenças mieloproliferativas crônicas, etc. O valor de referência para plaquetas é o mesmo, independentemente do gênero do indivíduo (140 a 450 mil/μL). Casos de eritrócitos fragmentados ou microcitose intensa podem hiperestimar a contagem plaquetária, visto que os mesmos podem ser contados como plaquetas.

Cuidados e características associadas às diferentes fases do hemograma

Para que o hemograma seja representativo e confiável, há cuidados laboratoriais que devem ser observados nas fases pré-analítica, analítica e pós-analítica que envolvem desde a recepção do paciente até a liberação final do laudo.

A primeira etapa da **fase pré-analítica** é a **recepção do paciente**, a qual é importante para a obtenção das seguintes informações: nome completo, gênero, idade (a partir da data de nascimento), endereço completo, telefone, nome do médico que solicitou o hemograma, o número do registro no laboratório e medicação usada. Não se preconiza o jejum para a coleta de hemograma após dieta leve, mas alguns laboratórios recomendam jejum que varia de 2 a 4 horas. A **colheita da amostra de sangue** deve ser realizada com o paciente bem acomodado (deitado ou sentado), com o garrote suficientemente ajustado, evitando seu uso prolongado. Deve-se obedecer criteriosamente a relação entre o volume de sangue coletado e a concentração de anticoagulante para evitar a hemodiluição (quando coletado o volume inferior ao recomendado) ou a hemoconcentração (quando coletado volume superior ao indicado), ou seja, se no tubo a indicação de volume é 4 mL, deve ser respeitado esse volume. Para o hemograma, o tubo de escolha é o de tampa roxa (ou tampa rosa, dependendo do volume e do fabricante) com anticoagulante EDTA com sal potássio (EDTA-K2), o qual se ligará ao cálcio presente na amostra e impedirá a coagulação do sangue, preservando os elementos presentes. Logo após a colheita sanguínea, o tubo contendo o sangue deve ser homogeneizado lentamente por inversão de cinco a dez vezes (NAOUM; NAOUM, 2008).

A **análise (fase analítica)** é realizada em equipamento automatizado (normalmente, pelo método de citometria de fluxo), que avalia os parâmetros sanguíneos e deve ocorrer no período máximo de 4 horas em sangue mantido em temperatura ambiente (muitos neutrófilos têm vida média de 4 horas). Em amostras refrigeradas a 4°C, uma boa parte dos parâmetros do hemograma se mantêm estáveis por até 24 horas. Quando o hemograma apresenta alterações, deve ser preparado o esfregaço sanguíneo para posterior visualização microscópica das células. Há equipamentos que conseguem preparar a lâmina e que tiram fotos das células para confirmação pelo laboratorista.

O **esfregaço sanguíneo** manual deve ser preparado em lâmina de vidro limpa e seca. Lâminas sujas, especialmente engorduradas, não permitem a confecção de um bom esfregaço. Um esfregaço bem feito é composto por três partes: espessa (cabeça), medial (corpo) e fina (cauda). Deve-se pingar uma pequena gota de sangue (em torno de 10–20 µL) em um dos lados da lâmina, e essa gota não pode ser muito grande, pois resultará em um esfregaço muito espesso, e nem muito pequena, para não gerar um esfregaço muito fino. Deve ser utilizada uma lâmina extensora (pode ser de acrílico), a qual deve ter uma borda lisa, livre de ranhuras, de largura de preferência um pouco mais estreita que a lâmina a ser preparada, para melhor distribuição da amostra. Muitas vezes, ela é do mesmo tamanho, mas com bordas arredondadas e chanfradas. A extensora deve ser colocada na frente do sangue, em um ângulo de em torno de 45°; posteriormente, puxa-se levemente a extensora para trás, esperando que o sangue se espalhe por toda a superfície de contato da extensora, e, em seguida, executa-se o movimento de extensão (deslizar a extensora próximo à próxima borda) em velocidade moderada. Quando mais rápido for o movimento, mais curta será a lâmina, e vice-versa. Veja, na Figura 3, como o esfregaço sanguíneo deve ser preparado (NAOUM; NAOUM, 2008; SILVA et al., 2016).

Figura 3. a) Confecção de extensões sanguíneas. b) Extensão sanguínea adequada.
Fonte: Adaptada de Silva *et al.* (2016).

A **coloração do esfregaço sanguíneo** é efetuada com corantes que têm, em sua composição, o azul de metileno e a eosina (corantes) e o metanol (fixador). Há vários tipos de métodos: Leishman, Giemsa, May-Grunwald, Wright, panótico, etc. A melhor análise se consegue na porção média do esfregaço, enquanto, na porção fina, os eritrócitos e leucócitos aparecem, geralmente, com deformações; na porção mais espessa, as células estão muito próximas, até mesmo sobrepostas, dificultando a avaliação das características morfológicas e estruturais das células. Ao percorrer o esfregaço, é necessário obedecer a um padrão de deslizamento transversal e longitudinal, contemplando o corpo do esfregaço (NAOUM; NAOUM, 2008; SILVA et al., 2016).

Após as análises (**fase pós-analítica**), o laboratorista tem o dever de conferir os resultados, inter-relacionando-os e confrontando-os com idade, gênero, uso de medicamentos, vendo se há exames em outro setor do laboratório que podem interferir no resultado, entre outros. Os valores de referência do hemograma variam com a idade e o gênero do indivíduo, devendo sempre ser observados. Estando tudo de acordo, o laudo pode ser liberado.

> **Fique atento**
>
> Em análise de esfregaço sanguíneo com objetiva de aumento de 100x, é necessário o uso de uma gota de óleo de imersão; já para objetiva de 40x, pode-se passar o óleo bem de leve, removendo o excesso. O óleo serve para reduzir a refringência e facilitar a visualização das células.

Boas práticas na realização do hemograma

As boas práticas laboratoriais preocupam-se com a segurança dos profissionais que atuam no laboratório, com a qualificação profissional, o plano de carreira, entre outros, proporcionando satisfação pessoal e profissional. Além disso, há preocupação, também, com o meio ambiente, especialmente no descarte de resíduos, e com o fornecimento de resultados livres de erros, fidedignos aos valores dos pacientes e relevantes para a avaliação clínica do solicitante.

Em relação à segurança do profissional, há regras básicas de biossegurança que devem ser seguidas, como:

- Uso correto dos equipamentos de proteção individual (EPI): os principais EPI de uso para a realização do hemograma são jaleco (protege o corpo), luvas (protege as mãos), óculos (protege os olhos) e dispositivo de pipetagem (por exemplo, para transferir uma gota de sangue para a lâmina). Quando em metodologia semiautomatizada, o hemograma é realizado em uma amostra de sangue total em equipamento e é necessário abrir o tubo para preparar a lâmina, ou a mesma é preparada na coleta sanguínea, entre outras atividades, sendo necessária a proteção nessas áreas do corpo.
- Equipamento de proteção coletiva (EPC): deve-se ter à disposição e saber utilizar extintores de incêndio, lava-olhos (para ser possível lavar os olhos em caso de respingos), entre outros.
- Todos os reagentes do setor devem estar devidamente identificados (com nome, data de validade, lote).

- Todos os profissionais devem conhecer o fluxograma de como agir em caso de acidentes (quebra de tubo, respingo nos olhos, ferimento com material perfurocortante, etc.).
- O ambiente de trabalho deve ser mantido limpo e organizado.
- Nenhum profissional deve fumar, alimentar-se, maquiar-se, entre outros, no setor de hematologia.

Como segurança do profissional e também do meio ambiente, é importante que o laboratório tenha um plano de gerenciamento de resíduos, como preconizado pela RDC (Resolução da Diretoria Colegiada) n°. 306. O descarte correto dos lixos, especialmente perfurocortantes (por exemplo, "descarpak" para descarte de agulha) e infectantes, em recipientes próprios e identificados, é fundamental — não podem ser descartados no lixo comum ou seletivo (AGÊNCIA..., 2004).

A qualidade na realização do hemograma depende dos itens descritos e, também, dos citados no título anterior, sobre os cuidados nas fases laboratoriais. Além disso, qualidade é um conjunto de boas práticas projetadas para monitorar o desempenho de um sistema analítico, a fim de detectar possíveis erros nas análises e prevenir a liberação de laudos equivocados. As práticas da qualidade incluem validação de ensaios e equipamentos, determinação, monitoramento e manutenção da precisão e exatidão de um método, programas de manutenção ou melhoria dos procedimentos realizados (SILVA et al., 2016).

Para garantia da qualidade, alguns cuidados que se deve ter ao escolher o equipamento de análise são (SILVA et al., 2016):

- **Análises realizadas pelo equipamento**: é importante que seja um analisador que faça a contagem diferencial dos leucócitos, no mínimo, em 5 partes (neutrófilos, linfócitos, monócitos, eosinófilos, basófilos) — pode-se se optar pelos que fazem a homogeneização da amostra (caso não se queira realizá-la de modo manual ou em homogeneizadores) —, fornecendo o valor de RDW e realizando a contagem automatizada de reticulócitos (essa última análise não é feita em todos os laboratórios devido à relação entre custo e benefício). Depende muito do público--alvo de atendimento.
- **Relação custo/benefício**: deve ser levado em consideração o custo dos reativos, controles diários, calibradores, manutenção.
- **Controle de qualidade do equipamento**: pode ser realizado controle interno e externo. O interno mais comumente realizado é o controle diário, que se refere a passar no equipamento, como se fosse amostra de

um paciente, uma amostra de controle normal, alta e baixa, com valores conhecidos, para garantia na confiabilidade (exatidão e precisão) do equipamento. Essas amostras são adquiridas comercialmente com o fabricante do equipamento. Com os resultados, é possível gerar gráficos para facilitar a análise. O controle externo é realizado a partir da participação em programas de qualidade externos, nos quais, mensalmente, amostras são enviadas para análise pelo laboratório participante. Pode, ainda, ser feito controle entre laboratórios (interlaboratorial) ou entre analisadores, em que os profissionais fazem a análise microscópica do mesmo esfregaço sanguíneo, e os resultados encontrados devem ser muito próximos (concordantes).

- **Calibração**: é o conjunto de operações que estabelecem, sob condições especificadas, a relação entre os valores indicados por um calibrador e os valores representados por um material de referência ou os correspondentes das grandezas estabelecidas por padrões. Deve ser realizada sempre após alguma manutenção, troca de lote de reagentes, controles de qualidade fora dos parâmetros estabelecidos, etc. O calibrador é adquirido com o fabricante do equipamento e serve, basicamente, para ajustar/padronizar o equipamento.
- **Local de instalação do equipamento**: leva em consideração temperatura do ambiente, ventilação, capacidade da rede elétrica, etc.
- **Assistência técnica do equipamento**: eficiência no atendimento, disponibilidade, custo, etc.
- **Sistema de interfaceamento dos resultados**: o equipamento, preferencialmente, deve apresentar compatibilidade com esse tipo de sistema, o qual permitirá que os resultados do equipamento sejam transmitidos diretamente para o sistema informatizado do laboratório, evitando, assim, erros de digitação e maior rapidez na liberação do resultado. Há a possibilidade de liberação automática dos resultados, desde que os parâmetros de normalidade sejam muito bem estabelecidos.
- **Capacitação dos funcionários para operação do equipamento**: deve ser fornecido pelo fabricante do equipamento para que a equipe de profissionais saiba trabalhar com o equipamento em relação a passagem de amostras, manutenções, controles, interpretações de resultados, etc.
- **Validação do equipamento**: deve ser determinada a inexatidão, a imprecisão; devem ser realizados testes de interensaio, especificidade, linearidade, estabilidade, determinação de interferentes, correlação com avaliação microscópica, etc. (Quadro 1).

Quadro 1. Procedimentos de validação de equipamentos de hematologia

Teste	Descrição	Número de amostras necessárias	Procedimento
Imprecisão intraensaio ou repetitividade (curto prazo ou intracorrida)	Análises repetidas de amostras de pacientes ou de controles comerciais	3 amostras com níveis baixo, normal e alto dos analitos em questão	Analisar cada amostra pelo menos 10 vezes dentro de um curto espaço de tempo (< 1 hora)
Imprecisão interensaios ou reprodutibilidade (médio prazo ou intercorrida)	Análises repetidas de amostras de pacientes ou de controles comerciais	3 amostras com níveis baixo, normal e alto dos analitos em questão	Analisar cada amostra pelo menos 10 vezes dentro de 12 horas
Imprecisão interensaios ou reprodutibilidade (longo prazo ou interdia)	Análises repetidas de controles comerciais	2 ou 3 níveis de controles	Analisar as amostras durante pelo menos 10 dias ou até terminar o lote do controle
Linearidade	Análise de diluições seriadas de um analito em altas concentrações para determinar o intervalo analítico de medição	Amostras com valores elevados dos analitos em questão	Analisar as amostras logo após as diluições serem feitas
sensibilidade analítica	Análise de diluições seriadas de um analito para determinar a exatidão e precisão em limites baixos	Podem ser utilizadas várias amostras para cobrir todos os parâmetros da rotina	Analisar as amostras logo após as diluições serem feitas

(Continua)

(*Continuação*)

Quadro 1. Procedimentos de validação de equipamentos de hematologia

Teste	Descrição	Número de amostras necessárias	Procedimento
sensibilidade clínica dos alertas morfológicos	Selecionar amostras da rotina e verificar a sensibilidade, especificidade, valor preditivo positivo, valor preditivo negativo e eficiência do alerta morfológico em questão	Pelo menos 500 amostras representativas do dia a dia de trabalho do setor de hematologia	As amostras devem ser selecionadas dentro de 1 semana
Estudos de correlação com o método de referência	As amostras devem ser analisadas por métodos de referência ou no analisador referência e naquele que será implantado	Pelo menos 100 amostras	As amostras devem ser recolhidas dentro de um período de 20 dias
Estabilidade	Amostras de pacientes normais e doentes devem ser armazenadas apropriadamente e analisadas sequencialmente para determinar o maior período de tempo que as amostras podem ser armazenadas e analisadas	Pelo menos 10 amostras	Até os resultados mostrarem grandes diferenças entre si
Arraste	Análise de uma amostra com elevada concentração de um determinado analito seguida da análise de uma amostra com baixa concentração do analito	Pelo menos 3 amostras	As amostras devem ser analisadas no mesmo dia

(*Continua*)

(Continuação)

Quadro 1. Procedimentos de validação de equipamentos de hematologia

Teste	Descrição	Número de amostras necessárias	Procedimento
Estudos de interferentes	Aumentar a concentração de possíveis interferentes (hemólise, lipemia, relação sangue/ anticoagulante)	Depende das concentrações das substâncias interferentes a serem testadas	As amostras devem ser analisadas no mesmo dia

Fonte: Adaptado de Silva et al. (2016).

Embora com todos os cuidados citados, falhas podem ocorrer, especialmente na fase pré-analítica, em que os erros são muito mais difíceis de serem mensurados. Assim, todos os interferentes possíveis devem ser eliminados e essa fase deve ser muito bem padronizada, para que as falhas sejam as mínimas possíveis ou até mesmo ausentes. A fase pós-analítica depende muito das fases anteriores; nessa etapa, os problemas mais comuns são validação errada, resultados atrasados, não reportados ou reportados de forma incorreta por causa de erro de dados ou de transcrição. Podem ser reduzidos com profissionais treinados e que periodicamente realizem programas de reciclagem (atualizações em congressos, cursos, etc.), sistema de interfaceamento de boa qualidade, valores de referência bem estabelecidos, entre outros.

Exercícios

1. Para o diagnóstico de talassemia, o médico pode solicitar a realização de hemograma. Sabe-se que, nessa situação clínica, pode-se observar, no esfregaço sanguíneo, diminuição no número de eritrócitos, da hemoglobina e do hematócrito, além da presença das características celulares: microcitose, hipocromia e anisocitose. Que índices hematimétricos devem ser observados para conclusão junto às características morfológicas das células?

a) Número de eritrócitos, a dosagem de hemoglobina e o cálculo do hematócrito, os quais estão, respectivamente, relacionados com as características celulares apresentadas.
b) Número de eritrócitos, dosagem de hemoglobina, VCM, HCM e RDW, todos relacionados diretamente com as características celulares apresentadas.
c) VCM, CHCM e RDW, relacionados, respectivamente, com as características apresentadas.
d) VCM, HCM e dupla população eritrocitária, relacionados, respectivamente, com as características apresentadas.
e) VCMr, CHr e IRF%, relacionados, respectivamente, com as características apresentadas.

2. Há informações obtidas do paciente na recepção do laboratório que são importantes para a análise final do resultado. Por exemplo, os valores de referência do hemograma podem variar de acordo com a idade e o gênero do indivíduo dependendo da etapa avaliada. Levando essa informação em consideração, é correto afirmar que:
a) o eritrograma apresenta valores de referência diferentes por idade e gênero; logo, o processo dessa etapa envolve a fase pré-analítica e a fase pós-analítica.
b) o leucograma difere-se por gênero apenas no número de linfócitos e neutrófilos; logo, o processo dessa etapa envolve a fase analítica e a fase pós-analítica.
c) o plaquetograma apresenta valores de referência diferentes por idade e gênero; logo, o processo dessa etapa envolve a fase pré-analítica e a fase pós-analítica.
d) o leucograma e o plaquetograma não apresentam valores de referência diferentes por gênero; logo, o processo dessa etapa envolve a fase analítica e a fase pós-analítica.
e) o eritrograma e o leucograma apresentam valores de referência diferentes por gênero e idade; logo, o processo dessa etapa envolve a fase pré-analítica e a fase analítica.

3. Cada uma das etapas do hemograma apresenta análise de quantificação e qualificação das células sanguíneas. Em relação às análises de cada umas das etapas, assinale a alternativa correta.
a) No leucograma, é feita a contagem e a diferenciação dos leucócitos e megacariócitos nos seus diferentes estágios de maturação.
b) No plaquetograma, é feita a contagem das plaquetas, levando em consideração o tamanho (VPM), a distribuição (PDW), a forma e a cor de cada fragmento plaquetário.
c) No leucograma, é quantificado o número de reticulócitos imaturos, assim como o conteúdo de hemoglobina no interior de cada célula sanguínea.
d) No eritrograma, faz-se a contagem dos eritrócitos, a medida da concentração de hemoglobina, de hematócrito,

VCM, HCM, CHCM, RDW e avaliação morfológica.

e) No eritrograma, é feita a contagem dos eritrócitos, reticulócitos, eritroblastos e megacariócitos, quando presentes, além da avaliação do conteúdo de hemoglobina e hematócrito em cada uma dessas células.

4. Para que o resultado do hemograma seja confiável e reprodutível, alguns cuidados devem ser tomados na rotina laboratorial, como a escolha do equipamento hematológico para a realização do exame de acordo com a demanda de amostras diárias. Leia as afirmativas a seguir e assinale a correta em relação ao critério de validação que o equipamento precisa apresentar para a realização do hemograma e o seu significado.

a) Os valores do eritrograma liberados pelo equipamento não precisam apresentar correlação com a análise microscópica das células sanguíneas, visto que essa é considerada uma análise superior.

b) Os valores do eritrograma liberados pelo equipamento deverão apresentar correlação com a análise microscópica das células sanguíneas.

c) Os índices hematimétricos liberados pelo equipamento deverão apresentar correlação direta com a análise microscópica dos leucócitos.

d) Os índices hematimétricos liberados pelo equipamento deverão apresentar correlação com a análise microscópica dos eritrócitos e das plaquetas.

e) O índice de reticulócitos imaturos deve estar diminuído quando os índices hematimétricos estiverem diminuídos e a análise morfológica dos eritrócitos apresentar policromatofilia e presença de eritroblastos.

5. Na presença de alterações nas células sanguíneas indicadas por equipamentos hematológicos, deve-se realizar a revisão do esfregaço sanguíneo para um diagnóstico mais preciso. Avalie os esfregaços nas imagens a seguir, leia as alternativas referentes a seus critérios de aceitação e rejeição e assinale a correta, observando sempre a imagem da esquerda para a direita.

Paciente 2 com ausência de aglutinação em todas as reações.

Fonte: Adaptada de Failace e Fernandes (2016).

a) Todos os esfregaços apresentados podem ser utilizados para análise, visto que apresentam uma porção mais fina, local no qual o microscopista visualiza as células.

b) Todos os esfregaços devem ser rejeitados por estarem apresentando coloração disforme devido à espessura inadequada do conteúdo de sangue.

c) Deve-se rejeitar o primeiro esfregaço, porque é muito fino e as células estão espalhadas, e o segundo, por ser muito grosso e as células estarem muito juntas.

d) Deve-se rejeitar o terceiro e o quarto esfregaço, porque um é muito curto, com pouco espaço para análise, e o outro é muito longo, não possuindo a parte adequada para análise.

e) Dentre os esfregaços apresentados, deve ser aceito, para análise, o último, pois apresenta as três partes (espessa, medial e fina) com distribuição uniforme.

Referências

AGÊNCIA NACIONAL DE VIGILÂNCIA SANITÁRIA. *Resolução RDC n° 306, de 7 de dezembro de 2004*. Dispõe sobre o Regulamento Técnico para o gerenciamento de resíduos de serviços de saúde. Brasília, DF, 2004. Disponível em: <http://bvsms.saude.gov.br/bvs/saudelegis/anvisa/2004/res0306_07_12_2004.html>. Acesso em: 22 nov. 2018.

FAILACE, R.; FERNANDES, F. *Hemograma*: manual de interpretação. 6. ed. Porto Alegre: Artmed, 2016.

HOFFBRAND, A. V.; MOSS, P. A. H. *Fundamentos em hematologia de Hoffbrand*. 7. ed. Porto Alegre: Artmed, 2018.

NAOUM, P. C.; NAOUM, F. L. Interpretação laboratorial do hemograma. *AC&T Científica*, 2008. Disponível em: <http://www.ciencianews.com.br/index.php/publicacoes/artigos-cientificos/interpretacao-laboratorial-do-hemograma/>. Acesso em: 22 nov. 2018.

SILVA, P. H. et al. *Hematologia laboratorial*: teoria e procedimentos. Porto Alegre: Artmed, 2016.

UNIDADE 2

Metabolismo e membrana do eritrócito

Objetivos de aprendizagem

Ao final deste texto, você deve apresentar os seguintes aprendizados:

- Reconhecer o metabolismo do eritrócito.
- Explicar a constituição da membrana eritrocitária.
- Identificar a estrutura, os tipos e as características da hemoglobina.

Introdução

Os eritrócitos são células únicas e executam funções vitais no organismo. O objetivo primário dessas células é o transporte de hemoglobina (Hb), visto que essa proteína é responsável pelo transporte de oxigênio (O_2) e dióxido de carbono (CO_2). Essas funções estão fortemente relacionadas com a manutenção da morfologia celular e o transporte ativo de moléculas para dentro e fora da célula, requerendo energia constante dos eritrócitos.

Neste capítulo, você vai aprender como ocorre o metabolismo dos eritrócitos, quais são os elementos produzidos nesse processo e a importância da energia gerada, assim como vai conhecer a membrana celular eritrocitária, sua morfologia e suas funções. Além disso, você vai aprender a diferenciar os tipos e estruturas da hemoglobina, identificando a função de cada estrutura que a compõe.

Metabolismo eritrocitário

Para começar, é preciso conhecer a morfologia dos eritrócitos, também denominados células vermelhas ou hemácias. Além de apresentarem formato semelhante a um disco com duas concavidades, os eritrócitos maduros, diferentemente da maioria das células, não possuem núcleo e organelas (Figura 1); portanto, você deve ter em mente que essas diferenças morfológicas impossibilitam a síntese de ácidos nucléicos ou proteínas. A perda das organelas, principalmente a mitocôndria, durante a maturação do eritrócito (eritropoiese), resulta na incapacidade da célula de realizar processos comuns para a geração de energia (Ciclo de Krebs e fosforilação oxidativa), sendo necessária uma produção energética específica.

(a) Lâmina histológica de sangue
(b) MEV de glóbulos vermelhos
(c) Vista em secção de glóbulo vermelho
7,2-8,4 µm

Figura 1. É característico dos eritrócitos o formato de disco bicôncavo na coloração rósea, assim como a ausência de núcleo e organelas, apresentando uma margem espessa e diâmetro médio de 7.8 µm. Nessa figura, é possível visualizar os eritrócitos normais na forma bidimensional (A — microscopia óptica), tridimensional (B — micrografia eletrônica por varredura, MEV) e através de uma secção lateral (C — representação gráfica).
Fonte: Becker (2018, p. 304).

> **Saiba mais**
>
> **Eritropoiese** é o processo de produção e maturação dos eritrócitos que ocorre na medula óssea, em adultos sadios, e no baço ou no fígado, em fetos ou pacientes com doenças hematológicas graves. A **eritropoetina** é a glicoproteína responsável por iniciar esse processo, ao estimular as células-tronco a formar mais (pro)eritroblastos (células jovens nucleadas, precursoras dos eritrócitos), prosseguindo o processo de maturação por divisões celulares. Em geral, de um único (pro)eritroblasto, originam-se 16 eritrócitos maduros. A produção dos eritrócitos dura cerca de 7 a 8 dias, tendo como fatores importantes na sua maturação a vitamina B12 e o ácido fólico, dentre outros.

Vias metabólicas energéticas

No interior dos eritrócitos, temos, basicamente, a hemoglobina, enzimas, íons, glicose e água, e sua principal função celular é o transporte de oxigênio (O_2) e dióxido de carbono (CO_2) no sangue, o que executa por um período aproximado de 120 dias. Para que o eritrócito possa manter o transporte desses gases, você verá, a partir de agora, que ele utiliza duas vias de produção de energia, denominadas vias metabólicas. Essas vias restringem-se à degradação anaeróbica da glicose, ou seja, a glicose é captada a partir do plasma sanguíneo, degradada e transformada em energia por enzimas no interior dos eritrócitos (Figura 2).

Figura 2. Representação esquemática das vias metabólicas eritrocitárias. A primeira via é apresentada na vertical (Embden-Meyerhorf), sendo derivada dessa e disposta horizontalmente a segunda via, a *shunt* das pentoses.
Fonte: Adaptada de Silva et al. (2016).

A primeira via, Embden-Meyerhorf, é responsável por degradar 90% da glicose que entra no eritrócito, convertendo-a a piruvato e lactato, produzindo tanto energia em forma de ATP (adenosina trifosfato), quanto NADH (nicotinamina adenina dinucleotideo — estado de oxidação reduzido) e 2,3 difosfoglicerato (2,3 DPG). Cada elemento gerado tem uma função específica no eritrócito: o ATP é fundamental no equilibro iônico e na flexibilidade da estrutura celular; o NADH atua na manutenção da hemoglobina na forma oxidada (ligada ao oxigênio, meta-hemoglobina); enquanto o 2,3 DPG preserva a afinidade da hemoglobina pelas moléculas de oxigênio (SILVA et al., 2016; HOFFBRAND; MOSS, 2018).

Fique atento

O NADH é necessário para que a enzima mete-hemoglobina redutase reduza a meta-hemoglobina (produzida por cerca de 3% da hemoglobina por dia e sem funcionalidade) para a hemoglobina ativa.

Agora você deve estar se perguntando o que acontece com o piruvato e o lactato, não é? O piruvato pode ser degradado a lactato pela lactato desidrogenase. As moléculas não degradadas e o próprio lactato não são utilizados pelos eritrócitos, sendo metabolizados em outros locais do organismo, principalmente pelo fígado. O lactato, por exemplo, após ser transportado até o tecido hepático, é utilizado para produção de energia, sendo reciclado através do ciclo de Cori (oxidação a CO_2 e H_2O) ou empregado como precursor da glicose (gliconeogênese).

Em relação à segunda via, denominada *shunt* das pentoses (pentose monofosfato ou desvio hexose-monfosfato), somente 5 a 10% da glicose que entra no eritrócito é degradada por esse processo. Essa via inicia com a glicose-6-fosfato (oriunda da via Embden-Meyerhorf), que é convertida a 6-fosfogliconato, produzido no processo NADPH (fosfato de dinucleótido de nicotinamida e adenina). A principal função do NADPH é proteger o eritrócito contra danos causados por substâncias oxidantes, formadas espontaneamente ou por ação de medicamentos, por meio da manutenção da glutationa em seu estado reduzido e da catalase em sua forma funcional (SILVA et al., 2016; HOFFBRAND; MOSS, 2018).

Para que o metabolismo energético eritrocitário ocorra pela via pentose monofosfato, as enzimas glicose-6-fosfato desidrogenase, glutationa redutase e glutationa peroxidase são fundamentais no processo. Essas enzimas catalisam a transformação de compostos oxidantes, como o H_2O_2 (peróxido de hidrogênio), em água, permitindo a sua redução no interior dos eritrócitos (Figura 3).

Figura 3. Destaque da atividade enzimática da glicose-6-fosfato desidrogenase, glutationa redutase e glutationa peroxidase no metabolismo energético e redução de substâncias oxidantes.
Fonte: Adaptada de Kumar et al. (2010).

Você deve lembrar que a vida útil do eritrócito está diretamente relacionada com a capacidade que o mesmo tem de degradar a glicose captada do plasma. Para que isso ocorra, a célula necessita de todas as enzimas em concentrações normais. O desequilíbrio enzimático e dos demais constituintes das vias podem estar associados a diversos distúrbios e patologias eritrocitárias, sendo essencial o conhecimento sobre o processo metabólico dessas células na conduta clínica.

Componentes da membrana eritrocitária

A membrana eritrocitária é considerada como modelo primário para estudos de membrana plasmática celular animal pelo fato de serem células desprovidas de núcleo e organelas, como vimos anteriormente. Ela representa uma barreira biológica seletiva, que assegura a composição interna constante da célula. Porém, para a manutenção da forma e da estrutura do eritrócito, é necessário que a mesma esteja íntegra, sendo composta, principalmente, por lipídeos e proteínas (Figura 4).

Figura 4. Representação da membrana eritrocitária e seus componentes lipídicos e proteicos.
Fonte: Adaptada de Silva et al. (2016).

Em relação ao componente lipídico, essa membrana apresenta uma dupla camada lipídica com fosfolipídios ou lipídeos neutros — em sua maior parte, colesterol não esterificados. A principal função desses lipídeos, como constituintes essenciais, é a manutenção da flexibilidade e da capacidade da célula de modificar a sua forma (deformabilidade celular). A bicamada lipídica representa aproximadamente 50% da massa eritrocitária total, sendo uma divisória entre dois compartimentos líquidos, intra e extracelular (MURADOR; DEFFUNE, 2007; BAIN, 2017).

O componente proteico é representado por diversas proteínas que formam o citoesqueleto membranário, constituindo uma verdadeira malha para o material intracelular, com interações verticais e horizontais. Essas proteínas são divididas estruturalmente em duas porções: proteínas transmembrana ou integrais (que atravessam a bicamada lipídica) e proteínas periféricas ou extramembranárias (situadas na base da bicamada lipídica) (HOFFBRAND; MOSS, 2018).

Saiba mais

Os **fosfolipídios da membrana eritrocitária** possuem uma estrutura básica com duas caudas hidrofóbicas de hidrocarboneto (apolares — sem afinidade por moléculas de água) e uma extremidade hidrofílica, que contém fosfatos e outros grupos carregados (polares — com afinidade por moléculas de água). Essa natureza dos lipídios é que determina a formação da bicamada lipídica. As moléculas de lipídios, quando estão em meio aquoso, tendem a agregar-se, de forma que as caudas hidrofóbicas interagem entre si, excluindo água e permitindo que a extremidade hidrofílica fique exposta à água.

As proteínas integrais ou transmembranárias estão incorporadas na parte mais profunda da bicamada lipídica, dentre as quais se destacam a glicoforina A e a proteína banda 3. A glicoforina A possui carboidrato na porção externa da molécula, e a presença desse confere carga negativa aos eritrócitos e impede a grande formação de grupamentos celulares (aglutinação). Já a proteína banda 3 está inserida na bicamada lipídica e funciona como canal pelo qual passam ânions (como bicarbonato e cloreto) e água para a célula, além de atuar na retirada de CO_2 dos tecidos, regulação do metabolismo da glicose e remoção das células senescentes (com maior envelhecimento). Essa proteína também mantém uma ligação importante com as proteínas periféricas (anquirina e espectrinas α, β), fixando a membrana celular ao citoesqueleto (MURADOR; DEFFUNE, 2007).

Dentre as proteínas periféricas, a principal é a espectrina, a mais abundante do citoesqueleto e que recebe esse nome por servir de sustentação à membrana. Essa proteína é responsável pelo fenômeno dos *ghosts* eritrocitários, ou seja, pelo formato do glóbulo vermelho, além de constituir elementos estabilizadores da bicamada lipídica. Você deve reconhecer que a maleabilidade estrutural dos eritrócitos é essencial para o transporte dos gases, pois, em diversos momentos, essas células deverão passar por vasos sanguíneos muito menores que o seu tamanho, necessitando modificar a sua forma celular. Nesse contexto, as proteínas e os lipídeos abordados são determinantes na forma bicôncava, na viscosidade citoplasmática e na elasticidade da membrana eritrocitária (MURADOR; DEFFUNE, 2007; SILVA et al., 2016; HOFFBRAND; MOSS, 2018).

Transporte de moléculas pela membrana

A impermeabilidade da membrana lipídica a muitas moléculas (exemplo: cálcio, glicose, alguns aminoácidos e nucleotídeos) torna imprescindível um sistema de proteínas transportadoras de membrana, as quais são utilizadas para a movimentação de moléculas para fora e para dentro da célula. No caso do cálcio (Ca^{2+}), o excesso intracelular é prejudicial ao eritrócito, sendo ativamente transportado para fora da célula através de uma bomba (ATPase) dependente de magnésio (Mg^{2+}), ativada por uma proteína ligante de cálcio (calmodulina).

Os eritrócitos das diferentes espécies variam na permeabilidade à glicose, sendo que o humano é o mais permeável. O transporte da glicose para dentro do eritrócito ocorre de forma passiva (transportador de glicose tipo 1 — GLUT-1) e não é regulado pela insulina. Em relação ao transporte de aminoácidos, a entrada dessas moléculas nos eritrócitos garante a síntese de glutationa reduzida nessas células; além disso, esse transporte pode ser responsável pelo efluxo de aminoácidos durante a maturação celular. Como você viu anteriormente, a glutationa reduzida está relacionada ao metabolismo energético, pois pode agir como um receptor não enzimático de radical livre e neutralizar o dano oxidativo.

> **Link**
>
> Definidos pela presença ou ausência de determinados antígenos na membrana eritrocitária, os grupos sanguíneos humanos foram pela descritos primeira vez em 1900, por Karl Landstainer, que, após teste de aglutinação de hemácias com soros de diferentes indivíduos, propôs a existência de 3 grupos sanguíneos (A, B e O).
>
> Os antígenos eritrocitários possuem uma ampla diversidade estrutural, incluindo epítopos de carboidratos em glicoproteínas e/ou glicolipídios e em proteínas inseridas na membrana via um domínio, via domínios de multipassagem ou ligados a glicosilfosfatidinositol. Além disso, muitas funções importantes têm sido associadas a esses antígenos, que podem ser estruturais, transportadores, receptores e moléculas de adesão, enzimas ou, ainda, proteínas controladoras do complemento.
>
> Para mais informações, consulte os *links* a seguir.
>
> https://goo.gl/6vKnDW
>
> https://goo.gl/iZUDxs

Hemoglobina: função, tipos, estruturas

Você aprenderá, a partir de agora, sobre a principal proteína especializada dos eritrócitos, a hemoglobina (o termo deriva da associação do grupo "heme" com "globina"), que tem como principais funções o transporte das moléculas de oxigênio dos pulmões aos tecidos, transportar o CO_2 dos tecidos para os pulmões e preservar o pH sanguíneo. A sua estrutura é esferoide, globular, formada por 4 subunidades. Cada molécula de hemoglobina (Hb) normal do ser humano apresenta 2 pares de conjuntos de cadeias polipeptídicas (globínicas), cada uma com seu próprio grupo heme (Figura 5).

Figura 5. Representação da membrana eritrocitária e seus componentes lipídicos e proteicos.
Fonte: Adaptada de Aldona Griskeviciene/Shutterstock.com.

    A hemoglobina, por apresentar ligação das cadeias globínicas com grupos heme, é classificada como uma hemoproteina. Esses grupos heme estão ligados a átomos de ferro, os quais são responsáveis pela ligação da hemoglobina às moléculas de oxigênio através do anel pirólico. O ferro utilizado na síntese de hemoglobina é transportado do plasma para o interior dos eritrócitos pela transferritina após a ligação a receptores específicos. Portanto, além do ferro, para síntese adequada de Hb, é necessária a produção intracelular de porfirina e de cadeias globínicas.
    As porfirinas atuam como compostos intermediários na biossíntese do heme e, estruturalmente, são 4 anéis pirrólicos ligados por pontes metenil. São exemplos de porfirina a uroporfirina, a coproporfirina e a protoporfirina — a última forma o grupo heme. A maioria das porfirinas são encontradas associadas a íons metálicos, que se ligam ao hidrogênio dos anéis pirrólicos, chamados metaloporfirinas. As metaloporfirinas, quando conjugadas a proteínas, formam, além da hemoglobina, outros compostos importantes para o

organismo, como a mioglobina (globina responsável pelo armazenamento de O_2 nos músculos) e a catalase (SILVA et al., 2016; HOFFBRAND; MOSS, 2018).

Cadeias globínicas

As cadeias globínicas associam-se sempre aos pares, de modo que a produção é sempre numa relação 1:1, objetivando evitar o excesso ou a escassez das mesmas. Em cada fase da vida, existe uma variação nos tipos produzidos de cadeias globínicas e, consequentemente, da hemoglobina presente nos eritrócitos (Figura 6). Assim, as hemoglobinas identificadas nos eritrócitos podem ser embrionárias (Gower I, Portland, e Gower II), fetal e adultas (A, A_2).

Figura 6. Representação gráfica da expressão dos tipos de hemoglobina nos períodos embrionários e adulto.
Fonte: Adaptada de Silva et al. (2016).

As combinações dos pares de cadeias são sempre tipo α2 (incluindo sua variante zeta — ζ) com o tipo não α2 (a já descrita β ou suas variantes gama — γ, delta — δ, e épsilon — ε). As embrionárias podem ser ζ2ε2 (Gower I), ζ2γ2 (Portland) ou α2ε2 (Gower II); para a hemoglobina fetal, só existe um tipo (α2γ2), que diminui sua concentração em 3% a cada semana após o nascimento.

As hemoglobinas adultas podem ser de dois tipos, α2β2 (A) ou α2δ2 (A2), sendo que, na fase adulta, ainda há uma pequena quantidade de hemoglobina fetal, cerca de 1%. Você deve estar percebendo que a cadeia α2, especialmente, está presente em todas as fases da vida, enquanto o tipo β2 está presente somente na hemoglobina A, na fase adulta. Dessa forma, patologias relacionadas à cadeia α2 podem ocorrer nas diferentes fases da vida (SILVA et al., 2016; HOFFBRAND; MOSS, 2018).

Via de síntese do heme

A síntese do heme ocorre, principalmente, nas mitocôndrias, quando as células vermelhas estão na fase imatura e ainda têm organelas, por uma série de reações bioquímicas. Esse processo inicia pelo encontro de uma molécula de succinil-CoA (succinato) e uma molécula de glicina, por ação do ácido δ-aminolevulinico (ALA) e da coenzima piridoxal fosfato (também conhecida como vitamina B6). Ao final dessa via, é sintetizada a protoporfirina, que se auto-oxida facilmente à porfirina, combinando-se com o ferro no estado ferroso para formar o heme (SILVA et al., 2016; HOFFBRAND; MOSS, 2018).

Figura 7. Representação esquemática da via de síntese do heme, que ocorre na mitocôndria e é regulada pela enzima ALA-sintase. Em torno de 85% do heme é sintetizado na medula óssea e o restante, no fígado.
Fonte: Adaptada de Silva et al. (2016).

Saturação da hemoglobina

A hemoglobina presente nos eritrócitos, ao contrário da mioglobina presente nos músculos, tem afinidade variável pelo O_2. No pulmão, em que a concentração de oxigênio é muito alta, a Hb se liga mais facilmente às moléculas de O_2, e, à medida que a primeira molécula de O_2 se liga, a afinidade da Hb com o O_2 aumenta, sendo mais rápida e fácil a ligação das demais moléculas às cadeias globínicas (maior saturação de Hb pela interação cooperativa). Porém, quando a Hb chega aos tecidos, a quantidade de oxigênio é menor, fazendo com que o O_2 presente na Hb se desligue em direção às células teciduais, oxigenando-as.

Esse processo é caracterizado pela modificação da conformação das cadeias globínicas (Figura 7). Na ligação das moléculas de O_2, as cadeias globínicas ficam mais próximas, conferindo maior estabilidade à Hb. Quando o O_2 é descarregado nos tecidos, as cadeias β são separadas, permitindo a entrada do 2,3-DPG (produzido na via metabólica Embden-Meyerhorf), diminuindo, assim, a afinidade da molécula por O_2. A conformidade dessas cadeias é primordial para que a hemoglobina e, consequentemente, o eritrócito possam realizar o transporte de gases e, assim, a oxigenação dos tecidos.

Figura 8. Molécula de hemoglobina tipo A ligada ao oxigênio (oxihemoglobina) e não ligada ao oxigênio (desoxihemoglobina), modificação na posição das cadeias globínicas e interação com 2,3 DPG. Fatores como a pressão de oxigênio, gás carbônico, 2,3 DPG e temperatura afetam diretamente esse processo. Como mecanismos compensatórios, pode ocorrer o aumento do débito cardíaco, da resistência vascular, na porcentagem de oxigênio ofertada que é extraída na utilização pelos tecidos, além de indução da eritropoiese, aumento da produção de ferro e de hemoglobina. Além disso, outros tipos de hemoglobina podem ser formadas no organismo, como a metahemoglobina (metaHb), a carboxihemoglobina (carboxiHb) e a sulfohemoglobina (sulfoHb).
Fonte: Adaptada de Hoffbrand e Moss (2018).

> **Link**
>
> Para conhecer mais sobre os aspectos bioquímicos relacionados à hemoglobina e ao transporte dos gases, clique no *link* a seguir e confira um vídeo explicativo sobre esse assunto.
>
> https://goo.gl/orCmwZ

Exercícios

1. A principal função eritrocitária é o transporte de gases na corrente sanguínea, a qual executa por um período de 120 dias. Além da produção energética para manutenção das suas funções básicas, os eritrócitos podem utilizar processos metabólicos específicos, que auxiliam na redução de moléculas oxidantes e protegem a célula contra o estresse oxidativo. Entre as opções a seguir, qual via metabólica se enquadra nessa descrição?
   a) Embden-Meyerhorf.
   b) Ciclo de Krebs.
   c) Pentose monofosfato.
   d) Fosforilação oxidativa.
   e) Ciclo de Cori.

2. Além de proteger e garantir a manutenção da forma côncava do eritrócito, a membrana plasmática permite o transporte de substâncias para o meio intra e extracelular. Dos componentes da membrana eritrocitária, somente alguns podem executar esse transporte. Qual dos componentes a seguir é capaz de transportar ânions e moléculas de água?
   a) Anquirina.
   b) Espectrina α.
   c) Espectrina β.
   d) Banda 3.
   e) Glicoforina A.

3. A vida útil do eritrócito está diretamente relacionada com a capacidade de realizar o metabolismo energético. Esse processo tem como primeira via metabólica a Embden-Meyerhorf. Para que essa via inicie, é necessária a entrada de uma molécula polar, que ocorre pelas proteínas transportadoras (GLUT-1) da membrana eritrocitária. Qual é a molécula que corresponde a essa descrição?
   a) Lactato.
   b) NADPH.
   c) 2,3 DPG.
   d) Glicose.
   e) Piruvato.

4. As moléculas de hemoglobina apresentam modificações na sua estrutura conforme a fase

da vida (embrionária, fetal e adulta). Nesse contexto, qual das alternativas representa os tipos de hemoglobina que podem ser identificados na fase adulta de indivíduos sadios?
a) Gower I, fetal e A.
b) A, A2 e Gower II.
c) Fetal, A e A2.
d) Gower I, Gower II e Fetal.
e) Gower II, A e A2.

5. O metabolismo energético, a composição da membrana celular e a estrutura da hemoglobina estão intimamente relacionados e são essenciais para o funcionamento do eritrócito. Entre os diferentes produtos gerados nas vias metabólicas eritrocitárias, qual contribui para a ligação do oxigênio à hemoglobina?
a) NAD.
b) Piruvato.
c) G6P.
d) Lactato.
e) 2,3 DPG.

Referências

BAIN, B. J. *Células sanguíneas*: um guia prático. 5. ed. Porto Alegre: Artmed, 2017.

BECKER, R. O. *Anatomia Humana*. Porto Alegre: Sagah, 2018.

HOFFBRAND, A. V.; MOSS, P. A. H. *Fundamentos em Hematologia de Hoffbrand*. 7. ed. Porto Alegre: Artmed, 2018.

KUMAR, V. et. al. *Robbins & Cotran Patologia*: bases patológicas das doenças. 8. ed. Rio de Janeiro: Elsevier, 2010.

MURADOR, P.; DEFFUNE, E. Aspectos estruturais da membrana eritrocitária. *Revista Brasileira de Hematologia e Hemoterapia*, São José do Rio Preto, v. 29, n. 2, p. 168-178, abr./jun. 2007. Disponível em: <http://www.scielo.br/scielo.php?script=sci_arttext&pid=S1516-84842007000200016&lng=en&nrm=iso>. Acesso em: 20 nov. 2018.

SILVA, P. H. et al. *Hematologia Laboratorial:* teoria e procedimentos. Porto Alegre: Artmed, 2016.

Anemias: conceito, sintomatologia, classificação e manifestações hematológicas

Objetivos de aprendizagem

Ao final deste texto, você deve apresentar os seguintes aprendizados:

- Explicar a anemia e suas principais causas.
- Reconhecer a classificação morfológica e fisiopatológica das anemias.
- Descrever a fisiopatologia e as características hematológicas das principais anemias.

Introdução

As anemias são as alterações hematológicas mais comuns no mundo, resultantes da diminuição na concentração de eritrócitos e hemoglobina, essenciais no transporte de oxigênio. São consideradas como um grupo heterogêneo, classificado conforme características celulares dos eritrócitos e etiologia da anemia. Por apresentar diversas causas, o estudo e a diferenciação das características fisiopatológicas, morfológicas e de seus sintomas tornam-se fundamentais.

Neste capítulo, você vai aprender o conceito básico de anemia, as causas e os sintomas mais comuns. Além disso, você vai ver como diferenciar os tipos conforme a morfologia, a fisiopatologia e critérios de classificação. Você também vai conhecer a fisiopatologia das principais anemias e a correlação com o hemograma a partir das características hematológicas de cada uma delas.

Anemia: conceito, causas e sintomatologia

Entre os diversos sinais sugestivos da presença de patologias e distúrbios dos componentes hematológicos, a anemia é um achado comum na rotina laboratorial. O termo anemia representa uma condição na qual o número de hemácias ou sua capacidade de transportar oxigênio é insuficiente para atender às necessidades fisiológicas. A anemia é um problema de saúde pública que afeta populações em países ricos e pobres e sua maior prevalência, definida pela baixa concentração de hemoglobina, ocorre em crianças pré-escolares e mulheres grávidas nos países em desenvolvimento e, pelo menos 30–40%, nos países industrializados (WORLD..., 2015).

A principal causa é a deficiência de ferro, mas uma série de outras condições, como malária, infecção parasitária, outras deficiências nutricionais e hemoglobinopatias, também são responsáveis, frequentemente atuando em conjunto. As consequências da anemia para a saúde incluem complicações durante a gestação, desenvolvimento físico e cognitivo prejudicado, aumento do risco de morbidade em crianças e redução da produtividade no trabalho em adultos (WORLD..., 2015).

Os valores de concentração da hemoglobina (Hb) considerados no diagnóstico de anemia em relação a valores já definidos na literatura como limite máximo e limite mínimo são apresentados, conforme sexo, idade e período gestacional, no Quadro 1.

Quadro 1. Caracterização da anemia baseada na taxa de hemoglobina normal ao nível do mar

Idade/Sexo	Variação normal de hemoglobina (g/dL)	Anêmico se Hb menor que
Nascido a termo	13,5–18,5	13,5 (Ht 34,5)
2 a 6 meses	9,5–13,5	9,5 (Ht 28,5)
6 meses a 6 anos	11,0–14,0	11,0 (Ht 33,0)
6 a 12 anos	11,5–15,5	11,5 (Ht 34,5)
Homens adultos	13,0–17,0	13,0 (Ht 39,0)
Mulheres não grávidas	12,0–15,0	12,0 (Ht 36,0)
Grávidas		
1º trimestre (0–12 semanas)	11,0–14,0	11,0 (Ht 33,0)
2º trimestre (13–28 semanas)	10,5–14,0	10,5 (Ht 31,5)
3º trimestre (29–nascimento)	11,0–14,0	11,0 (Ht 33,0)

Fonte: Adaptado de Organização Mundial de Saúde (2003).

No entanto, sabe-se que pode haver uma diferença na concentração de hemoglobina de acordo com etnia e condições ambientais (por exemplo, altitude), as quais devem ser consideradas na interpretação dos exames laboratoriais. A diferença na concentração de hemoglobina e, consequentemente, nos valores de referência entre homens e mulheres pode ser explicada pelo efeito hormonal (efeito androgênico no tecido eritrobástico para sensibilização à eritropoietina e efeito estrogênico para inibição) sobre a eritropoiese (FOCHESATTO FILHO; BARROS, 2013; SILVA et al., 2016).

Em relação à idade, a diferença na concentração de hemoglobina ocorre devido a mudanças no metabolismo dos eritrócitos durante o período de crescimento da criança. Em adultos a partir dos 70 anos, as diferenças estão relacionadas com alterações hormonais e menor secreção da eritropoietina, fundamental na eritropoiese (Figura 1) (SILVA et al., 2016).

Figura 1. Representação gráfica da variação da concentração normal de hemoglobina (g/dL valores mínimos) em homens, mulheres e crianças de várias idades.
Fonte: Adaptada de Hoffbrand e Moss (2018).

De acordo com a Organização Mundial da Saúde (OMS), a anemia em adultos é definida como a concentração de hemoglobina abaixo de 13,0 g/dL em homens e abaixo de 12,0 g/dL em mulheres. Contudo, na literatura, é descrita uma variação nos valores tidos como de referência, considerando valores típicos para definir anemia abaixo de 13,5 g/dL em homens adultos e abaixo de 11,5 g/dL em mulheres adultas. A anemia fisiológica infantil é definida como valores de hemoglobina abaixo de 11 g/dL em crianças até a puberdade, enquanto para os recém-nascidos, que possuem, normalmente, valores mais altos de hemoglogina, a anemia é caracterizada por valores abaixo de 14 g/dl. Gestantes possuem o mesmo ponto de corte de Hb que crianças, abaixo de 11 g/dL (HOFFBRAND; MOSS, 2018; SIMON; EVERITT; DORP, 2013).

> **Saiba mais**
>
> Você deve ter em mente que a concentração de hemoglobina pode estar reduzida devido a outros aspectos não relacionados à anemia, como o aumento do volume plasmático do paciente levando à hemodiluição. Essa modificação pode ocorrer, por exemplo, durante gestação, insuficiência renal, insuficiência cardíaca, hipoalbuminemia, macroglobulinemia e hiperesplenismo.
>
> Devido à hemodiluição fisiológica da gravidez, a anemia, em gestantes, é definida pela OMS como a concentração de hemoglobina menor que 11 g/dL.

A anemia apresenta múltipla causalidade, mas existem três principais causas para esse quadro clínico: diminuição da produção de glóbulos vermelhos, aumento da destruição de glóbulos vermelhos e perda sanguínea.

Para avaliação clínica da anemia, além dos aspectos laboratoriais, os sinais e sintomas apresentados pelo paciente devem ser considerados no diagnóstico. A sintomatologia pode variar conforme a idade, a capacidade física, o grau de anemia e o tempo de evolução. A partir de agora, para que você possa compreender melhor as manifestações clínicas das anemias, a sintomatologia será dividida em aguda e crônica (HOFFBRAND; MOSS, 2018).

Na anemia aguda, causada pela perda rápida de sangue, os sinais e sintomas estão relacionados à redução do volume de sangue (hipovolemia) e correlacionam-se com valores mais altos de hemoglobina do que na anemia crônica. As manifestações clínicas na evolução aguda podem ser tontura, hipotensão postural, aumento dos batimentos cardíacos acima de 100 por minuto (taquicardia) e perda dos sentidos (síncope). Nos casos mais graves, pode haver hipotensão persistente e choque hipovolêmico.

Na anemia crônica, em que o volume de sangue circulante (volemia) é normal devido à expansão do volume plasmático, os sinais são mais característicos. Por estar pobre em hemoglobina, o sangue anêmico, na evolução crônica, mostra-se descorado, com baixa viscosidade do sangue (especialmente quando associado simultaneamente à diminuição do número de eritrócitos), baixa eficácia no transporte de oxigênio e, como consequência, menor oxigenação nos tecidos (HOFFBRAND; MOSS, 2018).

Em quadros clínicos de evolução lenta, os mecanismos de adaptação utilizados pelo organismo, como a redução da afinidade da hemoglobina pelo oxigênio e o aumento da frequência e débito cardíaco, conseguem manter a distribuição do oxigênio nos tecidos, fazendo com que o paciente não apresente sintomas (assintomático) mesmo com níveis de hemoglobina baixos. Entretanto, devido aos mecanismos de adaptação, essa "tolerância" é menor em idosos e indivíduos com doenças cardíacas e/ou pulmonares.

Nas anemias leves com valores de 9 a 10 g/dL, os sintomas são comuns a outros distúrbios, aumentando a intensidade proporcionalmente à evolução da anemia, podendo ocorrer irritabilidade, dores de cabeça (cefaleia), cansaço (fatigabilidade) e palidez (geralmente, na mucosa cutânea e no leito ungueal das unhas). Nos casos de anemias mais acentuadas, principalmente, com doenças associadas, há excesso dos mecanismos de adaptação, levando a maior dificuldade respiratória (dispneia), principalmente durante atividade física, contração muscular involuntária, taquicardia, dor torácica (angina), confusão mental, distúrbios visuais, acúmulo de líquido nos membros (edema) e aumento do fígado (hepatomegalia congestiva), sugestivos de síndrome cardíaca de alto débito (Figura 2).

Figura 2. Esquema ilustrativo dos sintomas mais comuns das anemias, os quais são identificados em diversos órgãos e relacionados ao grau de anemia.
Fonte: Adaptada de solar22/Shutterstock.com.

Além dos sinais e sintomas gerais apresentados, há uma variedade de manifestações clínicas relacionadas a tipos específicos de anemias, e os achados podem direcionar a uma etiologia. A anemia também é frequente em doenças sistêmicas, sendo importante investigar o histórico do paciente, sangramentos e infecções anteriores. A presença da anemia com infecções frequentes ou hematomas (equimoses) espontâneos sugere, também, uma redução de neutrófilos (neutropenia) e/ou deficiência de plaquetas (trombocitopenia), indicando a necessidade de investigação de insuficiência medular.

> **Link**
>
> A anemia é o distúrbio sanguíneo mais comum no mundo e, de acordo com a Organização Mundial da Saúde, afeta 1.620 milhões de indivíduos, principalmente mulheres e crianças menores de 5 anos. Nesse contexto, conhecer as causas e manifestações clínicas torna-se fundamental. Para mais informações sobre a sintomatologia das anemias, acesse os *links* a seguir.
>
> https://goo.gl/CZtEBS
>
> https://goo.gl/yA03FK
>
> https://goo.gl/XdSJkC
>
> https://goo.gl/bvsAMx

Classificação das anemias

A maneira usual de se analisar as anemias é de acordo com a sua patogênese e etiologia, classificando-as de acordo com a morfologia eritrocitária e com a fisiopatologia. Uma vez estabelecida a presença da anemia (pela concentração de hemoglobina), deve-se analisar os índices hematimétricos a fim de observar a classificação morfológica. Os índices hematimétricos a serem avaliados são: volume corpuscular médio (VCM) dos eritrócitos, concentração de hemoglobina (Hb), quantidade de hemoglobina corpuscular média por eritrócito (HCM), concentração hemoglobinica corpuscular média (CHCM — média da concentração de hemoglobina pelo volume total de eritrócitos) e do *red cell distribuition width* (RDW — indica a variação do tamanho das hemácias, também denominado anisocitose), os quais compõem os índices hematimétricos obtidos por meio do hemograma.

Análises laboratoriais, como a contagem de reticulócitos (avalia a capacidade de regeneração da medula pela contagem do eritrócito jovem, reticulócito) e a microscopia (avalia o esfregaço sanguíneo, permitindo identificar formas eritrocitárias e inclusões celulares), podem auxiliar no diagnóstico diferencial das anemias (Quadro 2).

Quadro 2. Exames laboratoriais para investigação das anemias e diagnóstico diferencial

Contagem de eritrócitos		
Eritrócitos	4–5,3 M/µL (M)	4,5–6 M/µL (H)
Hemoglobina	11–15,5 g/dL (M)	12–18 g/dL (H)
Hematócrito	38–48% (M)	40–54% (H)
Reticulócitos	25–100.000/µL ou 0,5–1,5 %	
Índices eritrocitários		
VCM	82–98 fL	
HCM	27–33 pg	
CHCM	31–35%	
RDW	11–15%	
Exames laboratoriais		
Ferritina sérica	20–150 ng/mL (M)	30–200 ng/mL (H)
Ferro sérico	50–170 µg/dL (M)	65–175 µg/dL (H)
Capacidade ferropéxica	250–400 µg/dL	
Saturação de transferrina (razão ferro sérico/ capacidade ferropéxica)	25–50%	

(M): mulheres; (H): homens.

Fonte: Adaptado de Fochesatto Filho e Barros (2013).

Para a **classificação morfológica** das anemias, é fundamental a análise do VCM, que permite classificá-las em microcíticas (VCM inferior a 82 fL), normocíticas (VCM entre 82 e 98 fL) ou macrocíticas (VCM maior que 98 fL).

A anemia por deficiência de ferro, as talassemias, a anemia sideroblástica, a anemia de doença crônica, as hemoglobinopatias (S, C, D, E) e a toxicidade por alumínio são classificadas como microcíticas (eritrócitos com volume reduzido). De outra forma, a anemia por doença crônica, anemia por doença renal crônica, anemia por hemólise, anemia por perda sanguínea aguda, anemia aplástica, aplasia eritroide, anemia por endocrinopatias e anemia por infiltração da medula óssea são, geralmente, consideradas normocíticas (eritrócitos com volume dentro dos limites normais). Por fim, são consideradas macrocíticas (eritrócitos com volume aumentado) a anemia megaloblástica (por deficiência de vitamina B12 e/ou ácido fólico), a anemia por hepatopatias, a anemia por alcoolismo, as síndromes mielodisplásicas e a anemia por fármacos que interferem na síntese de DNA.

Ainda sobre o tamanho dos eritrócitos, o VCM também se correlaciona com o HCM (derivado da dosagem de Hb dividido pela contagem de eritrócitos), isto é, eritrócitos grandes têm maior quantidade de Hb, e eritrócitos pequenos têm menor quantidade de Hb. De acordo com Failace e Fernandes (2016), além da avaliação do volume dos eritrócitos pelo VCM, a classificação também pode incorporar a avaliação da coloração dos eritrócitos (grau de hemoglobinização) pelo CHCM (acima de 36% hipercrômia, abaixo de 31% hipocrômia) e a análise da variabilidade de tamanho dos eritrócitos (grau de anisocitose) pelos valores de RDW (normal, de 11,5 a 15%, ou aumentado). A combinação dos valores de volume do eritrócitos (VCM e HCM) e a coloração pela concentração de hemoglobina (CHCM) são comumente utilizados para classificar as anemias de acordo com a morfologia (microcítica e hipocrômica — menor volume com menor coloração; normocítica e normocrômica — volume e coloração normais; macrocíticas — volume aumentado) (Quadro 3).

Quadro 3. Diagnostico diferencial das anemias conforme morfologia dos eritrocitos (volume e coloracao). A anemia por deficiencia de ferro, talassemia maior, anemia sideroblastica, **anemia hemolitica** autoimune e anemias por mielodisplasias apresentam RDW aumentado.

Microcítica, hipocrômica	Normocítica, normocrômica	Macrocítica
VCM < 80 fL	VCM = 80–95 fL	VCM > 95 fL
HCM < 27 pg	HCM ≥ 27 pg	■ Megaloblástica: deficiências de vitamina B12 e folato ■ Não megaloblástica: abuso de álcool, hepatopatias, mielodisplasias, anemia aplástica, etc.
Deficiência de ferro	Muitas anemias hemolíticas	
■ Talassemias ■ Anemia de doença crônica (alguns casos) ■ Intoxicação por chumbo ■ Anemia sideroblástica (alguns casos)	Anemia de doença crônica (alguns casos)	
	Anemia pós-hemorrágica aguda	
	Nefroapatias	
	Deficiências mistas	
	Insuficiência da medula óssea (p. ex. pós-quimioterapia, infiltração por carcinoma, etc.)	

HCM, hemoglobina corpuscular média; VCM, volume corpuscular médio.

Fonte: Adaptado de Hoffbrand e Moss (2018).

A **classificação fisiopatológica** das anemias baseia-se no comportamento dos reticulócitos e, consequentemente, na capacidade da medula em responder à diminuição da concentração de hemoglobina. Nos casos de anemia em que a capacidade regenerativa está normal, há redução da hemoglobina, mas um aumento no número de reticulócitos. São consideradas anemias regenerativas (hiperregenerativas ou hiperproliferativa) a anemia pós-hemorrágica e anemias hemolíticas (SILVA et al., 2016; FAILACE; FERNANDES, 2016; DUCAN et al., 2013).

Porém, quando há falta de reticulocitose e consequente diminuição do número de reticulócitos, o quadro fisiopatológico é classificado como arregenerativo, que ocorre nas anemias arregenerativas (hiporregenerativa ou hipoproliferativa — índice de reticulócitos inferior a 20%) decorrentes de síntese insuficiente de hemoglobina, síntese alterada de DNA, eritropoiese ineficaz por neoplasias, falta de tecido eritropoético e/ou produção insuficiente de eritropoietina, como na anemia por aplasia da medula óssea (SILVA et al., 2016; FAILACE; FERNANDES, 2016; DUCAN et al., 2013) (Quadro 4).

Quadro 4. Os tipos de anemias conforme a fisiopatologia

Diminuição da produção (hipoproliferativas)
Deficiência de ferro, anemia de doença crônica, anemia megaloblástica (deficiência de vitamina B12 ou ácido fólico), anemia aplásica, aplasia eritroide pura, infiltração da medula óssea (carcinoma, linfoma).

Aumento da destruição
Perda aguda de sangue, hemólise intrínseca (esferocitose hereditária, eliptocitose hereditária, anemia falciforme, talassemia, hemoglobina instável, deficiência de piruvatoquinase, deficiência de G6PD), hemólise extrínseca (crioaglutininas, autoimune, púrpura trombocitopênica trombótica, síndrome hemolíticourêmica, prótese valvar mecânica, hiperesplenismo).

Fonte: Adaptado de Fochesatto Filho e Barros (2013).

Em alguns tipos de anemia, pode haver uma patogênese mista ou variável (regenerativa ou arregenerativa), como na anemia por doenças crônicas, que pode apresentar eritrócitos normocíticos ou microcíticas, e na anemia por alcoolismo. Você deve ter em mente que as classificações morfológicas e fisiopatológicas podem ser analisadas individualmente, mas tendem a se complementar (morfosiológica). Por exemplo, no grupo das anemias normocíticas, algumas são do tipo regenerativo (anemia por perda sanguínea) e outras, arregenerativas (por exemplo, anemia aplástica), assim como existem anemias microcíticas e hipocrômicas regenerativas (ou hemolíticas — por exemplo, talassemias) e outras não regenerativas (ou não hemolíticas — por exemplo, deficiência de ferro) (SILVA et al., 2016; FAILACE; FERNANDES, 2016; DUCAN et al., 2013; FOCHESATTO FILHO; BARROS, 2013).

Fisiopatologia das principais anemias

Como discutido anteriormente, a múltipla causalidade das anemias resulta em um grupo muito heterogêneo de manifestações clínicas e achados laboratoriais. Dessa forma, a fisiopatologia das anemias será descrita conforme as principais causas (KUMAR et al., 2010; SIMON; EVERITT; DORP, 2013).

A fisiopatologia das anemias por diminuição da produção dos eritrócitos está relacionada a defeitos na proliferação e/ou maturação dos precursores dessa célula (reticulócitos), já descritos anteriormente, por causas medulares. Cada uma dessas alterações origina características específicas no hemograma, apresentadas a seguir:

- Síntese deficiente de hemoglobina (por falta de ferro durante a eritropoiese ou defeito genético na síntese de hemoglobina) origina eritrócitos com carência de conteúdo de Hb (hipocrômica) e, em alguns casos, microcitose (VCM inferior a 80 fL).
- Síntese inapropriada de DNA (por falta de vitamina B12 e/ou ácido fólico, bem como uso de fármacos antiblasticos e antivirais) resulta em macrocitose (VCM maior que 95 fL).
- Proliferação celular ineficaz — resulta em macrocitose (VCM maior que 95 fL) e pode ser acompanhada de alterações nos leucócitos.
- Falta de tecido eritropoiético — (relacionada à insuficiência global da medula comum em casos de aplasia e infiltração tumoral) resulta em redução da contagem de eritrócitos, leucócitos e plaquetas (pancitopenia).
- Síntese deficiente de eritropoietina — resulta, geralmente, em anemia normocítica e normocrômica, mas sem outras evidências no hemograma (VCM entre 80 e 95 fL).

As **anemias por aumento da destruição de glóbulos vermelhos ou por perda de sangue** resultam de um consumo excessivo de eritrócitos do sangue periférico, mesmo que exista aumento do suprimento de células da medula (reticulócitos). Porém, a perda física de eritrócitos da corrente sanguínea é diferente da destruição dos eritrócitos, levando a modificações nas manifestações clínicas e fisiopatológicas dos dois grupos (KUMAR et al., 2010; SIMON; EVERITT; DORP, 2013).

Devido à perda de organelas e do núcleo, os eritrócitos apresentam limitações. Em situações de estresse, qualquer falha metabólica pode levar a danos na membrana eritrocitária e, consequentemente, induzir a degradação precoce do eritrócito, diminuindo a sua vida útil e ocasionando um distúrbio hemolítico. Se a taxa de destruição for maior que a capacidade da medula em produzir novas células, o distúrbio irá manifestar-se como **anemia hemolítica**. Entre as causas do aumento da destruição dos eritrócitos, estão, também, uma série de condições genéticas (como a anemia falciforme), infecções (como a malária) e algumas doenças autoimunes.

As **anemias por perda de sangue** podem ocorrer pela perda direta (física) de eritrócitos ou porque foram esgotadas, gradualmente, as reservas de ferro em perdas de sangue prolongadas. A primeira causa (também denominada anemia pós-hemorrágica) é a mais característica e se relaciona a uma perda sanguínea aguda externa (após traumatismo ou hemorragia obstétrica) ou interna (por exemplo, ruptura do baço e hemorragia gastrointestinal). Para esse tipo de anemia, três estágios clínicos fisiopatológicos são característicos:

- **Hipovolemia:** diminuição abrupta do volume de sangue, afetando, principalmente, os tecidos que recebem grande fornecimento de sangue, como o cérebro e os rins. Pode ocasionar perda da consciência e insuficiência renal aguda, sendo que, nesse primeiro estágio, a concentração de hemoglobina ainda não foi afetada.
- **Alteração no sistema vascular:** os barorreceptores e o receptores de estiramento, relacionados ao controle rápido da pressão sanguínea, induzem a liberação de vasopressina para que o líquido do compartimento extravascular seja desviado para o intravascular, conservando a água no corpo e causando hemodiluição. A função da vasopressina é controlar a pressão osmótica e o volume dos líquidos corporais.
- **Anemia:** gradualmente, a hipovolemia se converte em anemia. Quanto maior a anemia, maior é a perda sanguínea.

Assim, no hemograma das anemias por distúrbios hemolíticos, além da redução da contagem de eritrócitos, o VCM, geralmente, condiz com normocitose, mas, nos casos de VCM elevado, a reticulocitose está associada (até 20% ou 400.000/µL). Em casos de perda aguda de sangue, o hemograma realizado em minutos não reflete a hipovolemia. Após a contenção do sangramento e hidratação, em 48h, é possível identificar a redução dos índices hematimétricos. A anemia pode tornar-se microcítica nos casos de deficiência de ferro em decorrência da perda sanguínea crônica (na urina, por exemplo).

Nesse contexto, a seguir, você vai conhecer as principais anemias.

Link

Conhecer como anemia se manifesta e sua fisiopatologia em diferentes grupos de risco é fundamental para a interpretação dos achados laboratoriais e para o tratamento da anemia. Para mais informações sobre os fatores de risco das principais anemias em gestantes e idosos, acesse os *links* abaixo.

https://goo.gl/DsjE68

https://goo.gl/wvMzUf

Anemia ferropriva

É uma das formas mais comuns de anemia no mundo e tem como principais causas da ferropenia (deficiência de ferro) perda gastrointestinal de sangue, má absorção, perda de sangue não gastrointestinal (como no período menstrual e na doação de sangue), além de gestação, lactação e dieta deficiente. Como sinais e sintomas, além dos gerais apresentados na anemia, o desejo de ingerir substâncias não comuns (por exemplo, gelo, barro), inflamação da língua e estrias nas unhas. No hemograma, a concentração de hemoglobina está frequentemente abaixo de 10,0 g/dL, o VCM é menor do que 80 fL (microcíticas), RDW está aumentado e HCM, diminuído. Em relação ao metabolismo do ferro, há diminuição do ferro sérico, da ferritina e da saturação da tranferrina, além de aumento da capacidade de ligação ao ferro (KUMAR et al., 2010; FOCHESATTO FILHO; BARROS, 2013; DUNCAN et al., 2014; SILVA et al., 2016).

Anemia megaloblástica

As anemias megaloblásticas ocorrem por diversas causas, sendo as principais deficiência de vitamina B12 (anemia perniciosa) e/ou deficiência de ácido fólico, importantes para síntese de DNA. Quando não for causada pela falta de vitaminas (hipovitaminose), a anemia megaloblástica pode ser causada por fármacos, como alguns agentes quimioterápicos ou antibióticos (por exemplo, azatioprina ou trimetoprim). No hemograma, o VCM apresenta-se elevado (macrocitose), bem como o RDW, com variação do tamanho dos eritrócitos. Porém, a contagem de reticulócitos é baixa, e o CHCM não está elevado. Nos casos mais graves, é caracterizada por eritrócitos primitivos e disfuncionais (megaloblastos) (KUMAR et al., 2010; FOCHESATTO FILHO; BARROS, 2013; SILVA et al., 2016).

Anemia aplástica

É uma condição rara, em que ocorre destruição dos precursores hematopoiéticos e hipocelularidade da medula. Na maioria dos casos, a causa é desconhecida (idiopática), podendo ser relacionada com agentes tóxicos e infecções. A forma hereditária é a anemia de Fanconi. A diminuição das contagens do hemograma resulta da combinação de anemia (eritrócitos, hemoglobina), leucopenia (redução de leucócitos) e trombocitopenia (redução de plaquetas). O sangramento é o sintoma mais comum (por exemplo, equimoses, sangramento menstrual intenso) e podem ser manifestados, também, os sintomas comuns as outras anemias. No hemograma, o VCM costuma estar aumentado, ao contrário da contagem de reticulócitos frequentemente baixa, com alterações também nos leucócitos e nas plaquetas (LONGO, 2015; KUMAR et al., 2010; FOCHESATTO FILHO; BARROS, 2013; SILVA et al., 2016).

Anemia falciforme

É uma hemoglobinopatia (patologia relacionada à hemoglobina) hereditária, relacionada a uma mutação da cadeia β, originando a hemoglobina falciforme (Hb S), que, quando desoxigenada, muda a forma e se assemelha à uma "foice". Pela modificação do seu formato, perde a felixibilidade para atravessar os capilares sanguíneos e ocasiona, principalmente, hemólise crônica, oclusão de capilares e lesão de tecidos. É caracterizada por eritrócitos em formato de foice (drepanócitos), CHCM elevado e reticulocitose (LONGO, 2015; KUMAR et al., 2010; FOCHESATTO FILHO; BARROS, 2013; SILVA et al., 2016).

Anemia talassêmica

Também é uma hemoglobinopatia hereditária, relacionada a mutações que afetam a síntese das cadeias globínicas α e β e, consequentemente, da hemoglobina adulta (Hb A), manifestando-se como traço talassêmico (minor), intermédia ou maior. Nessa hemoglobinopatia, a hemoglobina têm uma afinidade pelo oxigênio dez vezes maior que a Hb A normal, prejudica a interação heme-heme e libera quantidades insuficientes de oxigênio para os tecidos. Nesse tipo de anemia, são comuns hemácias em formato de alvo (*target cells*), geralmente, com microcitose e hipocromia em diferentes graus (LONGO, 2015; KUMAR et al., 2010; FOCHESATTO FILHO; BARROS, 2013; SILVA et al., 2016).

Anemia hemolítica por DHRN

Um dos principais tipos de anemia hemolítica está relacionado à incompatibilidade sanguínea entre mãe e recém-nascido, denominada doença hemolítica do recém nascido (DHRN), também conhecida como eritroblastose fetal. As complicações de DHRN ocorrem na segunda gestação (devido à presença de anticorpos maternos), em que pode ocorrer anemia hemolítica (com intensa destruição dos eritrócitos fetais) ou até mesmo a morte do bebê durante a gravidez ou após o parto. Também poderão ocorrer lesões no sistema nervoso, acarretando paralisia, deficiência mental ou surdez. O filho, provavelmente, nascerá ictérico devido à bilirrubina excessiva na corrente sanguínea, oriunda da hemólise. No hemograma do recém-nascido, além da redução de hemoglobina, é comum a redução de eritrócitos. São encontrados eritroblastos geralmente (LONGO, 2015; KUMAR et al., 2010; FOCHESATTO FILHO; BARROS, 2013; SILVA et al., 2016).

Anemia por doenças crônicas

É a anemia de maior prevalência depois da ferropênica e está relacionada como efeito colateral da ativação do sistema imunológico de maneira sistêmica (anemia de doenças inflamatórias), com patogênese múltipla. O hemograma não mostra uma anemia severa, o VCM raramente está abaixo de 70 fL, com RDW normal ou pouco aumentado, sendo hiporregerenetativo. Os sintomas incluem dores, febre, emagrecimento e artrite (LONGO, 2015; KUMAR et al., 2010; FOCHESATTO FILHO; BARROS, 2013; SILVA et al., 2016).

Exercícios

1. Na anemia ferropriva (ou ferropênica), as alterações na síntese de hemoglobina são causadas por deficiência nutricional de ferro, deficiência na absorção ou pela perda de sangue progressiva. Conforme apresentado nas classificações das anemias, como a anemia ferropriva é caracterizada hematogicamente?
   a) Microcitose, hipocromasia.
   b) Macrositose, hipocromasia.
   c) Normocitose, hipercromasia.
   d) Macrocitose, hipercromasia.
   e) Normocitose, hipocromasia.

2. A anemia é caracterizada pela redução hemoglobina no sangue, podendo implicar, também, na redução de eritrócitos. Contudo, existem situações em que há redução da concentração dos eritrócitos, mas elas não estão relacionadas à anemia. Qual das situações a seguir se enquadra nessa afirmação?
   a) Desidratação.
   b) Posição ortostática.
   c) Síntese deficiente de eritropoietina.
   d) Doença crônica.
   e) Aplasia medular.

3. Os exames hematológicos avaliam as características das células vermelhas, dos leucócitos e das plaquetas, assim como outros componentes no sangue. Porém, para a identificação morfológica das anemias, quais índices devem ser avaliados?
   a) Contagem de reticulócitos, ferritina, VCM.
   b) RDW, VCM, ferritina.
   c) HCM, RDW, contagem de reticulócitos.
   d) VCM, HCM, Ferritina.
   e) VCM, HCM, CHCM.

4. A fisiopatologia das anemias por diminuição da produção dos eritrócitos está relacionada a defeitos na proliferação e/ou maturação dos precursores dessa célula. Qual das alternativas a seguir representa uma alteração que induz a diminuição na produção de eritrócitos?
   a) Distúrbio hemolítico.
   b) Gestação.
   c) Síntese inapropriada de DNA.
   d) Hipovolemia.
   e) Hiperesplenismo.

5. Em algumas anemias, a capacidade regenerativa da medula para suprir a demanda de eritrócitos está normal, mas a redução da concentração de hemoglobina está presente, induzindo um aumento no número de reticulócitos. Esse quadro clínico é característico de qual tipo de anemia?
   a) Anemia aplásica.
   b) Anemia por doença crônica.
   c) Anemia por perda de sangue.
   d) Anemia sideroblástica.
   e) Anemia por neoplasia infiltrativa.

Referências

DUNCAN, B. B. et al. *Medicina Ambulatorial:* condutas de atenção primária baseadas em evidências. 4. ed. Porto Alegre: Artmed, 2014.

FAILACE, R.; FERNANDES, F. *Hemograma:* manual de interpretação. 6. ed. Porto Alegre: Artmed, 2016.

FOCHESATTO FILHO, L.; BARROS, E. *Medicina Interna na Prática Clínica.* Porto Alegre: Artmed, 2013.

HOFFBRAND, A. V.; MOSS, P. A. H. *Fundamentos em Hematologia de Hoffbrand.* 7. ed. Porto Alegre: Artmed, 2018.

KUMAR, V. et al. *Robbins e Cotran Patologia:* bases patológicas das doenças. 8. ed. Rio de Janeiro: Elsevier, 2010.

LONGO, D. *Hematologia e Oncologia de Harrison.* 2. ed. Porto Alegre: Penso, 2015.

ORGANIZAÇÃO MUNDIAL DA SAÚDE. *O uso clínico do sangue*: na Medicina obstetrícia, pediátrica e neonatologia, cirurgia e anestesia, traumas e queimaduras. Geneva: OMS, 2003. Disponível em: <http://www.who.int/bloodsafety/clinical_use/en/Module_P.pdf>. Acesso em: 9 nov. 2018.

SILVA, P. H. et al. *Hematologia Laboratorial:* teoria e procedimentos. Porto Alegre: Artmed, 2016.

SIMON, C.; EVERITT, H.; DORP, F. *Manual de Clínica Geral de Oxford.* 3. ed. Porto Alegre: Artmed, 2013.

WORLD HEALTH ORGANIZATION. *The global prevalence of anaemia in 2011.* Geneva: WHO, 2015. Disponível em: <http://apps.who.int/iris/bitstream/handle/10665/177094/9789241564960_eng.pdf?sequence=1>. Acesso em: 9 nov. 2018.

Leituras recomendadas

GUALANDRO, S. F. M.; HOJAIJ, N. H. S. L.; JACOB FILHO, W. Deficiência de ferro no idoso. *Revista Brasileira de Hematologia e Hemoterapia*, v. 32, Suppl. 2, p. 57-61. 2010. Disponível em: <http://www.scielo.br/scielo.php?pid=S1516-84842010000800012&script=sci_abstract&tlng=pt>. Acesso em: 9 nov. 2018.

MELLO, M.; ZANCANARO, V.; BELLAVER, E. H. Determinação do perfil anêmico ferroprivo e megaloblástico em gestantes atendidas pelo Serviço Público Materno Infantil de um município do meio oeste catarinense. *Revista Brasileira de Análises Clínicas*, v. 48, n. 4, p. 331-336, 2016. Disponível em: <http://www.rbac.org.br/wp-content/uploads/2017/04/RBAC-vol-48-4-2016-ref.-460..pdf>. Acesso em: 9 nov. 2018.

Eritrograma e alterações eritrocitárias

Objetivos de aprendizagem

Ao final deste texto, você deve apresentar os seguintes aprendizados:

- Explicar os parâmetros que compõem o eritrograma.
- Interpretar os índices hematimétricos.
- Reconhecer as alterações quali e quantitativas dos eritrócitos.

Introdução

Ao longo dos anos, a avaliação dos componentes sanguíneos e a identificação de patologias eritrocitárias evoluíram para sofisticadas análises automatizadas. Essas análises, atualmente, permitem observar diversos parâmetros dos eritrócitos (pelo eritrograma) e índices hematimétricos, utilizados para padronizar a interpretação dos resultados e, em conjunto com a microscopia, auxiliar no direcionamento da conduta clínica.

Neste capítulo, você vai aprender sobre os parâmetros que compõem o eritrograma e suas correlações, o que são índices hematimétricos, quais tipos existem e como interpretá-los. Também vai conhecer as alterações eritrocitárias, as principais diferenças entre elas, como são classificadas e a sua importância na prática clínica.

Parâmetros do eritrograma

A avaliação dos componentes sanguíneos, há muito tempo, tornou-se fundamental para o diagnóstico de patologias e distúrbios. Atualmente, a partir da automatização das análises hematológicas, é possível utilizar pequenos volumes de sangue e analisar vários parâmetros de série branca, vermelha e plaquetas. Os parâmetros fornecem indícios de doenças e anormalidades morfológicas e estão sempre em atualização. Os parâmetros voltados para análise da série vermelha (eritrograma) são o foco desta seção e estão relacionados aos eritrócitos circulantes e ao tecido eritroblastico na medula óssea (FAILACE; FERNANDES, 2016).

A **contagem de eritrócitos** (RBC), primeiro parâmetro do eritrograma, era realizada, inicialmente, ao microscópio, pela câmara de contagem (hemocitômetro), até ser adaptada para contadores de múltiplos canais, ganhando mais exatidão e reprodutibilidade. A contagem ocorre a partir da diluição interna da amostra de sangue, com medida do volume eritrocitário, de forma simultânea e individual de cada eritrócito contado. Os valores normais de contagem de eritrócitos, utilizados como referência para comparação dos achados clínicos, variam conforme sexo e idade pelas diferenças hormonais e pela redução dos estímulos à eritropoiese, relacionados à senescência do indivíduo (FAILACE; FERNANDES, 2016; MAGINI; BENFATTI; SOUZA, 2016).

Em homens adultos, a contagem de referência é 5,3 (milhões/µL) e, em mulheres adultas, é 4,7 (milhões/µL) — a diminuição desse parâmetro se chama eitrocitopenia, enquanto o aumento, eritrocitose. A contagem dos eritrócitos deve ser interpretada no contexto do eritrograma geral, avaliando-se os demais parâmetros, e leucocitose acentuada (aumento de leucócitos), crioaglutinação, plaquetas grandes e microcitose extrema podem induzir a erros analíticos na contagem (FAILACE; FERNANDES, 2016; MAGINI; BENFATTI; SOUZA, 2016).

Outro parâmetro é a **dosagem de hemoglobina** (Hb ou Hgb), realizada pela técnica de espectrofotometria após a conversão de hemoglobina em cianometahemoglobina ou laurilsulfato de hemoglobina. A contagem de eritrócitos e a dosagem de Hb não são necessariamente paralelas, ou seja, quando os eritrócitos são maiores (macrocitose), a Hb tende a ser desproporcionalmente elevada; quando os eritrócitos são menores (microcitose), a Hb tende a ser muito mais baixa. Sua diminuição é representada pela anemia, constituindo o principal parâmetro de regulação homeostática dos eritrócitos (FAILACE; FERNANDES, 2016; SOARES et al., 2012).

Os valores de referência utilizados para Hb variam, principalmente, conforme sexo e idade, sendo, para homens adultos, de 13 a 17 g/dL e, para mulheres adultas, de 12 a 15 g/dL; crianças e gestantes apresentam, de modo geral, o mesmo valor de referência: de 11 a 14 g/dL. Em relação à etnia, algumas hemoglobinopatias (patologias relacionadas à síntese e à estrutura da hemoglobina) e anemias carenciais podem ser mais comuns em negros; são utilizados, como valores normais de referência, para homens adultos, de 13,9 a 16,3 g/dL, e, para mulheres adultas, de 11,5 a 14,3 g/dL. De acordo com Failace e Fernandes, (2016) esses valores de referência podem apresentar uma diferença de 1,65 para mais ou para menos, considerado o desvio padrão (FAILACE; FERNANDES, 2016; SOARES et al., 2012).

> **Saiba mais**
>
> Em relação à variação dos valores de hemoglobina, existem evidências de que tabagistas podem apresentar uma dosagem maior de Hb do que não tabagistas. Isso ocorre devido à maior concentração de hemoglobina no sangue, gerando aumentos de 0,5 a 2,2 g/100 mL no resultado.

O terceiro parâmetro da série vermelha é o **hematócrito** (Ht), também denominado volume globular médio, e está associado a uma porcentagem de massa dos eritrócitos em relação ao volume original do sangue; por isso, reflete a concentração de eritrócitos, e não a massa eritrocitária total no sangue. É o índice utilizado para avaliar alterações volêmicas, pois se correlaciona melhor com a viscosidade do sangue do que a contagem de eritrócitos (HOFFBRAND; MOSS, 2018; FAILACE; FERNANDES, 2016; MAGINI; BENFATTI; SOUZA, 2016)

Os valores de referência para Ht variam conforme o sexo, sendo de 40 a 54% para homens e de 37 a 47% para mulheres (variações em torno desse número são possíveis devido à especificidade e a características populacionais). O Ht tende a variar paralelamente em relação à dosagem de Hb, exceto nas anemias por defeito duradouro na síntese de Hb, em que a dosagem de Hb está mais baixa que o Ht. Os parâmetros do eritrograma e os valores de referência podem ser observados no Quadro 1.

Quadro 1. Parâmetros do eritrograma e valor médio de referência (± desvio padrão) em adultos conforme sexo

Parâmetros do eritrograma	Homens adultos	Mulheres adultas	Unidade
Contagem de eritrócitos	5,3 ± 0,6	4,7 ± 0,6	M/µL
Dosagem de hemoglobina	15,3 ± 1,6	13,6 ± 1,4	g/dL
Hematócrito	47 ± 7,0	42,0 ± 6,0	%

Fonte: Adaptado de Failace e Fernandes (2016).

Correlacionando parâmetros

Os parâmetros de contagem de eritrócitos, dosagem de hemoglobina e hematócrito podem, em algumas situações, não refletir os valores e quantidades totais dos componentes eritroides no sistema vascular do paciente, embora tecnicamente exatos, uma vez que as análises ocorrem a partir de uma amostra de sangue. Essas situações, relacionadas à volemia e aos mecanismos homeostáticos, são apresentadas a seguir:

- **Aumento isolado do volume plasmático do indivíduo**, provando uma diluição dos componentes hematológicos (hemodiluição) e levando a uma falsa interpretação de diminuição da massa eritróide ou hemoglobínica. Isso pode ocorrer em casos fisiológicos, como, por exemplo, na gestação, em atletas em exercício intenso, em infusão intravenosa de líquidos oncoticamente ativos (quimioterápicos) e na retenção de líquidos por insuficiência cardíaca/renal.
- **Diminuição isolada do volume plasmático do indivíduo**, provocando uma concentração dos componentes hematológicos (hemoconcentração) e levando a uma falsa interpretação de aumento da massa eritróide ou hemoglobinica ou, ainda, mascarando uma redução verdadeira desses parâmetros. É comum em desidratação, independentemente da causa, em edema de membros inferiores e em obesos.
- **Diminuição não compensada do volume total de sangue**, provocando redução no número de eritrócitos, hemoglobina e também plasma (não menos importante), pois leva a uma interpretação de eritrograma inalterado devido à não restauração do volume plasmático e, consequentemente, sem hemodiluição. Isso ocorre comumente nas primeiras horas da hemorragia e nos recém-nascidos pelo desequilíbrio homeostático.

Índices hematimétricos

Os índices hematimétricos ou eritrocíticos são parâmetros de avaliação dos eritrócitos no que diz respeito ao tamanho celular e à distribuição da hemoglobina; por isso, são importantes e servem especialmente para a classificação das patologias eritrocitárias. São índices hematimétricos o volume corpuscular médio (VCM), o *red cell distribution width* (RDW), a hemoglobina corpuscular média (HCM) e a concentração de hemoglobina corpuscular média (CHCM) (HOFFBRAND; MOSS, 2018; FAILACE; FERNANDES, 2016; SOARES et al., 2012).

O VCM é a relação entre o volume do hematócrito e a contagem de eritrócitos, ou seja, avalia a média do volume dos eritrócitos, e o seu resultado pode indicar tamanho celular normal (chamadas normocíticas), diminuído (microcíticas) ou aumentado (macrocíticas). Segundo Grotto (2009), o VCM ainda é o mais utilizado para avaliação das anemias associadas a alterações morfológicas das hemácias (HOFFBRAND; MOSS, 2018; FAILACE; FERNANDES, 2016; SOARES et al., 2012).

O diâmetro, a espessura média e o volume (VCM) dos eritrócitos são iguais em homens e mulheres adultas, porém, na infância, existe variabilidade de valores. Valores de referência na normocitose em adultos são de 80 a 98,0 fL, e crianças até a puberdade possuem limites mais amplos de referência, sendo idade-dependentes. Quando o VCM em adultos estiver maior que 98 fL, considera-se macrocitose dos eritrócitos; inferior a 80 fL, define-se microcitose dos eritrócitos (HOFFBRAND; MOSS, 2018; FAILACE; FERNANDES, 2016; MAGINI; BENFATTI; SOUZA, 2016).

A média de distribuição dos valores de tamanho dos eritrócitos pode gerar uma curva de frequência, denominada histograma, com seu coeficiente de variação, o RDW. Esse índice mede a heterogeneidade volumétrica, ou seja, a dispersão dos valores. A curva do histograma apresenta um eixo central (média); quando está centralizada sobre esse eixo, tem-se normocitose, porém, quando se situa deslocada para a direita, define-se macrocitose, e, quando deslocada à esquerda, define-se microcitose (FAILACE; FERNANDES, 2016; MAGINI; BENFATTI; SOUZA, 2016)

Além disso, quando analisamos a base da curva, podemos verificar a amplitude da distribuição dos dados. Curvas com base mais ampla do que a usual indicam maior variabilidade dos valores de volume dos eritrócitos em torno da média. Essa variação da amplitude é expressa pelo coeficiente de variação RDW, que é considerado normal entre 11,5 a 14,5. Quando acima dos valores normais de referência, indicando excessiva heterogeneidade volumétrica dos eritrócitos, caracteriza anisocitose, uma condição patológica (Figura 1).

Figura 1. Histograma do volume eritrocitário, indicando coeficiente de variação (RDW). a) Desvio da curva à esquerda (microcitose) e à direita (macrocitose). b) Amplitude da curva normal e aumentada (anisocitose).
Fonte: Adaptada de Failace e Fernandes (2015).

Você deve ter em mente que um RDW não elevado não indica ausência de patologia, pois, por exemplo, na β talassemia maior, há um microcitose homogenia com baixo RDW (isocitica). Além disso, nos casos de pacientes que iniciaram tratamento para eritropenia, pode haver a presença de duas curvas no histograma representando duas populações de eritrócitos (normal e alterada).

Outro índice é o HCM, que se refere à quantidade de hemoglobina em termos de peso que cada um dos eritrócitos carrega. O HCM correlaciona-se com o VCM, uma vez que a quantidade de hemoblogina também depende do volume eritrocitário, em que eritrócitos grandes têm maior quantidade de Hb e eritrócitos pequenos têm menor quantidade de Hb. Para valores de referência, considera-se normal HCM entre 24 e 33 pg.

Em relação à coloração do eritrócito, destacamos o CHCM, calculado por meio da relação entre a hemoglobina obtida em gramas e o volume globular — refere-se à avaliação da hemoglobina encontrada em 100 mL de eritrócitos. O CHCM indica o grau de saturação de hemoglobina encontrada nos eritrócitos e, quando essa saturação é normal, o resultado são hemácias normocrômicas; quando está diminuída, hemácias hipocrômicas; e, quando está elevada, hemácias hipercrômicas.

Os valores de referência de CHCM para adultos são de 31,0 a 36,0 (g/dL ou %), independentemente do sexo. O aumento de CHCM (entre 36 e 39%) pode estar relacionado a esferocitose, coma hiperosmolar, desidratação dos eritrócitos e, às vezes, a hemoglobinopatias. Contudo, fora esses casos, o CHCM acima de 36% deve ser reavaliado, pois o limite de saturação média dos eritrócitos é 36%, ou seja, em média até 36% do interior dos eritrócitos é ocupado por Hb.

Índices e novos parâmetros

Com a evolução das técnicas hematológicas e dos analisadores hematológicos automáticos, o número de novos parâmetros disponíveis tem aumentado. Esses novos parâmetros apresentam grande potencial para utilização na prática clínica, e os principais apresentados são a seguir:

- **Contagem de reticulócitos**: os reticulócitos são eritrócitos imaturos sem núcleo, assim denominados por causa da malha reticular de RNA ribossômico, que se torna visível à microscopia quando corada com azul de cresil. Uma pessoa normal, independentemente do sexo, apresenta de 0,5 a 1,8% de reticulócitos circulantes, indicando uma atividade normal da eritropoiese. Porém, a contagem de eritrócitos é interpretada em valores absolutos, isto é, multiplica-se o valor obtido em percentagem na contagem de reticulócitos pelo número de hemácias total do paciente. O valor absoluto de referência para a contagem de reticulócitos é de aproximadamente 65.000 µL — quando elevado, indica reticulocitose; quando diminuído, reticulocitopenia.
- **Fração de reticulócitos imaturos (IRF)**: esse parâmetro foi introduzido para indicar a quantidade de reticulócitos presentes em determinada amostra, mas em fases celulares mais imaturas, com conteúdo de RNA mais elevado. O valor médio de referência para IRF é 0,240 (intervalo de 0,140 e 0,340). Pode ser útil no monitoramento do tratamento, uma vez que o aumento de IRF precede o aumento da contagem de reticulócitos.
- **Índices de reticulócitos**: atualmente, alguns índices dos reticulócitos podem ser avaliados em relação ao tamanho e ao conteúdo da hemoglobina, análogo aos índices dos eritrocitários. Entre eles, destaca-se,

do ponto de vista clínico, o CHr (conteúdo de Hb nos reticulócitos) e o VCMr (volume corpuscular médio dos reticulócitos, ou MRV — volume médio dos reticulócitos), úteis na avaliação da anemias por deficiência de ferro, avaliação do abuso de eritropoietina em atletas de alto rendimento, bem como na resposta eritropoiética após o transplante de medula óssea e na necessidade de ferro intravenoso em pacientes com doenças crônicas.

Fique atento

A microscopia dos eritrócitos ainda persiste como uma análise necessária do eritrograma, acrescentando observações morfológicas das células (diâmetro, forma e coloração), principalmente nos casos indicados para triagem. A confirmação visual das alterações numéricas deve ser comparada com idade, sexo, etnia do paciente e histórico clínico. Em caso de discordância com os resultados prévios, deve ser realizada nova contagem e é preciso conferir os dados do paciente.

Alterações eritrocitárias

As alterações eritrocitárias podem ser classificadas em quantitativas e qualitativas. Como a função do eritrócito é exercida essencialmente pela hemoglobina, sua patologia é, principalmente, **quantitativa** (FAILACE; FERNANDES, 2016).

Por isso, a insuficiência funcional do eritrócito é definida pela diminuição da concentração de hemoglobina, denominada **anemia**, acompanhada, em alguns casos, da diminuição da contagem de eritrócitos (eritrocitopenia). Raramente, pode ocorrer insuficiência funcional do eritrócito sem redução de hemoglobina, como na intoxicação por monóxido de carbono e após a transfusão de sangue pós-hemorragia, permanecendo primordial a dosagem de hemoglobina (FAILACE; FERNANDES, 2016).

O aumento da massa eritróide/hemoglobina, denominado **poliglobulia** (ou policitemia), ocorre, geralmente, por aumento da eritropoiese, mediada pela produção excessiva de eritropoietina. Conforme a causa, as poliglobulias são classificadas em relativas e absolutas (secundária, genética e doença medular primária). O aumento da massa eritróide/hemoglobínica pode resultar de uma diminuição do volume plasmático, de forma aguda (como na síndrome de choque) ou crônica (como na desidratação, mas muitos casos não têm uma causa aparente), levando a uma hemoconcentração, caracterizando uma poliglobulia relativa ou pseudopoliglobulia. Considera-se poliglobulia verdadeira ou absoluta os casos em que o aumento da massa eritrocitária não está relacionado à alteração na volemia, podendo ser primária ou secundária (FAILACE; FERNANDES, 2016; BAIN, 2016).

Na poliglobulia primária, há um distúrbio intrínseco da medula óssea, herdado ou adquirido, em que a concentração de eritropoietina está diminuída. São exemplos de poliglobulia primária: congênita familiar, Chuvash e policitemia vera (neoplasia mieloproliferativa crônica). No caso da poliglobulia secundária, ocorre o inverso: há aumento da concentração de eritropoietina, como resposta fisiológica à hipóxia ou como resultado da secreção anormal de eritropoietina por um rim patológico ou por um câncer (SOARES et al., 2012; BAIN, 2016).

As manifestações clínicas mais comuns de poliglobulia são o aumento da pressão sanguínea (hipertensão), desconforto ao respirar (dispneia), dores de cabeça (cefaleia), perda total ou parcial de áreas da visão (escotomas), vermelhidão facial (rubor), cansaço, tontura e sudorese. Nos casos de hipóxia, pode haver baqueteamento digital, ou seja, o aumento das falanges dos dedos e das unhas, e, nos casos de câncer, pode haver grandes massas tumorais pelo estímulo excessivo dos fatores de crescimento, pela dilatação das veias da retina e por hemorragia (BAIN, 2016).

Nas patologias eritrocitárias, além das alterações quantitativas (anemia e poliglobulia), as células vermelhas tendem a apresentar alterações **qualitativas** relacionadas à sua morfologia (tamanho, forma e coloração). Como vimos anteriormente, pode ocorrer **microcitose, macrocitose, anisocitose, hipocromasia** e **hipercromasia**, assim como **policromatocitose, anisocromia, pecilocitose** e **inclusões eritroctiárias** — as quais veremos a seguir (Figura 2).

Normal
• Tamanho uniforme
• Formato regular
• Cor normal (normocrômica, centro levemente pálido)

Macrocítica
• Células maiores
• Cor normal (normocrômica, mas centros pálidos ausentes em células grandes)
• Pecilocitose[1]
• Anisocitose[2]
• Ocasionalmente corpúsculo de Howell-Jolly (debris nucleares)

Microcítica hipocrômica
• Tamanho menor
• Cor diminuída (hipocrômica)
• Anisocitose[2]
• Pecilocitose[1]

Normocítica normocrômica
• Hemácias individuais normais, mas em número menor

Anemia hemolítica
Varia com a causa, mas geralmente:
• ↑Reticulócitos
• Anisocitose[2]
• Pecilocitose[1]

Figura 2. Aspecto morfológico eritrocitário e alterações qualitativas — exemplos de anemias.
Fonte: Adaptada de Hammer (2016).

A policromatocitose (ou policromasia, policromatofilia) é considerada um dos achados mais importantes na microscopia do sangue anêmico. Não é notada pela automação e é fundamental para a interpretação. Essa alteração qualitativa é caracterizada por eritrócitos róseo-azulados devido à captação simultânea de eosina (pela hemoglobina) e corantes básicos (pelo RNA ribossômico residual). Indica hiper-regeneração eritróide, em que há/houve hipóxia, induzindo o aumento da síntese de eritropoietina — e a medula responde a seu estímulo com o aumento da eritropoiese. Está presente, também, após o 4º dia da regeneração pós-hemorrágica, sempre nas anemias hemolíticas, após alguns dias do tratamento de reposição para anemias carenciais, e na regeneração da medula, após tratamento oncológico. Havendo policromatocitose, essa deve ser semiquantificada de 1+ a 4+, sendo anotada a observação do tamanho dos eritrócitos (macrocíticos, microciticos) (Figura 3).

Figura 3. Microscopia de uma paciente com anemia falciforme, mostrando eritrócitos maiores que os demais (macrócitos) policromáticos (coloração róseo-azulada), sendo (A) reticulócitos e (B) eritroblastos.
Fonte: Adaptada de Bain (2016).

Os casos em que há variabilidade excessiva na intensidade da coloração dos eritrócitos (pela hemoglobina) — com eritrócitos hipocrômicos e hipercrômicos ao mesmo tempo — são denominados anisocromia (ou anisocromasia). Na microscopia, pode ser uma expressão visual do RDW como uma disparidade real da concentração de hemoglobina (medida, em alguns instrumentos automatizados, como HDW). Pode indicar uma situação de mudança, como durante a progressão de anemia ferropriva ou por doença crônica, ou uma resposta ao tratamento. Quando há duas populações distintas de eritrócitos que diferem quanto ao tamanho, formato ou conteúdo de Hb, geralmente homocrômicas e microcíticas e outras normocrômicas (normocíticas e macro ou microcíticas), define-se dimorfismo (FAILACE; FERNANDES, 2016; BAIN, 2016).

A pecilocitose é caracterizada por um número exagerado de eritrócitos de formato anormal. Cada formato anormal tem uma descrição específica (Figura 4), geralmente com um significado diagnostico, sendo eles:

- **Esferócitos:** eritrócitos com biconcavidade reduzida, com diâmetro reduzido, originando-se de defeitos genéticos na membrana eritrocitária que desestabilizam o citoesqueleto, perdem porções da membrana e hemolisam prematuramente. Nos casos das anemias hemolíticas autoimunes, os anticorpos agridem a membrana, causando uma esferocitose adquirida pré-hemolítica.

- **Eliptócitos ou ovalócitos:** eritrócitos elípticos e ovais ocorrem devido à ampla variedade de defeitos genéticos que afetam as proteínas do citoesqueleto. Geralmente, apresentam sobrevida normal sem anemia, mas um pequeno número de eliptócitos pode ser visualizado nas anemias microcíticas, megaloblásticas e mieloproliferativas.
- **Estomatócitos:** eritrócitos com espículas distribuídas na membrana eritrocitária pela difusão de substâncias alcalinas do vidro, na conservação do sangue em bolsas de plástico da hemoterapia, na uremia, após transfusão sanguínea ou em hipotireoidismo.
- **Acantócitos:** eritrócitos densos, contraídos, esferoides, com espículas irregulares (tipo baqueta de tambor) que ocorrem na hipofunção esplênica ou pós-esplênica, comuns nas hepatopatias avançadas, na rara doença de abetalipoproteína congênita e nos recém-nascidos com deficiência de tocoferol.
- **Leptócitos:** eritrócitos delgados, com excesso de membrana citoplasmática, que, na circulação, tomam aspecto de "sino" e, na lâmina, após distensão do sangue, têm aspecto de "células em alvo" (*target cells*). São comuns nas hemoglobinopatias e quando há alterações na composição lipídica do plasma devido à contínua troca com a membrana eritrocitária.
- **Dacriócitos:** eritrócitos em forma de "gota" (ou lágrima); geralmente, deformam-se no baço, pelo estiramento excessivo, durante a remoção das inclusões anormais. São observados nas mielofribroses e, às vezes, na anemia ferropriva e megaloblástica.
- **Drepanócitos:** eritrócitos com pelo menos uma ponta afilada, em forma de "foice ou barco", caracterizando síndromes falcêmicas. O teste de afoiçamento, para observar se há a formação de drepanócitos em foice após consumo de oxigênio, é feito selando uma gota de sangue entre lâmina e lamínula, conservado por até 48 horas em câmara hermética. Se positivo, deve ser feito teste de cromatografia líquida ou eletroforese para quantificar e classificar a síndrome falcêmica.

Eritrograma e alterações eritrocitárias 129

Figura 4. Microscopias eletrônicas de alta resolução de células vermelhas com (a) esferócitos, (b) equinócitos, (c) eliptócitos, (d) estomatócitos, (e) acantócitos, e óptica de distensão sanguínea com (f) leptócitos, (g) dacriócitos e (h) drepanócitos — eritrócitos falciformes.
Fonte: Adaptada de Failace e Fernandes (2015).

Outra alteração observada nos eritrócitos são as inclusões citoplasmáticas, observadas pela coloração de rotina ou por colorações especificais. São elas: corpos de Howell-Jolly (cromossomos renascentes de mitoses, sugerido asplenia), pontilhado basofílico (pontilhado citoplasmático pela precipitação de ribossomos encontrado na β-talassemia minor, em intoxicação por chumbo e na anemia hemolítica por deficiência genética), corpos de Heinz (corpúsculos de Hb desnaturada, geralmente retirados pelo baço, exceto em esplenectomizados, nas variantes instáveis de Hb, em crises hemolíticas e pela ação de oxidantes), siderossomos (eritrócitos contendo grânulos de ferro dispersos na periferia, comuns nas síndromes mielodisplasicas), anéis de Cabot (restos de fuso mitótico, vistos em anemias perniciosas e nas síndromes mielodisplasicas) e Cristais (como cristais trapezoides e cristais de porfirina, vistos em algumas hemoglobinopatias e na protoporfirina eritropoetica) (FAILACE; FERNANDES, 2016; BAIN, 2016).

Saiba mais

Em algumas doenças, como a doença de Lyme, a helmintíase e a doença de Chagas, também é possível observar hematozoários, ou seja, agentes infecciosos que vivem parte do seu ciclo no sangue (intracelular ou extracelular). Podem ser vistos em microscopia ou, por causarem hemólise severa, são diagnosticados no hemograma. Em alguns casos, são necessários testes complementares, como ELISA e reação em cadeia da polimerase (por exemplo, doença de Lyme).

As alterações qualitativas são muito importantes no diagnóstico final, apresentando correlação direta com a análise quantitativa.

Exercícios

1. As alterações eritrocitárias englobam diversas causas/etiologias, envolvendo desde a síntese de novas células na medula até alterações pós-hemorrágicas. Nesse contexto, qual das alternativas a seguir está relacionada com uma alteração quantitativa exclusivamente por aumento de eritropoietina e da massa eritróide/hemoglobinica?
   a) Anemia aplástica.
   b) Hipóxia.
   c) Hemoglobinopatias.
   d) Anemia carencial.
   e) Policitemia vera.

2. Os parâmetros eritrocitários são utilizados como forma de direcionar a interpretação dos achados clínicos. Na avaliação das alterações eritrocitárias, qual dos parâmetros eritrocitários a seguir é fundamental na identificação das anemias?
   a) Contagem de drepanócitos.
   b) Hematócrito.
   c) Coeficiente de variação RDW.
   d) Contagem de eritrócitos.
   e) Dosagem de hemoglobina.

3. Em relação às alterações qualitativas observadas em microscopia após distensão sanguínea, qual das alternativas a seguir caracteriza "eritrócitos densos, contraídos, esferoides, com espiculas irregulares comuns na hipofunção esplênica"?
   a) Normócitos.
   b) Drepanócitos.
   c) Macrócitos.
   d) Acantócitos.
   e) Eliptócitos.

4. A partir da análise morfológica (tamanho, forma e coloração), é possível descrever células que, em algumas situações, são consideradas patognômicas, ou seja, chaves no diagnóstico de alterações eritrocitárias. No caso da pecilocitose, os drepanócitos são característicos de:
   a) β-talassemia minor.
   b) anemia ferropriva.
   c) anemia falciforme.
   d) intoxicação por chumbo.
   e) aslpênia.

5. Os índices hematimétricos são amplamente utilizados na prática clínica para diferenciação de anemias e poliglobulia. São parâmetros de avaliação dos eritrócitos _____ e _____, sendo eles VCM, HCM, CHCM e RDW. A partir dessa descrição, qual alternativa completa corretamente os espaços indicados?
   a) forma celular; o tamanho celular.
   b) distribuição da hemoglobina; forma celular.
   c) tamanho celular; distribuição da hemoglobina.
   d) contagem celular; forma celular.
   e) distribuição da hemoglobina; contagem celular.

Referências

BAIN, B. J. *Células sanguíneas*: um guia prático. 5. ed. Porto Alegre: Artmed, 2017.

FAILACE, R.; FERNANDES, F. *Hemograma*: manual de interpretação. 6. ed. Porto Alegre: Artmed, 2016.

HAMMER, G. D.; MCPHEE, S. J. *Fisiopatologia da doença*: uma introdução à medicina clínica. Porto Alegre: Penso, 2016.

HOFFBRAND, A. V.; MOSS, P. A. H. *Fundamentos em hematologia de Hoffbrand*. 7. ed. Porto Alegre: Artmed, 2018.

MAGINI, R. S.; BENFATTI, C. A. M.; SOUZA, J. C. M. *Noções de implantodontia cirúrgica*. São Paulo: Artes Médicas, 2016.

SOARES, J. L. M. F. et al. *Métodos diagnósticos*. 2. ed. Porto Alegre: Artmed, 2012.

Leitura recomendada

SILVA, P. H. et al. *Hematologia laboratorial*: teoria e procedimentos. Porto Alegre: Artmed, 2016.

Anemias não hemolíticas

Objetivos de aprendizagem

Ao final deste texto, você deve apresentar os seguintes aprendizados:

- Caracterizar as anemias não hemolíticas.
- Reconhecer as anemias carenciais: ferropriva, megaloblástica e suas características laboratoriais.
- Identificar as anemias aplásicas, hemorrágicas e por doenças crônicas e suas características laboratoriais.

Introdução

Anemias não hemolíticas são anemias que apresentam, em sua fisiopatologia, a ausência de hemólise e diminuição da eritropoiese. Esse tipo de anemia apresenta elevada prevalência no mundo, sendo, em alguns casos, utilizado como indicador de saúde. Diversas causas estão relacionadas às anemias não hemolíticas, como a falta de nutrientes essenciais, processos inflamatórios crônicos, perda sanguínea e redução da função medular. Nesse contexto, a diferenciação das anemias não hemolíticas é essencial na definição de uma conduta clínica efetiva.

Neste capítulo, você vai conhecer as principais características das anemias não hemolíticas, seus tipos, manifestações clínicas e etiopatologia. Além disso, vai aprender a diferenciá-las em anemia ferropriva, anemia megaloblástica, anemia por doença crônica, anemia aplásica e anemia hemorrágica, correlacionando os principais achados laboratoriais.

Caracterização das anemias não hemolíticas

A classificação fisiológica das anemias baseia-se na capacidade regenerativa da medula óssea e também pode levar em consideração os aspectos hemolíticos da anemia, sendo hemolítica (quando há atividade da medula óssea — regenerativa) ou não hemolítica (sem atividade da medula óssea — arregenerativa ou hipoproliferativa).

No caso das anemias não hemolíticas, foco deste capítulo, diversas causas (intrínsecas ou extrínsecas) levam a uma diminuição da eritropoiese (Quadro 1). As anemias mais comuns e importantes desse grupo estão associadas à redução da produção de eritrócitos por deficiências nutricionais, ditas anemias carenciais. Essas são seguidas pelas anemias originadas após inflamação renal e inflamações crônicas, relacionadas à falta ou à diminuição de estímulo, pela eritropoietina, à eritropoiese. Não menos importantes, mas menos comuns, são a anemia aplásica, as neoplasias hematopoiéticas primárias e os distúrbios infiltrativos da medula óssea, relacionados à substituição tecidual da medula até a destruição da mesma. Também podemos inserir nesse grupo as anemias por perda sanguínea ou hemorrágica, que podem ser agudas ou crônicas.

Quadro 1. Anemias não hemolíticas: etiologia

Produção inadequada de eritrócitos

- Deficiência de nutrientes essenciais: ferro, ácido fólico, vitamina B12
- Deficiência de eritroblastos
    - Aplasias globais mieloides
        - Associadas a agentes químicos ou físicos
        - Anemia aplástica adquirida
        - Aplasias e hipoplasias hereditárias
    - Eritroblastopenia isolada (aplasia pura de série vermelha)
        - Associada ao timoma
        - Associada a agentes químicos
        - Imune
    - Substituição de medula óssea (infiltração)
        - Leucemia, linfomas
        - Mieloma múltiplo
        - Mielofibrose
        - Carcinomas, sarcomas
    - Anormalidades endócrinas
        - Hipotireoidismo
        - Insuficiência adrenal (Addison)
        - Hipopituitarismo
    - Outras causas
        - Insuficiências renal crônica
        - Doenças inflamatórias crônicas
        - Neoplasias (em especial, em fase avançada ou metastástica)
        - Infecções (como tuberculose, blastomicose e calazar)
        - Cirrose hepática

Fonte: Adaptado de Zago, Falcão e Pasquini (2005).

No contexto epidemiológico, as anemias não hemolíticas carenciais, apesar de serem as mais comuns no mundo, apresentam variabilidade na proporção de casos entre grupos populacionais e em diferentes áreas, de acordo com as condições locais. No estudo de Borges e Weffort (2011), os autores relacionam a transição nutricional no Brasil com o rápido declínio da prevalência de desnutrição em crianças, e o crescimento acelerado da prevalência de sobrepeso/obesidade em adultos em concomitância coma prevalência elevada das anemias: entre 40 e 50% em menores de cinco anos e 30 e 40% em gestantes, sem grandes diferenciações geográficas. Em idosos, o déficit nutricional é responsável por 34% dos casos de anemia, enquanto as anemias por doença crônica são identificadas em 32% dos casos (FAILACE; FERNANDES, 2016).

Nesse contexto, a OMS utiliza as taxas de anemia como um indicador de má nutrição e saúde. Em aspectos globais, o efeito mais dramático da anemia para a saúde é o aumento do risco de mortalidade materna e infantil. Porém, você deve ter em mente que outros tipos de anemia, apesar de menos frequentes, também são importantes e devem ser investigados e tratados (WORLD..., 2015).

Devido à diversidade de causas dentro do próprio grupo de anemias não hemolíticas, alguns pontos do histórico do paciente devem ser avaliados, como idade, sexo, etnia, antecedentes neonatais, dieta nutricional, uso de medicamentos, infecções, quadro de diarreia e perda de peso. A sintomatologia pode ser inespecífica, como fraqueza, tontura, palidez, aumento da pressão arterial, insuficiência cardíaca, taquicardia e dispneia ou, ainda, escotomas, ausência de fluxo menstrual (amenorreia) e retardo de crescimento. Em algumas anemias, é possível observar pequenas hemorragias na pele (petéquias), hematomas (equimoses), hemorragia nasal (epistaxe), hemorragia nas gengivas (gengivorragia) e hemorragia uterina em intervalos irregulares (metrorragia).

Em relação aos aspectos hematológicos, de acordo com Zago, Falcão e Pasquini (2014), nas anemias por produção medular insuficiente, a porcentagem de reticulócitos está diminuída ou normal. Mesmo quando a porcentagem de reticulócitos está levemente elevada (2 a 5%), o número absoluto de reticulócitos está baixo. A menor produção de eritrócitos pode ser resultante de um distúrbio da diferenciação eritroide, da proliferação dos eritroblastos na medula óssea ou de sua maturação. No caso da perda sanguínea, conforme a taxa de hemorragia e o tipo de sangramento, a contagem de reticulócitos pode estar aumentada.

No caso dos índices hematimétricos, o VCM pode estar reduzido (< 80 fL), como na anemia ferropriva, indicando microcitose, normal (80–98 fL), como nas anemias hemolíticas ditas normocíticas, ou ainda aumentado (> 98 fL), como nas anemias megaloblásticas com macrocitose, sendo o HCM geralmente paralelo ao VCM. Também é possível observar uma variação no CHCM conforme o tipo de anemia não hemolítica, sendo reduzido nas anemias por deficiência de ferro e por doença crônica (hipocrômicas) e normal, por exemplo, na anemia por perda sanguínea (normocrômica). Qualitativamente, na microscopia podem ser observados eritrócitos anormais, como células microcíticas, dacriócitos, eliptócitos ou ovalócitos, conforme o tipo de anemia não hemolítica.

Saiba mais

No diagnóstico clínico, muitas vezes, alterações no hemograma/eritrograma sugerem a necessidade de outros exames complementares e confirmatórios. Esses exames podem ser bioquímicos, como dosagem de ferro sérico, análise submicroscópica, como a citometria em fluxo, análises moleculares, para análise de mutações no DNA, ou, ainda, exames da medula óssea para análise dos precursores celulares.

A seguir, você aprenderá mais especificamente sobre as anemias não hemolíticas, apresentadas como carenciais (ferropriva e megaloblástica), e as anemias aplásica, hemorrágica e por doença crônica.

Anemias carenciais: ferropriva e megaloblástica

Os eritrócitos têm como principal função o transporte de oxigênio e, para isso, utilizam uma proteína específica, a hemoglobina, sintetizada no eritroblasto, o precursor do eritrócito. Para que essa síntese ocorra, vários elementos são essenciais, como o ferro, a vitamina B12 e o ácido fólico. Outras vitaminas também são importantes na eritropoiese, como as vitaminas A, C, E, B2 e B6, por levarem a anemia ou por interferirem no metabolismo do ferro. A falta persistente, relativa ou absoluta de um desses nutrientes essenciais pode levar às anemias carenciais, definidas como um estado patológico.

As anemias carenciais podem ocorrer em qualquer idade, sendo mais frequentes nas crianças pelo aumento da demanda de células corroborando o processo de crescimento nessa fase. Nos recém-nascidos, o aleitamento materno inadequado é a principal causa de anemia, seja por má alimentação materna ou falta de aleitamento adequado. Na fase pré-escolar (1 a 6 anos), além da dieta inadequada, a verminose representa outra causa comum. Em relação ao sexo, a incidência de anemias carenciais em mulheres adultas é maior do que em homens adultos, sendo as causas mais comuns a intensificação menstrual e a gravidez, principalmente por gestações consecutivas (WORLD..., 2015).

Anemia ferropriva

A anemia ferropriva (anemia ferropênica ou deficiência de ferro) é a causa mais comum de anemia carencial no mundo e uma das doenças mais frequentes na prática médica. Apresenta extensa distribuição geográfica nos países em desenvolvimento devido à insuficiência de aporte dietético de ferro e à presença de parasitoses intestinais. A deficiência de ferro ocorre em até 11% das mulheres entre 20 e 49 anos e em 2–4% dos homens com mais de 50 anos, estando presente em 1–2% dos homens adultos. Entretanto, não existe faixa etária de maior prevalência dessa patologia, que pode ser encontrada em qualquer idade, com causas variáveis (LIU; KAFFES, 2011).

Esse tipo de anemia apresenta grande importância clínica, pois o ferro é um mineral essencial ao organismo humano, atuando como mediador enzimático na troca de elétrons (citocromo, peroxidases, catalases e ribonucleotídeo-redutase) e carreador de oxigênio (mioglobina e hemoglobina). Na hemoglobina, é o componente central da molécula heme e o responsável direto pelo carreamento de oxigênio até os tecidos (FOCHESATTO FILHO; BARROS,, 2013).

Em adultos, as causas mais comuns são falta de ingestão, déficit de absorção, perdas sanguíneas ou aumento rápido da demanda (como no crescimento rápido dos adolescentes e na gestação) — raramente pode ocorrer a anemia ferropênica hereditária resultante da mutação no gene TMPRSS6. O desenvolvimento da deficiência de ferro e a velocidade com que ela se instala dependem da reserva de ferro no organismo, bem como da oferta de ferro aos eritroblastos em proliferação, que podem levar a menor síntese do heme e, consequentemente, redução na produção de hemoglobina e de eritrócitos (FOCHESATTO FILHO; BARROS, 2013) (Quadro 2).

Quadro 2. Etiopatologia da anemia ferropriva

Causas de deficiência de ferro
■ Perda crônica de sangue (trato gastrintestinal e geniturinário, hemodiálise, doação de sangue, parasitose) ■ Perda aguda de sangue (trauma, hematêmese, melena, hemoptise, menorragia) ■ Ingestão deficiente (p. ex., vegetarianismo) ■ Aumento da demanda (gestação, lactação) ■ Má absorção (gastrectomia, doença celíaca, gastrite atrófica, *bypass* gástrico) ■ Hemólise intravascular (hemoglobinúria)

Fonte: Adaptado de Fochesatto Filho e Barros (2013).

Saiba mais

O ferro, no organismo, estruturalmente, não se encontra na forma livre, estando sempre ligado a outras moléculas. No processo de reutilização, ocorre uma movimentação do ferro por diferentes locais, como nos eritrócitos (junto à hemoglobina), nos compartimentos de reserva (ferritina e hemossiderina) e no compartimento de transporte (transferrina). Nesse processo, três proteínas são fundamentais, a transferrina, o receptor de transferrina e a ferritina. A análise laboratorial desses componentes, seja na hematologia ou na bioquímica, facilita o diagnóstico da anemia ferropriva e a diferenciação das anemias por doença crônica e hemoglobinopatias.

À medida que a condição clínica evolui, passa a mostrar sinais e sintomas gerais das anemias e, posteriormente, sinais mais específicos, como glossite indolor, estomatite angular, unhas frágeis, estriadas ou em colher (coiloniquia) e perversão do apetite (pica). A causa das alterações epiteliais está relacionada à diminuição de ferro nas enzimas que o contêm. Em crianças, a deficiência de ferro tende a causar irritabilidade, má função cognitiva e diminuição do desenvolvimento psicomotor, enquanto em adultos pode gerar redução da produtividade no trabalho, problemas comportamentais, cognitivos e de aprendizado. Em gestantes, tende a aumentar o risco de prematuridade e baixo peso do recém-nascido, sendo responsável por 18% das complicações no parto e morbidade materna (HOFFBRAND; MOSS, 2018).

Para o diagnóstico da deficiência de ferro, é avaliada a presença de anemia, a morfologia dos eritrócitos (microcitose e hipocromia) e também a baixa concentração de ferritina (forma de armazenamento do ferro) — menor que 20 ng/mL — e o aumento dos receptores de transferrina (responsável pelo transporte do ferro). Assim como os sintomas, os achados laboratoriais tendem a acompanhar a evolução do quadro clínico do paciente. Inicialmente, ocorre a depleção dos estoques de ferro, com redução dos níveis de ferritina sérica, mas ainda há formação dos eritrócitos (SILVA et al., 2016; HOFFBRAND; MOSS, 2018; FAILACE; FERNANDES, 2016).

Essa etapa é seguida de uma diminuição nos níveis de ferro circulante e na saturação da transferrina, mostrando que não resta mais ferro para ser mobilizado. A capacidade total de ligação do ferro (CTLF) e a quantidade de receptor de transferrina solúvel aumentam, mostrando que os receptores do ferro estão "vazios".

A falta de ferro para formar hemoglobina leva à formação de hemácias com pouco conteúdo (por isso, a hipocromia — CHCM baixo), que, ao se adaptarem a essa situação, alcançam volumes corpusculares mais baixos (microcitose — VCM baixo), bem como uma redução da hemoglobina corpuscular média (HCM baixo). Nos quadros clínicos mais severos, podem ser notadas formas bizarras das hemácias, com pecilocitose intensa (principalmente eliptócitos estreitos "em lápis" e dacriócitos). A contagem absoluta de reticulócitos está diminuída (reticulopenia) devido à redução da eritropoiese e, além disso, a variação do tamanho dos eritrócitos leva ao aumento do índice de anisocitose (RDW) acima de 15%. Além da série vermelha, podemos observar o aumento da contagem de plaquetas pela maior secreção de eritropoietina e neutropenia (BAIN, 2017; FAILACE; FERNANDES, 2016).

A contagem de eritrócitos não é representativa da severidade da anemia, sendo proporcionalmente mais elevada que a dosagem de hemoglobina, e o hematócrito também tende a estar discretamente elevado (também, proporcionalmente), sendo mais adequado utilizar os índices hematimétricos VCM, HCM, CHCM e RDW (FAILACE; FERNANDES, 2016).

No diagnóstico de anemia ferropênica, o padrão-ouro para a avaliação direta do estoque de ferro é a análise da medula óssea com pesquisa do ferro medular. Essa avaliação ocorre por meio da coloração com azul da Prússia (Perls), sendo possível avaliar o estoque de ferro (hemossiderina) nos macrófagos. Em pacientes idosos, é necessária a avaliação do trato gastrointestinal com investigação de possível sangramento ou má absorção de nutrientes pela atrofia da mucosa gástrica, utilizando-se pesquisa de sangue oculto, endoscopia, colonoscopia e teste de absorção do ferro.

Fique atento

A **ferritina** é o indicador mais confiável do status do ferro no organismo por ser menos sensível às variações distributivas quando comparada ao ferro sérico e seus indicadores de transporte. Porém, é uma proteína de fase aguda, ou seja, aumenta nos **processos inflamatórios**, devendo ser avaliada cuidadosamente nos casos de anemia com infecções ou inflamações severas. Para exclusão de processos inflamatórios concomitantes, é necessária a análise de proteína C reativa, que, se for negativa com achado associado de microcitose e hipocramia, indica anemia ferropriva.

Anemia megaloblástica

A anemia megaloblástica é um distúrbio provocado pela síntese comprometida do DNA. Nesse processo, tanto a vitamina B12 quanto o folato são necessários (em especial, na síntese da timina), principalmente para as células que se dividem rapidamente no organismo, incluindo as células da medula óssea. A deficiência de vitamina B12, folato ou de ambos causa mudanças características da medula, descritas como megaloblastose, com **atraso da maturação do núcleo em relação ao citoplasma eritrocitário**, caracterizando a anemia megaloblástica. Além das causas carenciais (deficiência de vitamina B12 e folato), a anemia megaloblástica também pode ocorrer pela ação de drogas e por alterações variadas, que incluem síndrome mielodisplásica, formas raras de deficiências enzimáticas e doenças ainda inexplicáveis, como a síndrome de Lesch-Nyhan (Quadro 3).

Quadro 3. Etiopatologia das anemias megaloblásticas.

Natureza do defeito	Causas
Deficiência de vitamina B12	■ Deficiência materna de vitamina B12 (mãe vegana ou com anemia perniciosa não notada), particularmente em bebês sob aleitamento materno ■ Falta ou defeito funcional de fator intrínseco (mutação *GIF*) ■ Síndrome de Imerslund-Gräsbeck (mutação *CUBN* ou *AMN*) ■ Falta ou defeito funcional de transcobalamina II (mutação *TCN2*) ■ Ressecação do íleo por enterocolite necrosante
Erros congênitos do metabolismo de vitamina B12	■ Acidúria metilmalônica devida à deficiência combinada de adenosilcobalamina e metilcobalamina ■ Deficiência de metionina sintase
Deficiência de folato	■ Prematuridade, particularmente com anemia hemolítica coexistente ■ Bebês alimentados com leite de cabra
Erros congênitos do metabolismo de folato	■ Má absorção hereditária de folato (alguns casos pela mutação *SLC46A1*) ■ Deficiência de glutamato formiminotransferase (mutação *FTCD*) ■ Deficiência de metileno tetra-hidrofolato redutase (mitação *MTHFR*)
Outros erros congênitos do metabolismo	■ Anemia megaloblástica responsiva à tiamina ■ Síndrome DIDMOAD (**D**iabetes **I**nsípido, **D**iabetes **M**elito, atrofia óptica [**O**ptic **A**trophy – e surdez **D**eafness]) (síndrome de Wolfram) ■ Síndrome de Lesch-Nyhan (mutação *HPRT1*) [81]

Fonte: Adaptado de Bain (2017).

A **vitamina B12** é uma coenzima, sintetizada na natureza, a qual adquirimos por meio do consumo de alimentos de origem animal; por isso, sua deficiência por carência alimentar é rara (exceto em veganos). Para absorção, a vitamina B12 se liga ao **fator intrínseco** (FI) sintetizado pelas células gástricas, formando o complexo FI-B12. Esse complexo se liga ao receptor cubulina e, depois, à *amnionless*, sendo absorvido na porção terminal do intestino delgado (íleo). Pela complexidade no processo de absorção, a causa de deficiência de

B12 mais comum é a deficiência na absorção por causas gástricas, seja por gastrite atrófica, infecção crônica por *Helicobacter pylori*, gastrite atrófica autoimune pela falta de fator intrínseco — anemia perniciosa — ou gastrectomia. Porém, a anemia também pode ocorrer por outras causas, como insuficiência pancreática, doença de Crohn, ressecção ileal e defeitos genéticos enzimáticos (HOFFBRAND; MOSS, 2018; ZAGO; FALCÃO; PASQUINI, 2014).

Por sua vez, o **ácido fólico** está presente na maioria dos vegetais e frutas (principalmente, nos cítricos e nas folhas verdes) na forma de poliglutamato, sendo hidrolisado em monoglutamato no jejuno, no qual é absorvido. A causa mais comum de carência de folatos é representada por dieta inadequada, por vezes associada a uma condição em que aumentam as necessidades diárias, habitualmente na gravidez ou no crescimento. De fato, a **anemia megaloblástica da gravidez** e a **anemia megaloblástica do lactente** são os dois tipos mais frequentes dessa deficiência. Outras causas comuns são alcoolismo, idade avançada, doenças intestinais associadas a má absorção, pobreza e desnutrição. Em geral, deficiências de folato são resultantes da associação de mais de um mecanismo: seja ingestão alimentar insuficiente, má absorção, transporte e metabolismo inadequados, aumento da demanda e, mais raramente, erros inatos do metabolismo (ZAGO; FALCÃO; PASQUINI, 2014; FAILACE; FERNANDES, 2016).

As anemias resultantes de carências de vitamina B12 e/ou de folatos vão se tornando menos frequentes em virtude da diminuição da ocorrência de carências nutricionais. No entanto, ainda são encontradas na prática médica. Em relação à sintomatologia, além dos sinais de anemia, alterações neurológicas, tais como ataxia, sensação e formigamento e "pés dormentes", podem ocorrer em deficiências de vitamina B12, mas não na deficiência isolada de folato. Glossite, anorexia e perda de peso são sinais de deficiência tanto da vitamina B12 quanto do folato (HOFFBRAND; MOSS, 2018; ZAGO; FALCÃO; PASQUINI, 2014).

No diagnóstico da anemia megaloblástica, em geral, são realizadas três abordagens: reconhecer se a anemia megaloblástica está presente; distinguir entre as deficiências de vitamina B12 e folato; e determinar a causa.

Na análise laboratorial, é identificado VCM elevado (com frequência nos casos graves acima de 120 fL), indicando macrocitose, além de leucopenia, trombocitopenia. O RDW apresenta-se elevado devido à anisocitose, sendo a contagem de reticulócitos normal ou baixa, mas o cálculo do índice de reticulócitos corrigido indica anemia hipoproliferativa. Na microscopia, é possível observar pecilocitose, em especial ovalócitos, esquistócitos, dacriócitos e megaloblastos. Além disso, podem ser observados neutrófilos hipersegmentados (com mais de 5 lóbulos nucleares) devido à diminuição da produção dessas células e uma vida útil prolongada compensatória dos neutrófilos no sangue (HOFFBRAND;

MOSS, 2018; FAILACE; FERNANDES, 2016). Em resumo, no sangue periférico, tem-se como manifestação uma pancitopenia associada à macrocitose. No entanto, a macrocitose pode estar mascarada pela coexistência de carência de ferro, talassemia ou anemia de doença crônica, que são doenças que produzem microcitose e hipocromia, e, nesses casos, pode-se observar anemia dimórfica, com duas populações de células (ZAGO; FALCÃO; PASQUINI, 2014).

Também pode ser realizada a dosagem de vitamina B12 e ácido fólico, bem como de seus intermediários. Na análise medular, o diagnóstico de anemia megaloblástica pode ser firmado com segurança. No medulograma, há intensa hiperplasia da medula óssea (megaloblastos), com eritropoiese ineficaz. Outros exames que podem ser realizados são direcionados à função gástrica e à pesquisa de anticorpos contra antígenos gástricos, sendo importante a realização de endoscopia para verificar a possiblidade de atrofia gástrica (HOFFBRAND; MOSS, 2019; ZAGO; FALCÃO; PASQUINI, 2014).

> **Saiba mais**
>
> O tratamento das anemias megaloblásticas é focado na reposição dos nutrientes e no tratamento das alterações de absorção. Após o início do tratamento, a reversão da megaloblastose é rápida, observando-se um aumento de reticulócitos em 5 a 10 dias, seguido do aumento gradual da hemoglobina de 1 g/dL por semana.

Anemias aplásica, hemorrágica e por doenças crônicas

A anemia aplásica é caracterizada pela diminuição da quantidade das células-tronco hematopoiéticas, com substituição de grande parte do tecido hematopoiético da medula óssea por tecido gorduroso, resultando na pancitopenia (redução de hemácias, leucócitos e plaquetas). A anemia aplásica pode ser congênita (doença de Fanconi, disceratose congênita) ou adquirida, apresentando dois picos de incidência: em adultos jovens, particularmente dos 15 aos 25 anos, e em idosos após os 60 anos.

A etiopatologia da anemia aplásica é, em muitos casos, desconhecida ou de causa secundária, como agentes químicos e físicos, tratamento oncológico, vírus (vírus da hepatite, HIV, EBV e parvovírus B19) e doenças autoimunes (como esclerose múltipla). O sangramento é o sintoma mais comum (equimoses, sangramento menstrual intenso) e podem ser manifestados, também, os sintomas comuns às outras anemias (FOCHESATTO FILHO; BARROS, 2013).

Esses fatores atuam na ativação de linfócitos T e na liberação de citocinas, capazes de inibir ou induzir apoptose (morte celular) das células-tronco na medula óssea. Essa "autodestruição" também pode ocorrer de forma idiopática. Tal teoria é reforçada pela alta taxa de resposta da doença ao tratamento imunossupressor. Além disso, a anemia pode ocorrer por defeitos intrínsecos à própria célula-tronco, que permite uma maior vulnerabilidade genética, ou, ainda, pela perturbação direta do estroma medular, com a diminuição de fatores estimuladores celulares.

O principal exemplo de anemia aplásica congênita é a anemia de Fanconi, uma doença hereditária autossômica recessiva ou ligada ao X que compromete o gene FANCA, dentre outros, necessário ao sistema de reparo do DNA. Tem como principais manifestações clínicas a pancitopenia de intensidade variável, geralmente progressiva, e anomalias congênitas (manchas "café com leite", hipogonadismo, microcefalia, baixa estatura), com falência da medula óssea. Indivíduos com anemia de Fanconi apresentam alto risco de desenvolver doenças malignas, como leucemia aguda, carcinoma de cabeça e pescoço e síndrome mielodisplásica, não se beneficiando do uso de imunossupressor.

Fique atento

A **aplasia pura da série vermelha** (APSV) descreve uma condição em que somente os precursores eritroides na medula estão praticamente ausentes. As formas congênitas mais frequentes são as doenças crônicas, muitas vezes, associadas a anomalias físicas. Na APSV, ocorrem lesões nas células-tronco intraútero, iniciando a anemia, que já se manifesta ao nascimento. Nas formas adquiridas do adulto, a supressão dos precursores eritroides é mediada por linfócitos T ou por anticorpos IgG.

A anemia aplásica tem manifestação insidiosa, na maior parte das vezes, associada à sintomatologia secundária, como febre e infecções de repetição por neutropenia, hemorragia e síndrome anêmica. Para o diagnóstico laboratorial, observa-se, além da **pancitopenia** (ou diminuição de ao menos duas séries celulares), **reticulocitopenia** (tendo em vista que não existem ou há poucas células-tronco para produção celular). Geralmente, a anemia é normocítica e normocrômica, mas, nos casos mais severos, apresenta-se macrocítica (com VCM < 115 fL). A dosagem de hemoglobina, geralmente, é inferior a 10 g/dL, com contagem de plaquetas menor que 50.000/mm^3 e contagem de neutrófilos menor que 1.500/mm^3.

Porém, o exame confirmatório é a biópsia de medula óssea, que avalia a celularidade medular, a qual, na anemia aplásica, encontra-se hipocelular, com predomínio de tecido gorduroso, em que as células hematopoiéticas restantes são morfologicamente normais, e não há infiltração medular por outras células. Também é importante a análise genética dos cromossomos (cariótipo) e a citometria de fluxo, para afastar a possibilidade de síndrome mielodisplásica e hemoglobinúria paroxística noturna.

Diferentemente da anemia aplásica, a **anemia hemorrágica** é considerada um quadro benigno, que ocorre após a perda aguda ou crônica de sangue, a qual pode levar à depleção dos estoques de ferro do organismo e à anemia ferropriva de forma secundária. Causas comuns incluem perda sanguínea gastrointestinal, rompimento do baço, fraturas, traumas e hemorragias em cavidades, e as manifestações clínicas e os achados laboratoriais variam conforme a taxa de hemorragia e o tipo de perda sanguínea (FOCHESATTO FILHO; BARROS, 2013).

Em um primeiro momento, os sintomas estão relacionados à hipovolemia e, nessa fase inicial, o exame pode demonstrar níveis de Hb ainda normais, pois tanto o conteúdo plasmático quanto o celular são perdidos de maneira proporcional. Posteriormente, devido à liberação de vasopressina e outros peptídeos, o fluido extravascular é mobilizado para o intravascular, levando a reposição volumétrica e hemodiluição. Nessa situação, evidenciam-se a redução dos níveis de Hb e consequente anemia, cujo grau reflete a quantidade de sangue perdida.

O processo de expansão plasmática é lento: em uma perda de 20% da volemia, são necessárias de 20 a 60 horas para restaurá-la. Em um último momento, diante do quadro de anemia e hipóxia, a produção de eritropoietina aumenta, iniciando o estímulo da produção de eritrócitos. A reticulocitose demora de 2 a 3 dias para ser detectada, atingindo o valor mais alto de 8 a 10 dias após o quadro de hemorragia.

É importante o diagnóstico diferencial com as anemias hemolítcas apesar de não haver aumento dos metabólitos da Hb (bilirrubina indireta) nem redução da haptoglobina. As pessoas com reserva baixa de ferro, após manifestações hemorrágicas, não conseguem realizar eritropoiese adequada, não havendo reticulocitose e nem recuperação eritrocitária no tempo esperado, necessitando de suplementação de ferro. Também poderá haver um aumento transitório da contagem de leucócitos e plaquetas e, se houver sangramento intenso, liberação de formas jovens de eritrócitos e leucócitos na corrente sanguínea.

> **Saiba mais**
>
> O tratamento das anemias hemorrágicas varia conforme o tipo de sangramento. A conduta inicial diante da hemorragia aguda é a restauração da volemia com cristaloides. Após a avaliação clínica, deve-se tentar quantificar o sangramento e realizar reposição de sangue para perdas acima de 30% da volemia total. Nas perdas crônicas, a conduta consiste na correção da ferropenia e na identificação da etiologia do sangramento.

Outro tipo de anemia não hemolítica é a **anemia por doença crônica**, sendo mais frequente em indivíduos hospitalizados, uma vez que a maioria das doenças sistêmicas crônicas se associa a quadros de anemia leve ou moderada. Nessa condição, ocorre uma resposta hematológica insuficiente diante das alterações sistêmicas, como inflamação, infecção, trauma, neoplasia, hepatopatia alcoólica, insuficiência cardíaca congestiva, diabetes, trombose, doença pulmonar obstrutiva crônica, insuficiência renal, entre outros.

O quadro anêmico tende a ocorrer por diferentes mecanismos fisiopatológicos, como distúrbio na hemostasia do ferro (aumento na captação e no armazenamento, diminuindo o nível sérico do ferro e a disponibilização para os precursores eritroides); diminuição da sobrevida eritrocitária (inibição da proliferação e da diferenciação de precursores eritroides pela ação de interleucinas e falha da medula óssea em compensar adequadamente essa redução) e diminuição relativa dos níveis de eritropoietina (o nível não é suficiente para aumentar a eritropoiese pela elevação da apoptose dos precursores eritroides) (BAIN, 2017; HOFFBRAND; MOSS, 2018).

As manifestações clínicas estão, geralmente, relacionadas a doença de base, febre, emagrecimento e artrite, devendo-se suspeitar do diagnóstico quando o paciente é portador conhecido de alguma patologia crônica; entretanto, a confirmação será feita somente com os achados laboratoriais, e o quadro de anemia tem intensidade variável (SILVA et al., 2016; HOFFBRAND; MOSS, 2018; FAILACE; FERNANDES, 2016).

Na anemia por doença crônica, a análise laboratorial, geralmente, apresenta valores de hemoglobina (Hb) entre 10 e 11 g/dL, mas alguns casos podem ter anemia grave, com Hb inferior a 8 g/dL (até 30% dos casos). A prevalência e a severidade da anemia estão relacionadas ao estágio da doença de base e à idade do paciente. A anemia por doença crônica, geralmente, é normocítica e normocrômica, com contagem reticulocitária diminuída, como resultado da eritropoiese diminuída, com RDW normal ou pouco aumentado — na microscopia, pode-se observar pecilocitose, *rouleaux* (empilhamento eritrocitário relacionado às alterações proteicas inflamatórias).

Em 30% dos casos, a anemia pode ser hipocrômica e microcítica, especialmente quando em associação com anemia ferropriva, com dosagem de ferro sérico baixo, capacidade de ligação do ferro (CTLF) baixa, ferritina normal ou elevada (por tratar-se de proteína de fase aguda). Nesse contexto, para a identificação correta da anemia, é sempre importante afastar outras causas de anemia concomitante: insuficiência renal, carência nutricional ou sangramento (SILVA et al., 2016; HOFFBRAND; MOSS, 2018; FAILACE; FERNANDES, 2016).

Exercícios

1. A anemia ferropriva (anemia ferropênica) é a causa mais comum de anemia carencial no mundo e uma das doenças mais frequentes na prática médica. Hematologicamente, as principais características são a microcitose e hipocromia. Dentre as alternativas a seguir, qual contém o principal mecanismo defeituoso associado a tais características?
   a) Síntese de DNA.
   b) Formação da molécula heme.
   c) Formação do complexo Fi-B12.
   d) Metabolismo da vitamina B12.
   e) Defeito do fator intrínseco.

2. A etiopatologia da anemia aplásica é, em muitos casos, desconhecida ou de causa secundária, como por agentes químicos e físicos, tratamento oncológico, vírus e doenças autoimunes. Contudo, de forma geral, apresenta-se como adquirida ou hereditária. Qual das opções a seguir é uma causa genética de anemia aplásica?
   a) Síndrome de Lesch-Nyhan.
   b) Doença de Crohn.
   c) Anemia de Fanconi.
   d) Insuficiência cardíaca congestiva.
   e) Esclerose múltipla.

3. Na anemia megaloblástica, a deficiência de vitamina B12, folato ou de ambas causa mudanças características da medula, descritas como megaloblastose. A megaloblastose é caracterizada como _____. De acordo com as alternativas a seguir, qual completa corretamente essa descrição?
   a) Redução global de hemácias, leucócitos e plaquetas.
   b) Mutação no gene TMPRSS6.
   c) Substituição da medula óssea.
   d) Erros na formação do grupo heme.
   e) Atraso da maturação do núcleo em relação ao citoplasma eritrocitario.

4. Entre as anemias não hemolíticas, destaca-se a _____, que ocorre devido a uma resposta hematológica insuficiente diante das alterações sistêmicas, como inflamação, infecção, trauma, neoplasia, hepatopatia alcoólica,

insuficiência cardíaca congestiva, diabetes, trombose, doença pulmonar obstrutiva crônica, insuficiência renal. Qual anemia completa essa descrição?
a) Anemia aplásica.
b) Anemia ferropriva.
c) Anemia megaloblástica.
d) Anemia por doença crônica.
e) Anemia hemorrágica.

5. Nas anemias, o diagnóstico diferencial é fundamental nos casos em que a etiopatologia não está bem definida. No caso da anemia por hemorragia, o diagnóstico deve diferenciá-la, principalmente, de qual outro tipo de anemia?
a) Anemia hemolítica.
b) Anemia por doença crônica.
c) Anemia por deficiência de vitamina B12.
d) Anemia aplásica.
e) Anemia ferropriva.

Referências

BAIN, B. J. *Células sanguíneas*: um guia prático. 5. ed. Porto Alegre: Artmed, 2017.

BORGES, R. B.; WEFFORT, V. R. S. Anemia no Brasil: Revisão. *Revista Médica de Minas Gerais*, v. 21, n. 3, 2011. Disponível em: <http://www.rmmg.org/artigo/detalhes/861>. Acesso em: 3 dez. 2018.

FAILACE, R.; FERNANDES, F. *Hemograma*: manual de interpretação. 6. ed. Porto Alegre: Artmed, 2016.

FOCHESATTO FILHO, L.; BARROS, E. *Medicina interna na prática clínica*. Porto Alegre: Artmed, 2013.

HOFFBRAND, A. V.; MOSS, P. A. H. *Fundamentos em hematologia de Hoffbrand*. 7. ed. Porto Alegre: Artmed, 2018.

LIU, K.; KAFFES, A. J. Iron deficiency anaemia: a review of diagnosis, investigation and management. *European Journal of Gastroenterology & Hepatology*, v. 24, n. 2, p. 109-116, fev. 2012. Disponível em: <https://insights.ovid.com/crossref?an=00042737-201202000-00001>. Acesso em: 3 dez. 2018.

SILVA, P. H. et al. *Hematologia laboratorial*: teoria e procedimentos. Porto Alegre: Artmed, 2016.

WORLD HEALTH ORGANIZATION. *The global prevalence of anaemia in 2011*. Geneva: WHO, 2015. Disponível em: <http://apps.who.int/iris/bitstream/handle/10665/177094/9789241564960_eng.pdf?sequence=1>. Acesso em: 3 dez. 2018.

ZAGO, M. A.; FALCÃO, R. P.; PASQUINI, R. *Hematologia*: fundamentos e prática. São Paulo: Atheneu, 2005.

ZAGO, M. A.; FALCÃO, R. P.; PASQUINI, R. *Tratado de hematologia*. São Paulo: Atheneu, 2014.

Anemias hemolíticas

Objetivos de aprendizagem

Ao final deste texto, você deve apresentar os seguintes aprendizados:

- Identificar as características das anemias hemolíticas.
- Distinguir as anemias causadas por defeitos intrínsecos do eritrócito: enzimáticos, de membrana e hemoglobinopatias.
- Reconhecer as anemias causadas por defeitos extrínsecos ao eritrócito: parasitas, anemias imunohemolíticas e alo e autoanticorpos.

Introdução

O ciclo de vida do eritrócito pode ser encurtado caso o eritrócito tenha defeitos intrínsecos, tais como uma deficiência enzimática, ou se algum agente externo prejudicar a membrana eritrocitária. A manutenção do equilíbrio intracelular é fundamental para que a célula consiga executar suas funções — pequenas alterações nos componentes celulares podem interromper a homeostasia. Essas alterações são comumente de origem genética, mas a exposição a determinadas substâncias químicas e/ou medicações pode afetar diretamente o funcionamento dos eritrócitos. As hemácias que apresentam defeitos intrínsecos são altamente suscetíveis à degradação precoce, que, ao exceder a capacidade da nossa medula óssea de produzir novas células, leva ao quadro de anemia hemolítica.

Neste capítulo, você aprenderá sobre os diferentes tipos de anemia hemolítica, suas causas e manifestações clínicas e laboratoriais.

As anemias hemolíticas e suas principais características

A hemólise é definida pelo dicionário médico Merriam-Webster (2016) como "[...] alteração, dissolução ou destruição dos glóbulos vermelhos do sangue, tanto fisiológica quanto patológica, com liberação de hemoglobina", enquanto as anemias hemolíticas são definidas como "anemias resultantes do aumento da taxa de degradação dos glóbulos vermelhos". Um dos grandes desafios clínicos que você pode encontrar na sua carreira é a identificação de anemia hemolítica em pacientes aparentemente saudáveis, pois o nosso organismo é capaz de sintetizar eritrócitos em grande quantidade e, como consequência, compensar os glóbulos vermelhos que já foram degradados.

Nas anemias hemolíticas, a medula óssea apresenta hiperplásica e os eritroblastos, que normalmente representam 20% da população celular presente na medula óssea, passam a constituir mais de 60% de toda a massa medular. Quando isso ocorre, a razão entre a quantidade de leucócitos-eritroblastos passa de 4:1 ou 5:1, para 1:1. Ademais, a grande ativação da medula faz com que a mesma se expanda e ocupe outras regiões. No homem adulto, a medula óssea ativa pode duplicar de tamanho e produzir quantidades elevadas de precursores eritrocitários. Durante os episódios hemolíticos, a produção de eritrócitos pode aumentar em até seis vezes em relação aos valores normais, e esse processo é chamado de hemólise compensada.

Ao considerarmos que um eritrócito saudável sobrevive em média 120 dias e que, em alguns casos, a hemólise só é detectada quando a taxa de sobrevida do glóbulo vermelho é inferior a 30 dias, esse mecanismo de compensação é capaz de mascarar a presença de hemólise durante 3 meses, até chegar a um ponto no qual a síntese não é mais capaz de superar a hemólise.

A hiperplasia eritróide decorrente da anemia hemolítica crônica, principalmente em crianças com doenças talassêmicas, pode ser tão intensa que os espaços medulares ficam aumentados e ocupam outras regiões ósseas. Essas alterações podem ser observadas durante um simples exame físico ou em radiografias dos ossos do crânio e longos. A avaliação direta da gravidade da hemólise pode ser realizada por meio da marcação dos eritrócitos com radioisótopos.

A hemólise ocasiona alterações químicas que podem ser detectadas no plasma, na urina e nas fezes do paciente. A degradação excessiva da hemoglobina leva ao aumento da excreção biliar dos pigmentos e, também, à presença de urobilinogênio fecal. Além disso, é possível detectar o aumento da concentração de bilirrubina não conjugada no soro. Os principais achados clínicos em pacientes com hemólise extravascular são anemia, esplenomegalia e icterícia.

O grau de síntese pode ser avaliado observando-se os valores de produção e da taxa de destruição de eritrócitos, que são mensurados a partir da análise laboratorial de uma amostra de aspirado de medula. Esse exame fornece informações sobre a média de eritrócitos por precursores de granulócitos junto aos valores de reticulócitos.

As anemias hemolíticas são primeiramente definidas por um único denominador: a degradação precoce dos glóbulos vermelhos e a consequente redução da sobrevida dessas células. Esse grupo de anemias pode ser classificado pela origem da patologia, que pode ser hereditária (intrínseca) ou adquirida (extrínseca).

As anemias hemolíticas hereditárias são subdivididas de acordo com o tipo de defeito intrínseco responsável pela doença: composição da hemoglobina (hemoglobinopatias), defeitos de membrana do eritrócito e deficiências enzimáticas dos eritrócitos. Ademais, também é possível estudar as anemias hemolíticas comparando em qual compartimento celular ocorre a degradação dos eritrócitos (extravascular e intravascular) e, também, de acordo com a resposta imune apresentada pelo organismo (alo ou autoimune).

A remoção excessiva de células vermelhas por células do sistema reticuloendotelial é chamada de hemólise extravascular, enquanto a degradação dos eritrócitos diretamente na circulação sanguínea é denominada hemólise intravascular (Figura 1). O tipo de hemólise é diretamente dependente da patologia envolvida.

Figura 1. As diferentes etapas da hemólise extravascular e intravascular. a) Degradação normal dos eritrócitos — é realizada pelos macrófagos presentes no reticuloendotelial (sistema extravascular). b) Etapas da hemólise intravascular — ocorre em algumas situações patológicas.
Fonte: Adaptada de Hoffbrand e Moss (2018).

Na hemólise intravascular, a liberação de hemoglobina ocasiona a rápida saturação das haptoglobinas plasmáticas juntamente ao aumento da filtração glomerular de moléculas de hemoglobina livre (não conjugadas). Ademais, se a taxa de hemólise for superior à capacidade de absorção renal, a hemoglobina livre é excretada na urina. Os principais achados laboratoriais de hemólise intravascular são a presença de hemoglobinemia, hemoglobinúria, baixas concentrações de haptoglobina.

A degradação das hemácias libera grandes quantidades de hemoglobina livre, que, rapidamente, ligam-se à haptoglobina. À medida que a haptoglobina sérica vai sendo depurada, a hemoglobina livre é oxidada em metemoglobina (que tem coloração marrom), que, ao passar pelo rim, pode alcançar a urina, deixando-a com cor castanho-avermelhada. Ao mesmo tempo, o grupamento heme derivado do complexo formado entre a hemoglobina e a haptoglobina é clivado até formar a bilirrubina, assim, resultando em icterícia. Em todos os tipos de anemia hemolítica, o excesso de bilirrubina sérica é do tipo não conjugado e seu nível de concentração depende diretamente da função hepática do indivíduo e, também, da taxa da hemólise. Quando a bilirrubina em excesso é excretada pelo fígado, ela vai para o trato gastrointestinal e é eliminada na forma de urobilina.

Outro achado laboratorial fundamental para o diagnóstico diferencial é o aumento da enzima lactato desidrogenase (LDH) sérica, que pode ser utilizado como marcador precoce para a presença de hemólise intravascular, tendo em vista que essa enzima possui uma taxa de depuração relativamente lenta.

A hemólise extravascular é mais comum do que a intravascular, mas a hemoglobina não é liberada diretamente no plasma, ou seja, o indivíduo não apresenta hemoglobinemia, hemoglobinúria ou deposição de hemossiderina. A hemoglobina é degradada intracelularmente pelo macrófago, em "heme", ferro e globina. Os principais achados laboratoriais para a identificação de hemólise extravascular estão relacionados com o catabolismo do grupamento "heme", tais como o aumento de monóxido de carbono, carboxihemoglobina, bilirrubina sérica (especialmente a fração não conjugada) e a presença de urobilinogênio nas fezes e urina (BAIN, 2017).

> **Fique atento**
>
> A morfologia do eritrócito sempre deve ser analisada cuidadosamente. A avaliação e a observação de pequenas anormalidades morfológicas podem guiar e auxiliar no diagnóstico diferencial de doenças hematológicas.

Anemias hemolíticas intrínsecas (hereditárias)

As anemias hemolíticas intrínsecas são divididas em três grandes classes: alterações na membrana dos eritrócitos, deficiências enzimáticas e alterações no grupamento heme (hemoglobinopatias).

Inicialmente, vamos analisar quais são os principais danos e alterações da membrana eritrocitária presentes nas anemias hemolíticas. A membrana eritrocitária é fundamental para o desenvolvimento e função do eritrócito e é composta por uma bicamada lipídica com receptores de membrana, canais iônicos e sítios para a ligação de anticorpos. A membrana do eritrócito sequestra moléculas vitais para seu metabolismo energético e possui enzimas intracelulares responsáveis pela degradação e pela remoção de macromoléculas provenientes do metabolismo energético e da síntese proteica.

A membrana eritrocitária é composta por valores aproximadamente iguais de lipídeos e de proteínas. Os lipídeos que compõem a membrana são, em sua maior parte, colesterol não esterificado ou fosfolipídios. A grande concentração de colesterol não esterificado na membrana do eritrócito confere à célula maior capacidade de flexibilidade e derformabilidade.

A porção proteica da membrana é composta por proteínas integrais de membrana, que ficam em contato com o meio extra e intracelular, pois atravessam a membrana, ou por proteínas situadas na base da bicamada lipídica. As principais proteínas integrais de membrana são a glicoforina A e a proteína banda 3. A membrana eritrocitária expressa cinco tipos diferentes de glicoforinas (A, B, C, D e E), responsáveis pela apresentação de antígenos eritrocitários. A glicoforina A evita a aglutinação dos eritrócitos devido à sua característica hidrofílica decorrente da presença de moléculas de carboidratos na porção externa da molécula (ALBERTS et al., 2017).

A proteína banda 3 é responsável pelo transporte de ânions e de água entre os compartimentos celulares, atuando como sítio de ligação para enzimas e componentes citoplasmáticos. O domínio citoplasmático da proteína banda 3 liga-se às enzimas glicolíticas e modula suas atividades, ou seja, a banda

3 regula a via glicolítica do eritrócito. Ademais, a proteína banda 3 liga-se a proteínas periféricas, tais como a anquirina e a espectrina, responsáveis pela estrutura do citoesqueleto e pela consequente manutenção do formato do eritrócito.

É sempre importante lembrar que a membrana do eritrócito fornece grande flexibilidade e força para suportar inúmeras passagens pelo baço e pelo fígado ao longo dos seus 120 dias de vida. A capacidade dos eritrócitos de se deformar e, posteriormente, de retornar à sua conformação de disco bicôncavo é determinada pelos seguintes fatores: flexibilidade da membrana (dependente da integridade funcional e estrutural do esqueleto da membrana); viscosidade citoplasmática (determinada pela hemoglobina) e pela razão entre superfície celular *versus* volume. A maior parte as alterações de membrana resultam de anormalidades genéticas, principalmente em genes relacionados com os componentes do citoesqueleto da membrana do eritrócito.

A redução da flexibilidade ou instabilidade da membrana do eritrócito ocasiona a sua degradação, principalmente pela hemólise extravascular esplênica (no baço). No momento em que a hemólise excede o mecanismo compensatório, pode ocorrer a anemia.

Anemias hemolíticas resultantes de defeitos de membrana

A **esferocitose hereditária** e suas variantes são anemias hemolíticas que ocorrem em vários grupos étnicos — aproximadamente 75% dos casos demonstram herança autossômica dominante. Metade dos indivíduos que possuem a forma autossômica dominante da patologia apresenta mutação no gene da proteína de membrana anquirina, enquanto aproximadamente 30% apresenta mutação no gene da β-espectrina. Duas outras mutações já foram identificadas: mutação no gene da proteína da membrana banda 3 ou no gene da α-espectrina, correspondendo aos outros 20% dos casos de esferocitose hereditária.

As manifestações clínicas da esferocitose hereditária são variáveis: desde nenhuma alteração clínica até anemia hemolítica grave, que pode iniciar em qualquer momento da vida. A esferocitose é ocasionada pela perda de fragmentos da membrana eritrocitária, na qual a hemólise ocorre apenas pela via extravascular esplênica. Além da degradação da membrana, também ocorre a redução da razão entre a superfície e o volume do eritrócito, modificando a conformação característica da hemácia (disco bicôncavo) para um esferócito, com baixa flexibilidade de membrana.

Os exames laboratoriais são fundamentais para o correto diagnóstico de esferocitose hereditária, mas essa é uma patologia de difícil identificação, tendo em vista que os pacientes apresentam diferentes fenótipos da doença (variação da gravidade dos sintomas de acordo com grau e o tipo de mutação genética). A análise microscópica do esfregaço (distensão) sanguíneo pode apresentar número variável de esferócitos (hemácias arredondadas, circulares), mas, em casos leves da doença, os testes confirmatórios são necessários, pois nem sempre é possível identificar a presença de células esféricas.

O principal teste confirmatório utilizado na rotina laboratorial é o **teste de fragilidade osmótica**, que é baseado na exposição dos eritrócitos a soluções com concentrações diferentes de sódio (NaCl), tendo em vista que as hemácias de pacientes com esferocitose hereditária não suportam a entrada de maiores volumes de água e sofrem lise celular quando incubadas em soluções hipotônicas.

O **teste de auto-hemólise** é utilizado no diagnóstico de esferocitose hereditária, mas não apresenta resultados mais fidedignos do que aqueles encontrados no teste de fragilidade osmótica. Esse teste avalia o grau de hemólise espontânea quando uma amostra de sangue é incubada a 37° C. A severidade da hemólise depende da integridade de membrana eritrocitária e das enzimas envolvidas na via glicolítica. O processo de incubação do sangue altera os lipídios de membrana, modificando o padrão de permeabilidade celular e o aumento do consumo de glicose e ATP.

Em pacientes com esferocitose hereditária, a taxa de autohemólise fica entre 5 a 25% após 24 horas de incubação (valores normais são de 0,2 a 2%), podendo aumentar até 75% após 48h. Durante a realização desse teste, a adição de glicose na amostra de sangue, antes da incubação, é capaz de reduzir significativamente o grau de hemólise observado. A auto-hemólise também ocorre em amostras de pacientes com anemias esferocíticas imunes, mas a glicose não altera o resultado do teste.

Como principal escolha de tratamento, os indivíduos com esferocitose hereditária são submetidos a uma esplenectomia (cirurgia de remoção do baço), que, geralmente, corrige a anemia e a hemólise em pacientes com a forma grave da doença.

A **eliptocitose hereditária** também é uma doença decorrente da mutação de componentes de membrana, mais especificamente aqueles ligados à integridade do esqueleto da membrana: as espectrinas. Essa doença é caracterizada pela presença de eritrócitos elípticos (ovalados), que podem ser observados no hemograma, e também apresenta herança autossômica dominante. Ao contrário da esferocitose, pacientes com eliptocitose hereditária não apresentam sintomas e o diagnóstico é geralmente acidental, tendo em vista que apenas 10% dos indivíduos apresentam anemia hemolítica. O tratamento recomendado para os pacientes sintomáticos também é a remoção cirúrgica do baço.

A **piropoiquilocitose hereditária** é uma anemia hemolítica rara, caracterizada por herança autossômica recessiva e pelas anormalidades morfológicas presentes nos eritrócitos, observadas na distensão sanguínea, tais como pecilócitos (também denominados poiquilócitos ou hemácias com formas variadas) com diferentes formatos, fragmentos de eritrócitos e microesferócitos. Essa patologia acomete, principalmente, indivíduos negros e, geralmente, manifesta-se na infância, por meio da presença de anemia hemolítica grave.

Por ser uma doença autossômica recessiva, é necessário que duas mutações sejam expressas pelo indivíduo (uma mutação proveniente da mãe e outra do pai): a primeira é relacionada com a deficiência da proteína α-espectrina e a outra, com a presença de uma espectrina mutante. É importante citar que o progenitor que possui o gene responsável pela deficiência de espectrina apresenta hematologia normal, enquanto aquele que possui a espectrina mutante pode ser assintomático ou apresentar anemia branda. Essas duas mutações levam à disfunção das fibras do citoesqueleto, com consequente desestabilização celular e fragmentação do eritrócito.

O termo **estomacitose hereditária** refere-se a um grupo de doenças genéticas raras, de herança autossômica dominante, nas quais a membrana eritrocitária apresenta anormalidades na permeabilidade a cátions. A estomacitose hereditária é uma doença na qual a membrana do eritrócito é altamente permeável ao sódio (Na^+) e ao potássio (K^+). Isso ocorre quando a entrada de íons sódio excede a capacidade da bomba de Na^+/K^+-ATPase de remover 3 íons Na^+ e captar 2 íons K^+, ocasionando o aumento da concentração intracelular de cátions. Essa alteração na osmolaridade faz com que a água seja atraída para dentro da célula, que incha e fica com uma aparência mais arredondada (estomatócito) e com um halo central característico, ovalado, lembrando uma "boca".

O hemograma de pacientes com estomatocitose hereditária pode apresentar hemólise compensatória e anemia leve, moderada ou grave. O esfregaço sanguíneo evidencia uma quantidade variável de estomatócitos (10 a 30%), e o hemograma revela aumento do volume corpuscular médio (VCM) e redução da concentração hemoglobínica corpuscular média (CHCM). O eritrograma de referência para o diagnóstico de estomatocitose hereditária foi estimado com os seguintes valores: hemoglobina (Hb) 8 a 10 g/dL, VCM 120 fL, CHCM 28% g/dL e reticulócitos 10 a 30%.

A **xerocitose hereditária** é conhecida como a variante desidratada da estomatocitose hereditária e também é uma doença genética rara, de herança autossômica dominante. Entretanto, nessa patologia, a saída de K^+ é superior à entrada passiva de Na⁺, facilitando a saída de água intracelular e tornando o eritrócito desidratado.

Pacientes com xerocitose podem manifestar anemia ou hemólise compensada. Observa-se, no esfregaço sanguíneo, a presença de eritrócitos em alvo, equinócitos (eritrócitos que apresentam espículas ou projeções afiladas) e eritrócitos irregularmente contraídos, com a hemoglobina concentrada nas margens da célula. O eritrograma de referência para o diagnóstico de xerocitose hereditária foi estimado com os seguintes valores: Hb 11 a 14 g/dl, VCM 110 a 120 fL, CHCM 36 a 37 % g/dl e reticulócitos 5 a 10% (BAIN, 2017).

Anemias hemolíticas resultantes de defeitos enzimáticos

Ao contrário das anemias hemolíticas relacionadas a defeitos de membrana, mutações em genes que regulam a atividade metabólica (enzimática) dos eritrócitos são mais raras. Apesar do eritrócito maduro não possuir núcleo, mitocôndrias e ribossomos, o metabolismo celular apresenta alta atividade. O metabolismo celular do eritrócito é responsável pela manutenção da hemoglobina (ferro) no seu estado reduzido, mantém as proteínas de membrana estáveis e também participa na integridade geral da célula. As vias enzimáticas mais importantes são a via glicolítica (geração e fornecimento de 90% da energia proveniente da degradação da glicose) e o ciclo das pentoses, responsável pela proteção contra danos oxidativos e pelo catabolismo de aproximadamente 10% da glicose que entra no eritrócito.

A enzima glicose-6-fosfato desidrogenase (G6FD) é fundamental na clivagem da glicose, pois ela participa do início do processo e é considerada uma etapa limitante do mesmo. A **deficiência de G6FD** é relativamente comum em muitas populações e possui herança recessiva ligada ao cromossomo X. Por ser uma doença ligada ao cromossomo X, indivíduos XY sempre serão afetados pela doença, pois a mãe é a carreadora do gene mutado. Porém, a prole XX pode ser heterozigota ou homozigota. Indivíduos do sexo feminino que são homozigotos manifestam a doença, enquanto os heterozigotos apresentam dois tipos de população celular: eritrócitos normais que expressam a enzima e eritrócitos que possuem a mutação e, portanto, são deficientes para a G6FD. Nesses casos, as manifestações clínicas são abrangentes e variam desde sintomas leves até anemia hemolítica grave, que pode ser exacerbada por infecção ou exposição a substâncias oxidantes (NUSSBAUM; MCINNES; WILLARD, 2016).

A deficiência enzimática da G6FD resulta no acúmulo de hemoglobina oxidada, que, posteriormente, é depositada na membrana do eritrócito em pequenos agrupamentos chamados de corpos ou corpúsculos de Heinz. Os macrófagos presentes no baço tentam remover esses corpúsculos, ocasionando hemólise extravascular e a consequente progressão para anemia hemolítica. Em casos brandos da doença, o hemograma é normal, exceto durante episódio hemolítico, nos quais os eritrócitos apresentam alterações morfológicas características: a membrana contraída, devido à presença dos corpúsculos de Heinz, a presença de queratócitos (eritrócitos com abertura irregular no contorno, decorrente da remoção dos corpos de Heinz pelo baço) e a formação de uma massa densa de hemoglobina, que ocupa aproximadamente metade da célula.

Dependendo do grau da mutação, a deficiência de G6FD pode manifestar-se com icterícia, anemia hemolítica não esferocítica congênita ou anemia hemolítica aguda, desencadeada pela exposição a determinas drogas. É importante citar que, nos casos de anemia hemolítica aguda, o processo também ocorre parcialmente no compartimento intravascular, causando tanto hemoglobinúria quanto icterícia.

O diagnóstico para a deficiência de G6FD é de alta complexidade devido ao grande número de variantes da mutação gênica, por possuir herança heterozigótica e pelo fato de que eritrócitos jovens apresentam elevada taxa de atividade enzimática. Recomenda-se que os exames clínicos sejam realizados apenas após o episódio hemolítico, pois a alta contagem de reticulócitos pode fazer com que os testes fiquem transitoriamente dentro da normalidade. Além dos exames hematológicos, o uso de testes de triagem para a deficiência de G6FD ou a dosagem da atividade enzimática também são indicados.

O exame para o diagnóstico de deficiência de G6FD é realizado em amostra de sangue, que é hemolisado e incubado com a enzima glicose-6-fosfato e NADP. A redução de NADP em NADPH é analisada por meio de teste colorimétrico em um aparelho de espectrofotometria, em comprimento de onda de 340 nm.

A **deficiência da enzima piruvatoquinase** (PK) eritrocitária é uma doença autossômica recessiva causada por mutações no gene PKLR — foram descritas mais de 190 mutações no gene PKLR. A PK é uma enzima-chave da via glicolítica, responsável pela conversão do fosfoenolpiruvado em piruvato e ATP, gerando energia para a célula. A deficiência da PK resulta na depleção de ATP e em acúmulo intracelular de 2,3-difosfoglicerato (2,3-DPG).

O diagnóstico deve ser considerado quando o indivíduo apresenta icterícia e hemólise neonatal sem causa imunológica ou anemia hemolítica na infância ou no adulto sem alterações morfológicas evidentes. Os indivíduos com deficiência de PK apresentam graus variáveis de anemia hemolítica (leve a muito grave) ou, até mesmo, quadros de hemólise compensada.

O exame do esfregaço sanguíneo, geralmente, é inconclusivo, pois mostra eritrócitos com morfologia não específica, de modo que o diagnóstico é realizado a partir de um ensaio enzimático específico para a PK.

Hemoglobinopatias

Em 1949, Linus Pauling observou alterações no padrão de migração da hemoglobina em pacientes com anemia falciforme e concluiu que esse comportamento atípico era resultado de modificação na conformação das cadeias proteicas das globinas. Essa descoberta foi a primeira descrição de uma doença molecular e, por ela, Linus Pauling recebeu o prêmio Nobel de Química em 1954.

A hemoglobina (Hb) é uma proteína tetramérica que contém quatro grupamentos heme, cada um associado a uma cadeia polipeptídica (vários resíduos de aminoácidos). A hemoglobina do adulto contém dois tipos de globina: duas cadeias alfa (α), com 141 resíduos cada, e duas cadeias beta (β), com 146 resíduos cada. A hemoglobina A, hemoglobina humana principal dos adultos (Hb A), é constituída por quatro cadeias polipeptídicas (α1, α2, β1, β2). Outra hemoglobina dos adultos (cerca de 3–5% da hemoglobina total) é a hemoglobina A2, na qual as cadeias β são substituídas por cadeias δ (gama).

A hemoglobina é a principal proteína solúvel que se encontra presente nos eritrócitos e possui grande capacidade de ligação e interação com gases sanguíneos, atuando como o principal transportador de oxigênio que possuímos no nosso organismo.

Atualmente, mais de 600 variantes da hemoglobina já foram descritas, a grande maioria relacionada com anormalidades da cadeia beta. As doenças que fazem parte da classe das hemoglobinopatias são resultado de uma das quatro disfunções citadas a seguir:

- substituição de um único aminoácido de uma das cadeias, geralmente na cadeia β (traço falciforme ou anemia falciforme);
- síntese anormal de uma das cadeias de aminoácidos (talassemias);
- fusão das cadeias da hemoglobina (hemoglobinopatia de Lepore);
- extensão de uma das cadeias de aminoácidos (Hb *Constant Spring*).

A **anemia de células falciformes** é uma doença genética localizada no cromossomo 11 que resulta na presença de uma cadeia beta variante da hemoglobina, decorrente da substituição do aminoácido ácido glutâmico pelo aminoácido valina, dando origem à hemoglobina S (da palavra em inglês *sickle*, foice). A alteração da solubilidade da hemoglobina S é a diferença estrutural mais marcante do ponto de vista patológico, pois a polimerização da Hb S e a consequente formação de cristais ocasionam mecanismos patogênicos de importância. A cristalização da hemoglobina S depende de vários fatores, tais como a tensão do oxigênio, que leva o eritrócito a assumir formato de foice.

A hemoglobina S possui herança autossômica recessiva e, quando o indivíduo herda duas cópias mutantes do gene (homozigoto para βs/βs), ele apresenta **anemia falciforme**. Caso o indivíduo herde apenas um gene mutante (heterozigoto β/βs), o seu organismo sintetiza tanto a Hb S quanto a Hb A, de modo que o paciente possui apenas o **traço falciforme** e, geralmente, não apresenta nenhum sintoma. Em situações de baixa tensão de oxigênio, os eritrócitos de pacientes com anemia falciforme são diretamente afetados, tendo em vista que eles ficam mais suscetíveis à formação de cristais e, consequentemente, a alterações na rigidez da célula, danos na membrana e hemólise. A presença de eventos vaso-oclusivos é mais evidente em vasos de menor calibre, nos quais o fluxo sanguíneo é lento e possui menor tensão de oxigênio.

O formato característico observado nos eritrócitos de indivíduos que possuem a Hb S é o principal agente causador da manifestação clínica mais comum: a obstrução de pequenos vasos sanguíneos e consequente infarto (morte) tecidual, que ocorrem de maneira recorrente e dolorosa nos membros, abdômen e tórax. Os pacientes também apresentam anemia, devido à menor sobrevida dos eritrócitos, e algumas crianças podem apresentar esplenomegalia (aumento do baço).

O hemograma evidencia valores de Hb entre 7 a 8 g/dL e, em geral, os pacientes apresentam anemia normocrômica e normocítica, apesar dos níveis de reticulócitos serem elevados (5 a 20%). Frequentemente, os pacientes apresentam leucocitose e aumento da contagem de plaquetas, possivelmente relacionados com hiperplasia da medula óssea associada ao estado inflamatório crônico. Outros achados laboratoriais geralmente identificados em pacientes com anemia falciforme são decorrentes do episódio hemolítico, tais como aumento da concentração de bilirrubina, redução da haptoglobina sérica e aumento de urobilinogênio urinário.

As **talassemias**, em particular a β-talassemia, é decorrente de mutações gênicas relacionadas com a síntese da cadeia beta da hemoglobina. Indivíduos que apresentam o traço β-talassêmico possuem uma heterozigose para a β-talassemia (uma mutação no gene da β-globina) que leva à redução na velocidade de síntese das cadeias beta, com consequente redução da síntese de hemoglobina.

Já a β-talassemia maior é uma doença hereditária resultante da homozigose ou heterozigose para os genes da β-talassemia que resulta em queda drástica ou ausência da síntese de β-globina, afetando ou cessando diretamente a produção de hemoglobina desse modo. Os indivíduos apresentam anemia grave, aumento do fígado e do baço, crescimento dos ossos que possuem medula hematopoiética e retardo no crescimento. O tratamento é realizado com transfusões periódicas, que auxiliam na reposição da hemoglobina.

O hemograma de pacientes com B-talessemia revela anemia grave, com hemoglobina muito baixa (2 a 3 g/dL). A distensão sanguínea mostra anisocitose e pecilocitose severa, com eritrócitos em alvo, dacriócitos, eliptócitos e fragmentos. O hemograma automatizado revela anemia microcítica, com baixos VCM, HCM e CHCM e aumento da RDW (amplitude de distribuição volumétrica dos eritrócitos ou **anisocitose**) e da HDW (amplitude de distribuição corpuscular da hemoglobina ou **anisocromia**).

As hemoglobinopatias necessitam de uma combinação de diferentes técnicas laboratoriais para o diagnóstico confirmatório. Os exames de rotina indicam apenas as alterações bioquímicas da hemoglobina, valores que não podem ser utilizados na identificação precisa da doença. A detecção laboratorial é geralmente realizada em amostras de sangue venoso, cordão umbilical ou sangue capilar obtido por punção subcutânea. Quando existe suspeita de hemoglobinopatia, recomenda-se a realização de hemograma completo, com observação da distensão sanguínea. A contagem eritrocitária auxilia no diagnóstico diferencial entre anemia ferropriva e talassemias.

O **teste de falcização** é capaz de identificar a presença de hemoglobina S quando o sangue é desoxigenado. Uma gota de sangue é colocada sobre uma lâmina e, posteriormente, coberta com uma lamínula, que, então, é isolada com cera/esmalte para que a atividade metabólica dos leucócitos ocasione a desoxigenação da amostra. A amostra é analisada microscopicamente, sendo, assim, possível observar a alteração morfológica do eritrócito e a presença de Hb S. Alguns protocolos modificaram esse teste com a adição de agente redutor à gota de sangue, mais comumente o metabissulfito de sódio a 2%.

O **grau de solubilidade da Hb S** é realizado sempre que houver a detecção de variantes da hemoglobina S. O teste tem como princípio determinar o grau de solubilidade da Hb S em relação à Hb A em solução fosfatada. A técnica é realizada com kits comerciais que fornecem todos os reagentes necessários.

Os corpos de Heinz podem ser identificados a partir da incubação da amostra com os corantes violeta de metila ou azul de crescil brilhante. Caso a primeira incubação não evidencie a presença de corpos de Heinz, recomenda-se que o teste seja realizado novamente e que a incubação da amostra seja a 37°C durante 24h.

Outro teste amplamente utilizado na identificação de hemoglobinopatias é **eletroforese**, que permite a caracterização e a quantificação de variantes das hemoglobinas. Aquelas que possuem maior mobilidade do que a hemoglobina A num pH básico são chamadas de hemoglobinas rápidas (Hb H e Hb I). Entretanto, a eletroforese possui limitações na quantificação de variantes que possuem menor concentração (Hb A2) e hemoglobinas rápidas (Hb H). Também é importante citar que a hemoglobina C, que é a mais comum, é a que possui menor velocidade eletroforética.

A técnica de **cromatografia líquida de alta performance** (HPLC) é comumente utilizada para separar e identificar compostos ativos. Pode ser utilizada para o diagnóstico de variantes da hemoglobina, pois permite que os diferentes tipos de hemoglobina presentes na mesma amostra sejam separados. Após a separação, as variantes da hemoglobina podem ser detectadas opticamente e identificadas por seu tempo de retenção, que é diretamente modificado de acordo com a carga elétrica da molécula que está sendo analisada; como cada variante da hemoglobina possui cargas elétricas características, o HPLC é uma ferramenta útil no diagnóstico de hemoglobinopatias.

As técnicas moleculares são utilizadas para confirmar o diagnóstico presuntivo e, atualmente, várias técnicas baseadas na reação em cadeia da polimerase (PCR) são utilizadas na detecção de mutações nos genes das globinas.

> **Link**
>
> No *link* a seguir, você encontrará um atlas de hematologia elaborado pela Universidade Federal de Goiás. Aproveite para analisar as alterações eritrocitárias que podem ser observadas nas distensões sanguíneas e estabeleça relações com o conteúdo teórico do texto!
>
> https://goo.gl/gY3vSm

Anemias hemolíticas extrínsecas (adquiridas)

Na área da hematologia, quando ocorre um evento mediado pelo sistema imunológico (por meio da atividade de anticorpos e/ou complemento) que degrada eritrócitos prematuramente, classifica-se como "anemia hemolítica imune". Nessas patologias, nem sempre o indivíduo torna-se anêmico, um fator que depende do grau de hemólise e da capacidade da medula óssea de compensar os eritrócitos degradados durante o evento. O diagnóstico de anemia só pode ser realizado por meio de exames laboratoriais, tais como a redução dos níveis de hemoglobina e do hematócrito, aumento de reticulócitos e/ou da bilirrubina não conjugada e, também, pela redução da concentração sérica da haptoglobina.

As anemias hemolíticas imunes são inicialmente subdivididas em três diferentes classes, dependendo do estímulo para a produção de anticorpos:

- anemia hemolítica autoimune, que se refere à presença de falha na função de autotolerância do sistema imunológico, resultando no aparecimento de respostas imunes contra células e/ou tecidos do próprio organismo;
- anemia hemolítica induzida por drogas;
- anemia hemolítica aloimune, definida como uma resposta imune desencadeada por antígenos estranhos.

A identificação da causa subjacente e da consequente resposta imune que iniciou o evento hemolítico é de extrema importância, tendo em vista que cada uma possui regimes de tratamento específicos.

As **anemias hemolíticas autoimunes** ocorrem por meio de um processo complexo e não totalmente elucidado, caracterizado por uma reação imunológica que leva o organismo a produzir anticorpos contra os antígenos presentes nas suas próprias células. As anemias autoimunes são divididas em anemias associadas a alta ou baixa temperatura, dependendo dos sintomas apresentados e da temperatura na qual o anticorpo apresenta maior atividade (temperatura ótima). A temperatura ótima da maior parte dos anticorpos fica em torno de 37°C, de modo que as anemias decorrentes da ação desses anticorpos são chamadas de "anemia hemolítica autoimune com anticorpos quentes".

A maior parte das anemias hemolíticas é ocasionada por anticorpos que agem a quente, em geral do tipo imunoglobulina G (IgG), que atacam os antígenos presentes na membrana eritrocitária. Como consequência, os macrófagos que residem no fígado e no baço removem tanto eritrócitos inteiros quanto apenas parte da membrana à qual as IgGs se ligaram. Essa remoção de apenas parte da membrana do eritrócito leva à formação de esferócitos. A anemia hemolítica autoimune pode ser primária (sem associação a outra doença) ou secundária a outras doenças autoimunes (ABBAS; LICHTMAN; PILLAI, 2012).

Os achados mais comuns do esfregaço sanguíneo incluem a presença de esferocitose, policromatocitose e macrócitos policromáticos. Pode haver aumento de neutrófilos e monócitos, porém, quando o indivíduo apresenta sintomas mais graves, não é incomum observar a presença de precursores de granulócitos e eritroblastos. Pacientes com anemia hemolítica apresentam redução eritrocitária, da Hb e de hematócrito (Hct), mas os valores de hemoglobina corpuscular média (HCM) e VCM podem estar dentro da faixa da normalidade ou até mesmo aumentados. A sensibilidade do equipamento utilizado para a realização do exame pode indicar aumento da CHCM e do RDW.

Para a obtenção de um diagnóstico confiável, exames adicionais são recomendados:

- Teste direto de antiglobulina (teste de Coombs direto): detecta a presença de IgG ou complemento fixado na superfície do eritrócito. Deve ser realizado para diferenciar a anemia hemolítica autoimune da esferocitose hereditária.
- Teste indireto de antiglobulinas (teste de Coombs indireto): pode detectar a presença de anticorpos livres no plasma, porém, como alguns indivíduos possuem outros autoanticorpos, indica-se a realização de análises mais sensíveis e específicas, como a imunofenotipagem.

Além dos anticorpos a quente, também existe a anemia hemolítica induzida por crioaglutininas, ou seja, ocasionadas por autoanticorpos que agem prioritariamente em baixa temperatura (aproximadamente 30°C). Essas crioaglutininas são frequentemente anticorpos IgM que podem ocasionar a aglutinação dos eritrócitos e, até mesmo, hemólise mediada pelo sistema complemento. A produção das crioaglutininas pelo organismo pode ocorrer de maneira súbita, após determinadas infecções (mononucleose infecciosa e infecção por *Mycoplasma*) ou pode acontecer de maneira crônica, decorrente de doenças ligadas ao sistema linfático.

Algumas drogas e/ou agentes químicos exógenos conseguem fixar-se ou alterar a membrana eritrocitária e induzir o processo de **hemólise induzida por drogas**. O desenvolvimento desse tipo de anemia hemolítica é raro e suas causas ainda não são bem definidas. A teoria mais aceita atualmente é que, uma vez que a droga se liga à membrana do eritrócito, ocorre a síntese de anticorpos que reagem especificamente com o sítio de ligação do composto. Como a droga está ligada aos receptores da membrana do eritrócito, o sítio de ligação é composto tanto pela substância química quanto por proteínas de membrana, de modo que os anticorpos são capazes de interagir diretamente com a célula e promover a hemólise.

A resposta aloimune ocorre quando o sistema imunológico detecta a presença de antígenos que não foram produzidos pelo nosso organismo (não próprios), desencadeando a produção de anticorpos para combater essas proteínas potencialmente danosas, ocasionando a anemia por aloanticorpos.

A doença hemolítica do recém-nascido é ocasionada pela presença de imunoglobulinas G (IgG) maternas, que agem contra o antígeno D eritrocitário das hemácias do feto. Mulheres Rh negativas podem ser aloimunizadas pelo antígeno D durante o parto de um filho com incompatibilidade sanguínea, durante situações de aborto, procedimentos obstétricos invasivos (cordocentese e amniocentese), entre outros.

Caso a mulher seja aloimunizada, os aloanticorpos maternos podem atravessar a barreia placentária por meio da ligação da porção Fc da IgG com o receptor FcRn, presente na membrana das células placentárias. Ao atravessarem a placenta, as IgG atingem a circulação fetal e ligam-se aos antígenos D do feto, assim, desencadeando uma resposta imune e consequente hemólise dos eritrócitos fetais. Outra forma conhecida dessa doença é a "doença hemolítica ABO", causada por anticorpos anti-A ou anti-B.

Além do período neonatal, outros tipos de anemia hemolítica aloimune são incomuns. Algumas reações pós transfusão de sangue são de natureza aloimune, bem como a hemólise decorrente da transfusão de plasma incompatível. Nas reações pós-transfusionais, apenas os eritrócitos transfundidos tornam-se esferócitos; os eritrócitos do indivíduo que recebeu a transfusão permanecem normais, mas, na hemólise resultante da infusão de plasma incompatível, a esferocitose é generalizada.

Anemias hemolíticas adquiridas, não imunológicas

Os eritrócitos saudáveis, ou seja, aqueles que não apresentam nenhuma alteração na conformação das hemoglobinas, na estrutura da membrana ou na sua função enzimática, também podem sofrer hemólise precoce. A passagem dos eritrócitos pela circulação sanguínea pode resultar em danos físicos que levam à formação de esquizócitos (hemácias fragmentadas) periféricos. Esse tipo de dano físico é associado ao contato direto do eritrócito com agregados plaquetários ou com objetos estranhos, tais como próteses de válvulas cardíacas. Ademais, a presença de agentes infecciosos (bactérias, parasitas e vírus) também pode lesionar o eritrócito e causar uma consequente hemólise da célula.

A **anemia hemolítica macroangiopática** é associada com os implantes de prótese valvulares — mais especificamente, as válvulas mecânicas. O fluxo sanguíneo turbulento e o consequente cisalhamento dos eritrócitos sobre a prótese podem ocasionar danos e lesões mecânicas na superfície celular, propiciando, assim, a fragmentação da hemácia e a hemólise.

A **anemia hemolítica microangiopática** é causada por fragmentação eritrocitária como resultado de dano endotelial e/ou pela presença de depósitos de fibrinas nos capilares. Durante a infância, a causa mais comum dessa anemia é a infecção intestinal pela bactéria *Escherichia coli*, que produz uma toxina capaz de induzir a hemólise. Em adultos, as causas mais comuns são decorrentes da doença púrpura trombocitopênica trombótica (PTT), hipertensão associada à gravidez e a alguns tipos de câncer. A distensão sanguínea revela a presença de microesferócitos, queratócitos e outros esquizócitos.

Algumas doenças ocasionadas por microrganismos, tal como a malária, são caracteristicamente conhecidas por causar anemia hemolítica. A malária humana é ocasionada pela mesmo gênero de parasita, o *Plasmodium*, e as espécies que habitualmente parasitam o homem são: *P. falciparum, P. vivax, P. ovale* e *P.malariae (*REY, 2010).

Os eritrócitos nos quais os plasmódios se desenvolvem sofrem alterações morfológicas características, que variam de acordo com a espécie do parasita. O *P. falciparum* é o mais agressivo, capaz de degradar de 2 a 25% dos eritrócitos totais e ocasionar anemia hemolítica grave. A saída do parasita de dentro da célula ocasiona a ruptura da membrana eritrocitária, justificando, assim, a presença da hemólise caracteristicamente observada em indivíduos com malária. Indivíduos infectado por *P. vivax*, *P. ovale* e *P. malariae* apresentam quadros clínicos mais brandos, com baixo comprometimento eritrocitário.

O critério de diagnóstico baseia-se na visualização de formas intracelulares do protozoário, em diferentes fases do ciclo evolutivo na distensão sanguínea, que também pode evidenciar baixa contagem de reticulócitos, trombocitopenia, linfocitose, eosinopenia, neutrofilia precoce e monocitose. Também é possível observar a presença do pigmento hemozoína, proveniente da degradação da hemoglobina. A análise microscópica, geralmente, revela eritrócitos de tamanho e coloração normais, com protrusões de membrana que são ricas em antígenos parasitários, contribuindo para aumentar a adesão dos eritrócitos ou, até mesmo, a adesão de eritrócitos com células da superfície dos pequenos vasos sanguíneos.

A **bartonelose** (febre de Oroya) é uma infecção bacteriana restrita à América do Sul. O seu agente causador, o *Bartonella quintana*, é um bacilo gram-negativo que infecta os eritrócitos e provoca esferocitose e anemia hemolítica.

A **hemoglobinúria paroxística noturna** (HPN) é um distúrbio clonal das células indiferenciadas da hematopoiese, originando eritrócitos com defeitos de membrana que os tornam altamente sensíveis à lise induzida pelo sistema complemento. A HPN provém de uma mutação somática adquirida no gene da fostatidilinositol-glican classe A (PIG-A), que leva à deficiência de glicosilfosfatidil-inositol (GPI) e das proteínas de membrana ancoradas na GPI.

Alguns pacientes relatam episódios de hemólise noturna, ou seja, a primeira amostra de urina da manhã possui cor avermelhada ou marrom escura. O diagnóstico de HPN deve ser suspeitado caso o indivíduo manifeste hemólise idiopática, principalmente se o paciente apresentar leucopenia e/ou trombocitopenia. O exame microscópico não releva sinais específicos e a maior parte dos pacientes (80%) apresenta contagem baixa de neutrófilos e/ou plaquetas.

O teste de Ham é um teste utilizado para avaliar a presença de HPN e se baseia na exposição do soro do paciente (soro normal e soro inativado), a 37°C, em soluções acidificadas ou não acidificadas. Se houver hemólise (geralmente, moderada a intensa), o teste é considerado positivo.

Link

Acesse o *link* a seguir e saiba mais sobre como deve ser realizado o diagnóstico laboratorial da malária.

https://goo.gl/RAoyrP

Exercícios

1. A prova de resistência globular avalia a capacidade dos glóbulos vermelhos de incorporar água em seu interior sem que ocorra lise da célula. Essa resistência está na dependência da relação entre superfície/volume do glóbulo e determina se os eritrócitos são osmoticamente frágeis a partir da mensuração da hemólise quando o eritrócito é:
   a) incubado em soro acidificado durante 24h.
   b) incubado em diferentes concentrações de solução salina.
   c) incubado em soluções contendo sacarose.
   d) incubado em soro humano durante 48h.
   e) incubado em soluções hipertônicas.

2. Atualmente, mais de 600 variantes da hemoglobina já foram descritas — a grande maioria relacionada com anormalidades da cadeia beta. A anemia falciforme é uma hemoglobinopatia decorrente de qual mutação gênica?
   a) Síntese diminuída de cadeia da β-globina.
   b) Uma substituição de aminoácido em cadeia da α-globina.
   c) Uma substituição de aminoácido em cadeia da β-globina.
   d) Síntese diminuída de cadeia alfa e beta globina.
   e) Deficiência de espectrina e anquirina.

3. A hemoglobinúria paroxística noturna (HPN) é uma anemia hemolítica

crônica adquirida rara e de curso clínico extremamente variável. O diagnóstico diferencial para a HPN é realizado por meio da combinação de métodos laboratoriais, tendo em vista que a distensão sanguínea não apresenta eritrócitos com alterações morfológicas específicas. A citometria de fluxo é o exame de escolha para o diagnóstico de HPN, e essa técnica permite a análise da expressão de proteínas, com alta sensibilidade e especificidade. Numa situação hipotética na qual não é possível realizar a citometria de fluxo, qual outro exame laboratorial pode ser utilizado no diagnóstico de HPN?
   a) Teste de solubilidade positivo.
   b) Teste de Ham positivo.
   c) Teste de fragilidade osmótica normal.
   d) Teste de Coombs direto negativo.
   e) Teste de falcização positivo.

4. Uma mulher grega, de 25 anos e assintomática recebe os seguintes resultados laboratoriais:
Eritrócitos: 5,78 milhões/μl
Hb: 10,5 g/dL
Hct: 32,0%
VCM: 56,0 fL
HCM: 18,2 pg
CHCM: 32,3 g/dL
Presença de pecilocitose, eritrócitos em alvo, pontilhado basófilo.
Eletroforese da hemoglobina: A 93%, hemoglobina A2 7,3%.
Teste de fragilidade osmótica: normal.
Qual é o possível diagnóstico dessa paciente?
   a) Esferocitose hereditária.
   b) Anemia hemolítica autoimune.
   c) Deficiência de piruvatoquinase.
   d) Traço beta-talassêmico.
   e) Anemia de células falciformes.

5. Uma criança de 10 anos é internada com icterícia recorrente, mas não apresenta nenhum outro tipo de manifestação clínica. O prontuário relata que a paciente manifesta episódios de icterícia desde os primeiros anos de vida e o hemograma revela os seguintes resultados:
Leucócitos: 17.000/μL
Eritrócitos: 4,07 milhões/μL
Hb: 10,5 g/dL
Hct: 31,5%
VCM: 77,4 fL
HCM: 25,7 pg
CHMC: 33,2 g/dL
A distensão sanguínea apresenta grande quantidade de esferócitos e policromatocitose, e o teste de Coombs direto é negativo. Considerando as informações apresentadas, qual é o provável diagnóstico clínico?
   a) Anemia hemolítica autoimune.
   b) Deficiência de piruvatoquinase.
   c) Esferocitose hereditária.
   d) Hemoglobinúria paroxística noturna.
   e) Anemia falciforme.

Referências

ABBAS, A. K.; LICHTMAN, A. H.; PILLAI, S. *Imunologia celular e molecular*. 7. ed. Rio de Janeiro: Elsevier, 2012.

ALBERTS, B. et al. *Biologia molecular da célula*. 6. ed. Porto Alegre: Artmed, 2017.

BAIN, B. J. *Células sanguíneas*: um guia prático. 5. ed. Porto Alegre: Artmed, 2017.

HOFFBRAND, A. V.; MOSS, P. A. H. *Fundamentos em hematologia de Hoffbrand*. 7. ed. Porto Alegre: Artmed, 2018.

MERRIAM-WEBSTER. *The Merriam-Webster Dictionary:* hemólise. Springfield: Merriam--Webster, 2016.

NUSSBAUM, R. L.; MCINNES, R. R.; WILLARD, H. F. *Thompson & Thompson:* genética médica. 8. ed. Rio de Janeiro: Guanabara Koogan, 2016.

REY, L. *Bases da parasitologia médica*. 3. ed. Rio de Janeiro: Guanabara Koogan, 2010.

Leituras recomendadas

BRASIL. Ministério da Saúde. Secretaria de Vigilância em Saúde. *Manual de diagnóstico laboratorial da malária*. Brasília: Ministério da Saúde, 2005. Disponível em: <http://bvsms.saude.gov.br/bvs/publicacoes/malaria_diag_manual_final.pdf>. Acesso em: 21 nov. 2018.

UNIVERSIDADE FEDERAL DE GOIÁS. *Atlas de hematologia*. 2018. Disponível em: <https://hematologia.farmacia.ufg.br/>. Acesso em: 21 nov. 2018.

UNIDADE 3

Contadores hematológicos

Objetivos de aprendizagem

Ao final deste texto, você deve apresentar os seguintes aprendizados:

- Descrever o princípio do funcionamento e metodologia dos contadores celulares automatizados.
- Identificar os parâmetros hematológicos, interpretando seus resultados.
- Interpretar os histogramas e *scattergrams* liberados pelos equipamentos.

Introdução

Os contadores celulares automatizados são considerados como um dos maiores avanços tecnológicos da hematologia, liberando resultados mais precisos em relação aos contadores manuais e possibilitando a avaliação de parâmetros adicionais, o que permite investigar e diagnosticar doenças sanguíneas ou possíveis alterações celulares causadas por outros tipos de patologias que não provêm dos componentes sanguíneos. Esses contadores tornam mais rápido o processo de análise das amostras, liberando os resultados por meio de parâmetros hematológicos, histogramas e *scattergrams*.

Neste capítulo, você vai aprender como funcionam os contadores hematológicos e quais são os principais métodos utilizados nos equipamentos para análise das células sanguíneas. Além disso, você vai conhecer os parâmetros hematológicos e gráficos mais comuns na rotina hematológica laboratorial, aprendendo a interpretar histogramas e *scattergrams* liberados pelos equipamentos de automação laboratorial em hematologia.

Contadores celulares automatizados

A análise automatizada dos componentes celulares sanguíneos se destaca como ferramenta auxiliar no rastreio, diagnóstico e monitoramento de diferentes patologias. A análise celular quantitativa é realizada em contadores celulares que avaliam eritrócitos, leucócitos e plaquetas e, em alguns casos, reticulócitos e eritroblastos, fornecendo uma série de dados sobre as células examinadas. Os dados obtidos podem ser matemáticos, estatísticos e gráficos, também denominados **parâmetros hematológicos**, os quais compõem o hemograma (FAILACE; FERNANDES, 2016; BAIN, 2017).

Existem diversos tipos de contadores celulares, com sistemas gráficos de distribuição de resultados, alertas de processamento (*flags*) relativos ao aparelho (por exemplo, alertas para a falha de reagente) e às amostras (por exemplo, alertas para alterações morfológicas, alterações quantitativas e para a presença de células precursoras). As principais diferenças dos equipamentos são no sistema de contagem celular e na capacidade de avaliar os diferentes parâmetros hematológicos, sendo que os mais recentes contadores determinam de 8 a 60 parâmetros (FAILACE; FERNANDES, 2016; BAIN, 2017).

A contagem celular automatizada ocorre por meio de duas principais metodologias: o método óptico (por dispersão de luz) e o de impedância, descritos a seguir.

Método óptico

A análise pelo método óptico utiliza um feixe de luz ou laser para contagem das células por citometria de fluxo. Nesses contadores, o sangue é aspirado, envolto em soluções com características específicas (de tonicidade, de atividade como solvente, com ou sem corantes) e direcionado a um ou mais canais do sistema em alíquotas diluídas. O sangue é introduzido num fluxo contínuo, que faz com que as células se alinhem (uma a uma) no centro do fluxo. Posteriormente, um feixe de luz ou laser semicondutor é emitido, atravessando perpendicularmente (90°) o fluxo de células — cada célula, ao passar pelo feixe luminoso, tende a desviar a luz incidente ou excitar fluorescência (no caso dos corantes com fluoresceína) (Figura 1) (FAILACE; FERNANDES, 2016).

Essa modificação é detectada por diferentes sensores fotópticos, dispostos próximos ao feixe, que convertem a luz difratada ou dispersa em pulsos elétricos. Os pulsos elétricos são digitalizados e enviados ao computador para posterior interpretação pelo *software*; o número de pulsos indica o número de células (contagem óptica), enquanto o ângulo (grau) de dispersão de luz fornece informação sobre o volume/tamanho das células, de modo que o sistema permite que as células sejam contadas e medidas (FAILACE; FERNANDES, 2016).

As informações provenientes dos diferentes sensores são agrupadas, formando as características de cada célula, e são expressas em um histograma.

Colocando-se um detector frontalmente ao feixe, pode ser medida, também, a absorvância da luz, a qual é determinada pela estrutura, pela forma e pela reflexibilidade da célula (FAILACE; FERNANDES, 2016).

Figura 1. Representação gráfica do método óptico.
Fonte: Adaptada de Silva et al. (2016).

Método por impedância

É um método de contagem celular também designado como corrente direta e tem como base o princípio de Coulter, em que, numa corrente elétrica, há medição de alterações durante a passagem das células sanguíneas, imersas num meio condutor (solução salina eletrolítica), através de um pequeno orifício situado entre dois eletrodos (zona de detecção). Como as células não são condutoras de corrente elétrica, a passagem de cada célula através da abertura causa uma diferença de potencial entre os dois eletrodos, resultando em um pulso elétrico (Figura 2). Quanto maior o volume da célula, maior a amplitude/intensidade do pulso elétrico, e quanto maior quantidade de células, maior o número de pulsos elétricos.

Essa metodologia é utilizada essencialmente para contagem de eritrócitos e plaquetas, que passam pelo mesmo canal e são distinguidos com base no seu volume celular. Os pulsos são analisados e classificados pelo tamanho por um analisador específico, e a soma dos impulsos de todas as células, num volume específico, gera um histograma. Na contagem celular, o registro simultâneo da amplitude (volume da partícula) e do número de partículas contadas fornece o volume corpuscular médio (VCM), que, multiplicado pelo número de eritrócitos, fornece o hematócrito e, no caso das plaquetas, fornece o plaquetócrito.

Conforme o equipamento, os leucócitos são direcionados a outro canal, o trajeto de impedância é usado para a medida de condutividade e o tamanho leucócitos corresponde ao tamanho do seu núcleo ou do tamanho celular nos equipamentos mais atuais, que variam a frequência de corrente elétrica. Se houver eritrócitos nesse canal, eles serão lisados pelo líquido diluidor (que possui um componente lítico). A hemoglobina pode ser dosada nos equipamentos por espectrofotometria após hemólise dos eritrócitos (THOMAS; BHAGYA; MAJEED, 2017).

Figura 2. Representação gráfica do método por impedância.
Fonte: Adaptada de Silva et al. (2016).

Combinação de métodos

No fim dos anos 1970, a tecnologia de impedância foi acrescida de citometria em fluxo, o que proporcionou variantes para identificação celular e originou os atuais contadores eletrônicos de grande porte. Segundo Failace e Fernandes (2016), a tecnologia utilizada nos equipamentos pode incluir:

- Medida e contagem dos pulsos de impedância (princípio Coulter): contagem e medida do volume de eritrócitos e plaquetas em todos os instrumentos, contagem de leucócitos na maioria deles.
- Medida da condutividade elétrica dos glóbulos, em radiofrequência, no orifício de impedância: sensível à estrutura interna das células, usada para diferenciação dos tipos de leucócitos.
- Análise, em vários ângulos, da dispersão e difração da luz focalizada nos glóbulos em citometria em fluxo: identificação (em alguns, contagem) dos tipos celulares.
- Dispersão e absorvância da luz após reação da mieloperoxidase: identificação dos granulócitos no leucograma (peroxidase +).
- Dispersão e absorvância da luz após efeito lítico preferencial do solvente sobre o citoplasma dos leucócitos: identificação dos basófilos resistentes à lise e identificação de células imaturas (resistentes por falta de lipídeos na membrana).
- Dispersão e absorvância da luz após coloração supravital do ácido ribonucleico (RNA): identificação dos reticulócitos.
- Dispersão de luz polarizada: identificação dos eosinófilos pelo efeito despolarizante, quando a luz incidente na célula se propaga em uma única direção específica para um detector óptico.
- Avaliação da fluorescência após marcação do RNA citoplasmático com derivados da fluoresceína: identificação dos reticulócitos.
- Avaliação da fluorescência do DNA nuclear após marcação com iodeto de propídio: identificação de leucócitos inviáveis (membrana permeável ao marcador) e eritroblastos.
- Avaliação da fluorescência em leucócitos após permeabilização da membrana por solvente e marcação com um corante fluorescente de polimetina: identificação dos leucócitos e de plaquetas reticuladas.
- Avaliação da fluorescência após marcação das células com anticorpos monoclonais fluorescentes (imunofenotipagem limitada), feita com *software* especial por alguns modelos: contagem de plaquetas (com anti-CD61) e de linfócitos CD3, CD4 e CD8.

- Espectrofotometria: é usada de modo universal para a dosagem de hemoglobina; as diversas linhas de instrumentos diferem quanto à conversão da hemoglobina antes da colorimetria — cianometemoglobina, hemoglobina-laurilsulfato de sódio, metemoglobina-imidazol.

> **Saiba mais**
>
> O método de impedância (ou Coulter) foi originalmente desenvolvido para contar o número de partículas em fluidos não biológicos, mas, devido à crescente demanda de análise dos componentes sanguíneos, esse método foi adaptado para a hematologia. A partir da aplicação do método por impedância, foi possível aumentar o número de contagens de células em 100 vezes quando comparado à contagem manual por microscopia.

Parâmetros hematológicos

Os contadores celulares automáticos estão em constante evolução tecnológica, com identificação da amostra por leitura do código de barras, recentes sistemas de robotização que homogenizam e transportam o material para a sonda aspiradora e equipamentos capazes de distender e corar lâminas (*slide maker*) para microscopia. Esses equipamentos permitem a análise de novos parâmetros hematológicos com elevado potencial e interesse clínico.

Contudo, existem parâmetros que definem o exame e são comumente avaliados nos diferentes tipos de contadores hematológicos automáticos. Esses parâmetros são:

- **Eritrocitários** — contagem de eritrócitos (RBC); proporção do volume da amostra de sangue que é ocupado pelos eritrócitos, denominado hematócrito (Hct); determinação da concentração de hemoglobina (Hb) e índices hematimétricos eritrocitários, como: volume corpuscular médio (VCM), hemoglobina corpuscular média (HCM), concentração de hemoglobina corpuscular média (CHCM) e a amplitude de distribuição do tamanho dos eritrócitos (variabilidade de tamanho celular), o *red cell distribution width* (RDW), expresso como coeficiente de variação (RDW-CV) ou desvio-padrão (RDW-SD), e, em alguns equipamentos, o coeficiente de distribuição da hemoglobina, *hemoglobin distribution width* (HDW).

- **Leucocitários** — valor absoluto da contagem global de leucócitos (WBC) e os valores relativo e absoluto da contagem diferencial dos vários tipos de leucócitos.
- **Plaquetários** — contagem de plaquetas, avaliação da proporção do volume da amostra de sangue que é ocupado pelas plaquetas, denominado plaquetócrito (PCT), volume plaquetário médio (MPV) e a determinação do índice de variação do tamanho plaquetário *platelet distribution width* (PDW).

Ressalta-se que, mesmo que sejam parâmetros hematológicos comuns, a metodologia para a obtenção desses parâmetros varia conforme o equipamento, sendo fundamental o entendimento do sistema operacional utilizado. Em alguns equipamentos, também há a análise dos valores de reticulócitos (RET) e de eritroblastos (NRBC), que podem ser úteis no diagnóstico diferencial de patologias, sendo importante na avaliação da função medular. A abreviação, unidade e o símbolo de cada parâmetro são apresentados no Quadro 1.

Na Figura 3, é possível observar resultados de alguns parâmetros do hemograma por metodologia automatizada. A interpretação do hemograma requer o conhecimento dos valores de referência para cada parâmetro, bem como a análise conjunta dos resultados (referente a eritrócitos, leucócitos e plaquetas). Esses valores podem variar conforme o sexo, a etnia, a idade, condições ambientais (como altitude) ou fisiológicas (como gravidez).

Quadro 1. Principais parâmetros hematológicos

Parâmetro	Abreviação	Unidade	Símbolo
Contagem de leucócitos	WBC (L)	número × 10^9/litro número/µL	/µL
Contagem de eritrócitos	RBC (E)	número × 10^{12}/litro número × milhões/µL	M/µL
Concentração de hemoglobina	Hb	gramas/litro**, ou gramas/decilitro, ou milimoles/litro	g/L** g/dL mmol/L
Hematócrito	Hct	fração decimal: litro/litro porcentagem	(%)

(Continua)

(Continuação)

Quadro 1. Principais parâmetros hematológicos

Parâmetro	Abreviação	Unidade	Símbolo
Volume corpuscular médio	MCV (VCM)	fentolitros	fL
Hemoglobina corpuscular média	MCH (HCM)	picogramas, ou fentomoles	pg fm
Concentração hemoglobínica corpuscular média	MCHC (CHCM)	gramas/litro, ou gramas/decilitro, ou milimoles/litro, ou %	g/L g/dL mmol/L %
Contagem de plaquetas	Plt (Plaq)	número × 10^9/litro número/microlitro	
Volume plaquetário médio	MPV (VPM)	fentolitros	fL
Plaquetócrito	Pct	litro/litro (vol./vol.) (fração decimal)	
Contagem de reticulócitos	Retic	número × 10^9/litro número/μL	
Velocidade de sedimentação globular (Westergren, 1 h)	ESR (VSG)	milímetros	mm
Unidades Internacionais	Iu***		

N. de T.:
para contagem de eritrócitos (RBC) não há uma sigla consagrada no Brasil;
E (de Eritrócitos) foi criada para pelo tradutor da obra;
siglas para parâmetros que não têm uso generalizado, mas são fornecidos por alguns instrumentos, foram mantidas no idioma original inglês.
**g/L é preferida no Reino Unido.
***A abreviação aprovada para "unidades internacionais" é "iu", mas IU persiste usada para fatores de coagulação.

Fonte: Adaptado de Bain (2017).

Figura 3. Exemplo de resultado dos parâmetros hematológicos por contadores automatizados: a) parâmetros leucocitários; b) parâmetros eritrocitários; c) parâmetros plaquetários.
Fonte: Adaptada de Li Wa/Shutterstock.com.

Alterações eritrocitárias, leucocitárias e plaquetárias patológicas, além de interferirem em aspectos funcionais, como transporte de oxigênio, defesa do organismo e coagulação sanguínea, resultam em modificações dos parâmetros hematológicos. Em muitos casos, essas alterações ocorrem de maneira específica, permitindo a identificação, diferenciação e classificação das patologias. No caso das alterações nos resultados dos parâmetros eritrocitários, as principais patologias relacionadas são as anemias e poliglobulias; para as alterações nos parâmetros leucocitários, destacam-se as patologias reacionais e neoplásicas; para os parâmetros plaquetários, relacionam-se a trombocitopenia/trombocitose e as disfunções plaquetárias.

Contudo, mesmo que a origem da patologia seja exclusiva de uma série celular, podem ser observadas modificações nos parâmetros de outros tipos de células.

Destaca-se que, na presença de alterações sanguíneas, por problemas na identificação das células, o equipamento pode emitir alertas (*flags*) durante a análise, uma vez que o equipamento foi projetado para reconhecer células normais. Isso ocorre quando há um número significativo de células com forma e tamanho anormais, incluindo blastos, granulócitos imaturos, linfócitos atípicos, leucócitos com inclusões citoplasmáticas e hemoparasitas.

Além disso, fatores como aumento da turbidez da amostra por lipemia ou a icterícia, a não contagem de todas as células devido à hemólise, a contagem de agregados plaquetários como se fossem leucócitos e a modificação da forma celular em amostras antigas podem afetar a análise hematológica. Conforme o tipo de alerta, orienta-se a realização de microscopia para análise morfológica das células e contagem diferencial de leucócitos, evitando resultados falsamente positivos.

> **Fique atento**
>
> Na contagem leucocitária automatizada, para diferenciação dos leucócitos, os principais fatores avaliados são o tamanho e a estrutura interna da célula. Após lise dos eritrócitos, os linfócitos são identificados pelo seu tamanho, enquanto os granulócitos são identificados pelo seu conteúdo, que pode ser acentuado por colorações específicas.

Histogramas hematológicos e *scattergrams*

Os histogramas e *scattergrams* são fundamentais na análise da distribuição das populações celulares, sendo basicamente o retrato das células que estão sendo analisadas a partir dos pulsos elétricos emitidos durante a passagem celular. O pulso gerado é proporcional ao tamanho das células, sendo que, para os leucócitos, é proporcional ao tamanho do núcleo da célula. É importante considerar que cada equipamento pode gerar gráficos diferentes, sendo necessário compreender e interpretar os resultados conforme o tipo de equipamento.

Na Figura 4, são representados gráficos gerados pelos equipamentos hematológicos, nesse caso histogramas, em que o eixo Y representa a quantidade de células (frequência absoluta ou relativa) e o eixo X, o tamanho das células (fentolitros). Esses histogramas são compostos por curvas de distribuição celular, que devem começar e terminar na base do gráfico, sendo a área total da curva equivalente à quantidade total de células, e o ponto central da curva (pico) indica o valor médio do tamanho (ou volume) de uma população de células. O intervalo em que começa e termina a curva indica a amplitude ou variação do tamanho celular, sendo possível observar a distribuição da população celular (homogênea ou heterogênea).

Figura 4. Exemplo de resultados de histograma conforme a série celular.
Fonte: Adaptada de Failace e Fernandes (2016).

A curva do gráfico que tem mais de um pico indica mais de uma população celular, ou seja, duas ou mais populações com tamanhos diferentes. Na Figura 4, o primeiro histograma para leucócitos mostra duas curvas, uma para monócitos e outra para polimorfonucleares (neutrófilos, eosinófilos), e a área total do gráfico representa a contagem total de leucócitos. No segundo histograma para leucócitos, são mostradas 3 curvas características da contagem normal dessas células (separadas em 3 grupos: grandes células — neutrófilos —, pequenas células — linfócitos — e células de médio tamanho ou mistas — monócitos, eosinófilos, basófilos). Os linfócitos são distribuídos normalmente entre 50–100 fL, a população de células mistas (monócitos, basófilos e eosinófilos) entre 100–150 fL e neutrófilos entre 150–300 fL (THOMAS; BHAGYA; MAJEED, 2017).

No caso dos eritrócitos, pode haver uma dupla população de células (normal e patológica) em indivíduos pós-transfusão sanguínea ou durante anemias em tratamento. Contudo, às vezes, a proporção de células com tamanho maior (macrocíticas) ou menor (microcítica) não é suficiente para alterar o valor médio do tamanho celular (VCM), sendo necessário avaliar o valor do coeficiente de variação do tamanho celular. As plaquetas podem ser representadas em um gráfico separado ou comumente como uma primeira curva com um pico menor no gráfico das hemácias, com variação de tamanho normalmente entre 2 a 20 fL (THOMAS; BHAGYA; MAJEED, 2017).

Em relação à maturação celular, curvas com deslocamento para a direita indicam presença de células maiores, imaturas (por exemplo, macrocitose, reticulócitos), e, quando o deslocamento é para a esquerda, indica população de células menores, maduras (por exemplo, microcitose). Além da identificação de reticulócitos, dupla população celular, a interpretação correta do histograma também pode sugerir fragmentação eritrocitária e indicação de drepanócitos, conforme demonstrado na Figura 5.

Eritrócitos	2,05
Hemoglobina	7,0
Hematócrito	23,7
VCM	116
HCM	34,4
CHCM	29,6
RDW	22,1

Anemia intensa, macrocítica e hipocrômia e RDW alto. A observação do histograma reflete a distribuição de células muito pequenas (à esquerda do gráfico da Figura 6.15) e um desvio da curva para a direita. O pico à esquerda é compatível com fragmentos de eritrócitos (possivelmente drepanócitos), enquanto a distribuição de células mais à direita pode indicar a presença de reticulócitos. O quadro descrito refere-se a um paciente portador de anemia falciforme.

Figura 5. Exemplo de resultados de histograma com presença de fragmentos eritrocitários (possivelmente drepanócitos).
Fonte: Adaptada de Silva et al. (2016).

No caso dos *scattergrams*, o gráfico exibe a dispersão das populações celulares e, geralmente, é usado para demonstrar a diferenciação leucocitária, correlação do volume eritrocitário com a concentração de hemoglobina e correlação do volume plaquetário com o índice de refração (proporcional ao componente plaquetário). Cada item do conjunto de dados é plotado no gráfico como um ponto cujas coordenadas X e Y estão relacionadas com seus valores para as duas variáveis.

Veja, na Figura 6, um exemplo de resultados de histograma conforme a série celular.

Figura 6. Exemplo de resultados de histograma conforme a série celular.

Fonte: Adaptada de Failace e Fernandes (2016).

A diferenciação celular leucocitária pode ser feita em 3 (grandes células — granulócitos —, pequenas células — linfócitos — e células de médio tamanho — monócitos, eosinófilos, basófilos), 5 (linfócitos, neutrófilos, monócitos, eosinófilos e basófilos) ou 7 grupos (linfócitos, neutrófilos, monócitos, eosinófilos, basófilos, células grandes imaturas e linfócitos atípicos). A contagem de 7 grupos, com a inclusão de análise de células grandes (blastos e granulócitos imaturos) e linfócitos atípicos (incluindo blastos pequenos) auxilia no diagnóstico de infecções agudas ou da resposta inflamatória em estágio inicial.

Nesse tipo de dispersão celular, cada grupo de células é mostrado em uma posição específica do gráfico, com uma coloração diferente, e avalia-se o quanto as células estão dispersas, ou não, dentro de cada grupo. Quanto maior a dispersão da célula em relação ao seu grupo, maior a variabilidade das suas características celulares, o que pode indicar células atípicas ou imaturas (por exemplo, linfócitos atípicos, blastos) (GUPTA et al., 2018).

Além disso, conforme a patologia, um grupamento celular pode apresentar aumento (indicando maior contagem celular) ou redução lateral (indicando uma menor contagem celular) no gráfico, com equivalência da intensidade de coloração. Pode haver uma área pequena na base do gráfico, denominada "células fantasma" (*ghost*), relacionadas a fragmentos de eritrócitos e pequenas plaquetas (GUPTA et al., 2018).

A análise dos gráficos gerados pelos contadores automatizados é algo pouco utilizado na rotina clínica, mas que agrega diversas informações sobre os parâmetros hematológicos, principalmente após liberação de alertas (*flags*) sobre atipias celulares, diagnóstico e diferenciação de patologias (anemias, leucemias, inflamações agudas, parasitoses) e monitoramento da resposta ao tratamento. Contudo, não deve ser descartada a análise microscópica (ou qualitativa) da amostra para revisão/confirmação dos resultados quantitativos.

Exercícios

1. A contagem celular automatizada se destaca como ferramenta auxiliar no rastreio, diagnóstico e monitoramento de diferentes patologias, podendo ser realizada por diversos equipamentos hematológicos. De acordo com as alternativas, quais são as duas principais diferenças dos contadores celulares?

a) Sistema gráfico de histograma e sistema gráfico de *scattergrams*.

b) Sistema de contagem celular e parâmetros hematológicos analisados.

c) Unidade e símbolo dos parâmetros hematológicos analisados.
d) Sistema de contagem celular e gráfico de *scattergrams*.
e) Número de alertas (*flags*) e gráfico de histogramas.

2. Diferentes métodos físicos, químicos e imunológicos permitem a contagem celular automatizada, como radiofrequência, métodos ópticos, entre outros. Qual das alternativas a seguir descreve a metodologia por impedância?
   a) Utiliza um feixe de luz ou laser para contagem das células.
   b) Avaliação da fluorescência do DNA nuclear após marcação com iodeto de propídio.
   c) Medida e contagem das células por diferença de corrente elétrica.
   d) Utiliza a espectrofotometria para contagem celular.
   e) Dispersão e absorvância da luz, após coloração supravital do ácido ribonucleico (RNA).

3. Os contadores celulares automáticos estão em constante evolução tecnológica, podendo avaliar, em alguns equipamentos, cerca de 60 parâmetros hematológicos. Além disso, a automatização permitiu a avaliação de novos parâmetros que não poderiam ser obtidos a partir da análise hematológica manual. Nesse contexto, qual parâmetro avalia a variabilidade de tamanho dos eritrócitos e que é fornecido somente pela contagem celular automatizada?
   a) MPV.
   b) RDW.
   c) WBC.
   d) PCT.
   e) NRBC.

4. Uma das formas de representar a contagem celular é por meio de gráficos gerados pelos equipamentos automatizados, principalmente histogramas. Esses gráficos são compostos por curvas de distribuição celular, que devem começar e terminar na base do gráfico. Para avaliar a contagem celular total, qual parte do histograma deve ser interpretada?
   a) Ponto médio da curva de distribuição.
   b) Número de curvas de distribuição.
   c) Deslocamento à direita da curva de distribuição.
   d) Amplitude da curva de distribuição.
   e) Área total sob a curva de distribuição.

5. A representação gráfica dos resultados da contagem celular, além de frequente na rotina clínica, tem apresentado grandes avanços tecnológicos. No caso dos gráficos por *scattergrams*, _____. Nesse contexto, qual das alternativas preenche corretamente essa descrição?
   a) cada célula contada é representada no gráfico como um ponto cujas coordenadas x e y estão relacionadas com seus valores para duas variáveis.
   b) cada célula contada é representada no gráfico como uma curva cujas coordenadas x e y estão relacionadas com seus valores para duas variáveis.
   c) cada célula contada é representada no gráfico como um ponto cujas coordenadas x e y estão relacionadas com seus valores para uma única variável.

d) cada grupo de série celular contado é representado no gráfico como um ponto cujas coordenadas x e y estão relacionadas com seus valores para duas ou mais variáveis.

e) cada grupo de série celular é representado no gráfico como uma curva cujas coordenadas x e y estão relacionadas com seus valores para uma única variável.

Referências

BAIN, B. J. *Células sanguíneas*: um guia prático. 5. ed. Porto Alegre: Artmed, 2017.

FAILACE, R.; FERNANDES, F. *Hemograma*: manual de interpretação. 6. ed. Porto Alegre: Artmed, 2016.

GUPTA, M. et al. Useful information provided by graphic displays of automated cell counter in hematological malignancies. *Journal of Clinical Laboratory Analysis*, v. 32, n. 5, jun. 2018. Disponível em: <https://onlinelibrary.wiley.com/doi/full/10.1002/jcla.22392>. Acesso em: 20 jan. 2019.

SILVA, P. H. et al. *Hematologia laboratorial*: teoria e procedimentos. Porto Alegre: Artmed, 2016.

THOMAS, E. T. A.; BHAGYA, S.; MAJEED, A. Clinical Utility of Blood Cell Histogram Interpretation. *Journal of Clinical and Diagnostic Research*, v. 11, n. 9, set. 2017. Disponível em: <https://jcdr.net/article_fulltext.asp?issn=0973-709x&year=2017&volume=11&issue=9&page=OE01&issn=0973-709x&id=10620>. Acesso em: 20 jan. 2019.

Leituras recomendadas

BACALL, N. S. Analisador automático hematológico e a importância de validar novos equipamentos em laboratórios clínicos. *Revista Brasileira de Hematologia e Hemoterapia*, v. 31, n. 4, p. 218-220, jul./ago. 2009. Disponível em: <http://www.scielo.br/scielo.php?script=sci_arttext&pid=S1516-84842009000400006>. Acesso em: 23 jan. 2019.

MONTEIRO, F. G. *Comparação dos resultados de hemogramas do contador eletrônico ABX PENTRA 60 com a microscopia*. 2005. 90 f. Dissertação (Mestrado em Ciências Médicas) — Universidade Federal do Rio Grande do Sul, Faculdade de Medicina, Porto Alegre, 2005. Disponível em: <https://www.lume.ufrgs.br/bitstream/handle/10183/7399/000543631.pdf>. Acesso em: 23 jan. 2019.

Reticulócitos, velocidade de hemossedimentação e teste de falcização

Objetivos de aprendizagem

Ao final deste texto, você deve apresentar os seguintes aprendizados:

- Reconhecer as metodologias utilizadas para a contagem de reticulócitos e sua utilidade clínica.
- Identificar as metodologias para a realização do VHS e sua utilidade clínica.
- Explicar o princípio do teste de falcização, sua metodologia e utilidade clínica.

Introdução

Ne hematologia, existem três exames fundamentas que todo profissional da área deve conhecer: a contagem de reticulócitos, a velocidade de hemossedimentação (VHS) e o teste de falcização. A contagem de reticulócitos é um exame laboratorial importante para diagnóstico diferencial de anemias carenciais e hemolíticas; para acompanhamento de resposta ao tratamento com ferro, folato e B12; avaliação de perdas sanguíneas; monitoração de resposta terapêutica após transplantes ou supressão de medula óssea ou monitoração após resposta terapêutica com eritropoetina. O teste de VHS mede o grau de sedimentação dos eritrócitos de uma amostra de sangue num dado intervalo de tempo e tem sido empregado no diagnóstico de uma ampla variedade de condições clínicas, na predição e na avaliação da gravidade de doenças e até como um índice geral de saúde, quando seus valores estão dentro da faixa de normalidade. Já o teste de falcização é um teste utilizado no apoio do diagnóstico da doença falciforme para detecção da hemoglobina S (Hb S). A presença de falcização corre em indivíduos heterozigotos (indivíduos AS), nos homozigotos para Hb S (indivíduos SS — anemia falciforme) e nos duplo-heterozigotos (SC).

Neste capítulo, você vai aprender sobre esses três testes laboratoriais, suas respectivas metodologias e utilidades clínicas.

Reticulócitos

A eritropoiese é regulada pelo hormônio eritropoetina (EPO) e a hipóxia induz fatores (HIF-2α e β) que estimulam a produção desse hormônio. A produção de eritropoetina aumenta na anemia e quando a hemoglobina é incapaz de liberar O_2 normalmente (por motivo metabólico ou estrutural), quando o O_2 atmosférico está baixo ou quando há disfunções cardíaca, pulmonar ou danos na circulação renal que afetem a entrega de O_2 ao rim. A eritropoetina estimula a eritropoiese pelo o aumento do número de células progenitoras comprometidas com a eritropoiese (HOFFBRAND; MOSS, 2018).

A eritropoiese é um processo regulado pela influência de interleucinas e de fatores de crescimento, que permitem que as células primitivas, indiferenciadas, comprometam-se com estímulo eritroblástico e, sob influência da EPO, sofrem ao menos 4 mitoses, excluem o núcleo e passam para o sangue periférico como eritrócitos, destinados a uma sobrevida de aproximadamente 120 dias. Após a perda do núcleo, a síntese de proteínas (especialmente de hemoglobina) persiste por em torno de 40 horas de maturação intramedular e por mais algumas horas no sangue periférico. O RNA ribossômico, entretanto, não é mais sintetizado e sofre progressivo catabolismo no sangue periférico, até o seu esgotamento. A Figura 1, a seguir, revisa a sequência de amplificação e maturação no desenvolvimento do eritrócito a partir do proeritroblasto. Atente-se para a etapa de formação de reticulócitos e para a comparação de conteúdo de DNA e RNA, a distribuição na medula óssea e no sangue periférico de eritroblastos, reticulócitos e eritrócitos maduros.

Figura 1. *(Continua)* Eritropoiese e comparação do conteúdo de DNA, RNA e presença dos normoblastos (eritroblasto que ainda retém o núcleo), reticulócitos e eritrócitos na medula óssea e no sangue periférico.
Fonte: Adaptada de Hoffbrand e Moss (2018).

	Normoblasto	Reticulócito	ERT maduro
DNA nuclear	Sim	Não	Não
RNA no citoplasma	Sim	Sim	Não
Na medula óssea	Sim	Sim	Sim
No sangue	Não	Sim	Sim

Figura 1. (*Continuação*) Eritropoiese e comparação do conteúdo de DNA, RNA e presença dos normoblastos (eritroblasto que ainda retém o núcleo), reticulócitos e eritrócitos na medula óssea e no sangue periférico.
Fonte: Adaptada de Hoffbrand e Moss (2018).

O RNA residual, com a utilização de corantes usuais, atribui aos eritrócitos recém-saídos da medula óssea uma coloração acinzentada (**policromatose**), nem sempre fácil de visualizar em microscopia. Mas, por meio do uso de corantes supravitais, ocorre um processo de precipitação dos ribossomos com RNA, em que grânulos se encadeiam e formam um retículo de fácil observação. Os eritrócitos assim corados são denominados **reticulócitos** (Figura 2).

Figura 2. Reticulócitos corados com azul de metileno e observados na microscopia eletrônica.
Fonte: Adaptada de Failace e Fernandes (2016).

 Os reticulócitos, então, são eritrócitos jovens e policromatofílicos devido ao seu RNA residual. A contagem de reticulócitos no sangue periférico fornece informações sobre a integridade funcional da medula óssea. Altas contagens de reticulócitos ocorrem quando a medula óssea está respondendo a um aumento de eritropoetina ou o aumento costuma ser proporcional à severidade da anemia hemolítica. O aumento é mais evidente quando houver tempo para o desenvolvimento de hiperplasia eritroide na medula óssea, como na hemólise crônica. Após hemorragia aguda intensa, há resposta à eritropoietina, em torno de 6 horas, e a contagem de reticulócitos aumenta em 3 dias, atingindo um máximo entre 6 e 10 dias, e continua alta até que a hemoglobina volte ao normal. A falta de elevação na contagem de reticulócitos em pacientes anêmicos carenciais sugere diminuição da função da medula óssea e/ou a falta de estímulo eritropoetínico (HOFFBRAND; MOSS, 2018).

 Em pacientes com quadro de anemia que apresentam reticulocitose, a eritropoiese na medula óssea mostra-se eficaz e responde às terapias específicas. Entretanto, em pacientes com quadro de anemia que apresentam um número diminuído de reticulócitos na circulação, ou reticulocitopenia, a eritropoiese é ineficaz e pode estar associada a outros fatores. Além de avaliar a evolução desses pacientes, a contagem de reticulócitos promove o monitoramento da regeneração da atividade medular após quimioterapia ou transplante de medula óssea.

 O material biológico utilizado para esse teste é o sangue total coletado com EDTA, e a hemólise pode ser um fator que interfere na análise e no resultado, pois pode gerar uma contagem incorreta.

Metodologias empregadas para contagem de reticulócitos

A maioria das técnicas laboratoriais para contagem de reticulócitos são baseadas na detecção de RNA (reticulina) no citoplasma dos reticulócitos. Em 1931, Heilmeyer foi um dos primeiros pesquisadores a propor a classificação dos reticulócitos baseada na sua própria maturação, a qual é definida pela quantidade de filamentos reticulares presentes em um reticulócito. Inicialmente, essa observação era realizada por meio de microscopia óptica, após coloração supravital das células com azul de cresil brilhante (SILVA et al., 2016).

O desenvolvimento de corantes fluorescentes específicos para RNA na década de 1980 possibilitou a utilização de citômetros de fluxo para contagem de reticulócitos com elevada exatidão e precisão. O desenvolvimento de citômetros de fluxo dedicados à enumeração de reticulócitos revelou-se uma alternativa à microscopia ótica para laboratórios com alto volume de contagens de reticulócitos. A análise por citometria de fluxo proporcionou informações clínicas valiosas que não eram disponíveis pela microscopia de luz. Com a incorporação da citometria de fluxo nos analisadores hematológicos, a contagem de reticulócitos, assim como parâmetros derivados (IRF, fração de reticulócitos imaturos, e HGM–RET, hemoglobina globular média dos reticulócitos), tornaram-se parte da rotina laboratorial. A análise de reticulócitos com fluorocromo marcado com anticorpos monoclonais contra receptores de superfície de reticulócitos já está disponível para estudos de investigação dos reticulócitos.

Então, sua contagem pode ser obtida por meio de automação, mas a revisão manual (microscópica) é recomendável para pacientes com hemoglobinopatias e anemias graves com altas contagens de eritroblastos. Os contadores automatizados de reticulócitos podem fornecer índices de reticulócitos imaturos, com significado clínico ainda em estudo (XAVIER; DORA; BARROS, 2016).

A automação completa da contagem de reticulócitos com o uso de analisador foi iniciada em 1989 pela SYSMEX R-1000. As informações técnicas e a tecnologia empregada nos principais analisadores hematológicos sobre a contagem de reticulócitos estão descritas no Quadro 1.

Quadro 1. Informações técnicas e tecnologia empregada nos principais analisadores hematológicos para contagem de reticulócitos

	Beackman Coulter	Sysmex	Sysmex	Abbot Diagnostics	Siemens Diagnostics	Horiba Medical	Mindray
Reticulócitos	Coloração supravital com azul de metileno novo e detecção do volume, condutividade e dispersão da luz (tecnologia VCS)	Coloração supravital com polimetina e detecção ótica da fluorescência	Coloração supravital com corante de RNA e detecção ótica da fluorescência	Coloração com (Sybr II) e detecção ótica da luz e da fluorescência	Coloração supravital com Oxazina 750 e detecção ótica da dispersão da luz e da absorbância	Coloração com laranja de Thiazol e detecção ótica da fluorescência e por impedância	Coloração supravital com corante fluorescente patenteado e detecção ótica da fluorescência

Apesar de existir um grande potencial de aplicação da classificação baseada na maturação dos reticulócitos, como um índice da atividade eritropoiética da medula óssea, sua aplicação clínica é limitada em virtude dos resultados serem pouco reprodutíveis na classificação manual. Porém, posteriormente, foi demonstrado que os filamentos reticulares dos reticulócitos eram compostos de proteínas e RNA ribossomal, e a introdução de métodos que usam corantes que se ligam seletivamente no RNA, sendo, portanto, capazes de gerar sinais reprodutíveis, proporcionais ao conteúdo desse ácido nucleico, despertou, novamente, o interesse pelo índice de maturação dos reticulócitos.

O termo "fração de reticulócitos imaturos" (IRF) foi introduzido para indicar a quantidade de reticulócitos que se encontram, em determinada amostra, em fases imaturas de diferenciação celular, ou seja, com conteúdo de RNA em quantidades mais elevadas. Os analisadores mais modernos de cada fabricante fornecem o IRF, e a maioria deles, por meio de citometria de fluxo, divide os reticulócitos em 3 porções distintas, alta, média e baixa fluorescência (Figura 3), com base no conteúdo de RNA presente nos reticulócitos.

O IRF, assim como o HGM-RET (hemoglobina globular média dos reticulócitos), é um novo parâmetro do hemograma que serve para uma avaliação em tempo real e que informa se a disponibilidade vigente do ferro é, ou não, suficiente para a eritropoiese. O HGM-RET associado ao IRF avalia a quantidade real de ferro disponível para a síntese de hemoglobina; detecta precocemente a deficiência de ferro quando outros marcadores bioquímicos podem sofrer interferências de infecções, inflamações ou gravidez e monitora o tratamento com eritropoietina.

Figura 3. Citograma de reticulócitos, o IRF é a soma das frações de média e alta fluorescência, ou seja, refere-se aos reticulócitos mais imaturos. L = reticulócitos de baixa fluorescência; M = reticulócitos de média fluorescência; H = reticulócitos de alta fluorescência.
Fonte: Adaptada de Silva et al. (2016).

A contagem manual de reticulócitos baseia-se na observação microscópica dos restos de RNA ribossomal, que são evidenciados por colorações supravitais. Essa técnica de coloração foi descrita na década de 1940 e o termo supravital é utilizado em virtude de a técnica corar as células vivas antes de elas serem fixadas. O corante atravessa a membrana do eritrócito e se precipita sobre as organelas, formando estruturas reticuladas que permitem sua visualização ao microscópio ótico (BAIN, 2017). Geralmente, cerca de 1.000 eritrócitos são examinados em uma área bem corada e com distribuição celular adequada para que se determine a proporção de reticulócitos. Com base na quantidade de retículo visualizada, os reticulócitos podem ser classificados em diferentes estágios de maturação: células com grandes quantidades de retículo são consideradas mais jovens ou imaturas e, à medida que o retículo diminui, os reticulócitos são considerados mais velhos ou maduros.

> **Fique atento**
>
> Segundo Bain (2017), o RNA responsável pela formação do retículo na coloração supravital provoca ligeiros traços de basofilia quando se utiliza preparações de Romanowski. Essa basofilia, associada à acidofilia da hemoglobina, produz uma coloração característica conhecida por policromatofilia (BAIN, 2017). A presença de policromatofilia em extensões sanguíneas preparadas com corantes de Romanowski sugere uma elevada contagem de reticulócitos. No entanto, é importante lembrar que o número de células policromatófilas não deve substituir a contagem de reticulócitos.

A técnica manual é bastante imprecisa e sofre interferência de vários fatores, ainda que seja a metodologia padrão para contagem de reticulócitos desde o final da década de 1940. Por isso, é fundamental avaliar um número suficiente de células vermelhas para garantir que a contagem seja adequada.

A técnica para contagem de reticulócitos segue as seguintes etapas (PORTAL EDUCAÇÃO, 2018, documento *on-line*):

- homogeneizar o sangue, coletado com anticoagulante;
- pingar uma gota de sangue e uma gota de novo azul de metileno (ou azul de cresil brilhante) a 1% em um tubo de ensaio;
- homogeneizar as gotas de sangue e do corante supravital escolhido;
- incubar em banho-maria a 37ºC e aguardar quinze minutos para confeccionar um esfregaço com essa mistura;

- deixar o esfregaço secar ao ar;
- focalizar o esfregaço em aumento de 100x no microscópio ótico;
- contar mil células vermelhas (hemácias + reticulócitos) e, entre essas, indicar o número de reticulócitos;
- calcular a porcentagem de reticulócitos.

Para que a contagem seja mais fácil e se melhore a precisão da análise manual de reticulócitos, recomenda-se a utilização da ocular de Miller (Figura 4), que delimita a área de contagem em um quadrado grande, no qual está contido um quadrado pequeno, que tem um nono do tamanho do quadrado maior. Os reticulócitos são contados, em cada campo, no quadrado grande, e os eritrócitos são contados no quadrado pequeno, totalizando vinte campos consecutivos. Quando se utiliza esse instrumento, a porcentagem de reticulócitos é calculada da seguinte forma (BAIN, 2017):

$$\frac{Reticulócitos\ em\ 20\ quadrados\ grandes \times 100}{Eritrócitos\ em\ 20\ quadrados\ pequenos \times 9}$$

Contagem de reticulócitos (%)	Número aproximado de eritrócitos a contar nos quadrados pequenos para um CV de 10%	Equivalente à contagem total de
1-2	1.000	9.000
3-5	500	4.500
6-10	200	1.800
20-25	100	900

*Da referência 37.
CV, coeficiente de variação.

Figura 4. Micrômetro ocular de Miller e descrição do número de células a contar no quadrado pequeno do gratículo de Muller para se obter um grau aceitável de reprodutibilidade na contagem de reticulócitos.
Fonte: Adaptada de Bain (2017).

A contagem de reticulócitos, cujo resultado é expresso em porcentagem comparativa ao número de eritrócitos, indica de forma indireta o grau de produtividade dos eritrócitos pela medula óssea, a eritropoiese, com valores de 0,5 a 2,0% em adultos e 3 a 7% em recém-nascidos. A contagem absoluta também pode ser utilizada, e o valor de referência é entre 25 a 150 × $10^3/\mu L$.

Em casos de deficiência na eritropoiese, como, por exemplo, na deficiência de ferro, pode ocorrer anemia com baixa proliferação e, consequentemente, a contagem de reticulócitos se apresenta diminuída em relação à contagem normal, ou seja, < 0,5%. Por outro lado, quando a eritropoiese está estimulada, tal como ocorre nas anemias hemolíticas, a contagem de reticulócitos se apresenta aumentada, ou seja, acima de (> 2,0%). Nesses dois exemplos citados, o médico do paciente com anemia com baixa proliferação ou com a anemia hemolítica procura tratar o paciente para normalizar a eritropoiese, e um dos parâmetros que ele poderá usar é a contagem de reticulócitos. Contudo, existe uma contagem corrigida de reticulócitos (CCR) que torna a avaliação da eritropoiese mais específica e exprime com mais exatidão a produção de reticulócitos na medula óssea.

$$Reticulócitos\ corrigidos = \frac{Reticulócitos \times HCT\ do\ paciente}{HCT\ normal^*}$$

*O valor padrão de hematócrito para mulheres, adolescentes e adultas, e crianças de ambos sexos é de 40%. Para homens adultos, o valor é de 45%.

Velocidade de hemossedimentação (VHS)

A velocidade de hemossedimentação, também conhecida pela sigla VHS, é um teste laboratorial simples e de baixo custo, utilizado há muitos anos como marcador de resposta inflamatória. É preciso destacar que, embora seja usado rotineiramente na prática clínica, o teste de VHS apresenta poucas indicações precisas em função da baixa sensibilidade e especificidade.

Esse teste foi idealizado para auxiliar no diagnóstico da gravidez, sendo empregado, então, como indicador de doenças inflamatórias ou infecciosas e até mesmo da condição geral de saúde ou doença. Hoje, mesmo com a disponibilidade de exames complementares mais sofisticados, o teste de VHS continua sendo solicitado com muita frequência pelos reumatologistas para o diagnóstico e o acompanhamento clínico de doenças como a artrite reumatoide, o lúpus eritematoso sistêmico e a doença reumática. O teste de VHS consiste na medida da altura da camada de hemácias de uma amostra de sangue venoso anticoagulado, que sedimenta em um tubo de vidro graduado em um determinado período (60 minutos).

A membrana citoplasmática eritrocitária tem carga negativa devido à presença de ácido siálico, e essa carga negativa cria um potencial de repulsão entre os eritrócitos, chamado de potencial zeta. Esse potencial de repulsão impede que os eritrócitos se empilhem (formem *rouleaux*) e sedimentem rapidamente; sendo assim, os valores de referência para indivíduos normais são baixos na primeira hora de sedimentação. Quando ocorrem alterações a nível de fibrinogênio, imunoglobulinas e proteínas de fase aguda, o potencial zeta é vencido e o empilhamento é formado, fornecendo um valor mais elevado que o de referência na primeira hora de sedimentação.

Ainda hoje, o teste de VHS vem sendo utilizado com frequência na prática clínica como marcador inespecífico de doenças, mas diversos fatores podem afetar o resultado da VHS, produzindo tanto resultados falso-positivos quanto falso-negativos, levando a dificuldades diagnósticas. No entanto, esse pode ser um exame útil quando bem indicado.

As condições clínicas mais frequentemente associadas com alterações do teste de VHS estão listadas no Quadro 2, a seguir.

Quadro 2. Condições clínicas e VHS

Condições anormais associadas a aumento do VHS	
■ Alcoolismo	■ Hipotiroidismo
■ Anemias graves	■ Infarto do miocárdio
■ Arterite temporal	■ Insuficiência renal crônica
■ Artrite gotosa	■ Leucemias
■ Artrite reumatoide	■ Linfomas
■ Câncer renal	■ Lúpus eritematoso sistêmico
■ Cânceres metastáticos	■ Mieloma múltiplo
■ Cirrose hepática	■ Mixoma atrial
■ Doença inflamatória pélvica	■ Osteomielite
■ Endocardite infecciosa	■ Polimialgia reumática
■ Erisipela	■ Queimaduras graves
■ Esclerose sistêmica progressiva	■ Sífilis
■ Fasciite eosinofílica	■ Síndrome de Dressler
■ Febre reumática	■ Tiroidite autoimune
■ Hepatite autoimune	■ Trautatismo orgânico grave
■ Hipertiroidismo	■ Vasculites alérgicas
Condições que dificultam o aumento do VHS	
■ Anemia falciforme	■ Hipofibrinogenemia
■ Coagulação intravascular disseminada	■ Insuficiência cardíaca congestiva
	■ Policitemia
■ Coqueluche	■ Uso de anti-inflamatórios
■ Esferocitose hereditária	

Fonte: Adaptado de Santos, Cunha e Cunha (2000).

Metodologia para VHS

A técnica padrão-ouro manual de VHS é feita na pipeta de Westergren, um tubo com 30 cm de comprimento e 2,5 mm de largura e aferido em uma escala de 0 a 20 cm. Na técnica original, o sangue é coletado com citrato de sódio a 0,106 M na proporção de 1:4. Após a homogeneização, a pipeta de Westergren é preenchida, colocada na estante de Westergren e, após 60 minutos, é realizada a leitura de quantos milímetros os eritrócitos sedimentaram.

Figura 5. Pipeta de Westergren e estante de Westergren.
Fonte: Adaptada de Laboratory Info (2016).

No métodos de Westergren modificado, o sangue venoso é coletado com EDTA e, após homogeneização, 1,6 mL de sangue é diluído em 0,4 mL de salina ou citrato de sódio a 0,106 M, e a mistura é homogeneizada por alguns minutos e introduzida na pipeta de Westergren. A leitura é realizada após 60 minutos e o resultado expresso em mm.

Há, ainda, o método de Wintrobe-Landsberg, em que se utiliza um tubo de diâmetro interno constante e com uma escala graduada em milímetros (tubo de Wintrobe). O tubo é preenchido com sangue anticoagulado com EDTA, até a marca zero, e deixado em posição vertical por 60 minutos; após esse período, lê-se, diretamente na escala do tubo, a distância percorrida pelos eritrócitos.

Existe, também, a técnica automatizada (Ves-Matic®), em que o resultado é obtido em 20 minutos, porque a sedimentação é apressada por uma inclinação de um ângulo de 18°. A automação é melhor que o método manual porque, além de ser mais rápida, utiliza menos volume do sangue anticoagulado com EDTA (30–150 μL) e elimina interferentes (SILVA et al., 2016).

Fique atento

Os valores de referência podem ser estabelecidos por cada laboratório, mas, de modo geral, os valores utilizados são:
- Homens abaixo de 50 anos: 0–15 mm
- Homens acima de 50 anos: 0–20 mm
- Mulheres abaixo de 50 anos: 0–20 mm
- Mulheres acima de 50 anos: 0–30 mm
- Crianças: 0–0 mm

Link

Acesse o *link* a seguir para saber mais sobre informações úteis para o dia a dia em relação à velocidade de sedimentação globular (VSG).

https://goo.gl/6XEWzV

Teste de falcização

A anemia falciforme é uma doença autossômica que afeta mais frequentemente indivíduos de descendência negra, mas não é exclusiva dessa etnia. Ocorre devido a uma mutação do cromossomo 11, que resulta na substituição do ácido glutâmico pela valina na posição 6 da cadeia beta da globina, originando a hemoglobina S (Hb S). Em decorrência da presença de Hb S, a hemácia perde sua forma arredondada e assume o aspecto de foice — daí o nome "falciforme".

A falcização pode ocorrer *in vivo* quando a concentração da Hb S for superior à da Hb A, como ocorre nos genótipos das doenças falciformes: Hb SS, Hb SC, Hb SD, Hb SF, Hb S/talassemia beta e Hb S/talassemia alfa.

O diagnóstico da anemia falciforme inicia-se com a realização de um hemograma, em que se faz a análise qualitativa dos eritrócitos e, normalmente, observa-se a presença de drepanócitos (eritrócitos em forma de foice). Os reticulócitos e a bilirrubina indireta também se elevam devido a essa anemia ser uma anemia hemolítica. Ocorre, ainda, leucocitose com neutrofilia (relacionada à infecção e trombos) durante as crises vaso-oclusivas. Quando há o sequestro esplênico, as plaquetas diminuem (plaquetopenia), levando à diminuição dos níveis de hemoglobina e causando palidez e dor.

O teste de falcização é um teste de rastreamento do diagnóstico da doença falciforme para detecção da hemoglobina S. A presença de falcização corre em indivíduos heterozigotos (indivíduos AS), nos homozigotos para Hb S (indivíduos SS — anemia falciforme) e nos duplo-heterozigotos (SC). Para a liberação de uma bolsa de sangue em serviços de hemoterapia, antes de uma transfusão sanguínea, é realizado o teste de falcização.

Metodologia do teste de falcização

O teste de falcização consiste em colocar a hemácia a ser pesquisada sob baixa concentração de oxigênio para que, dessa maneira — devido à hipóxia —, ela adquira o formato característico de foice por meio da solução de metabissulfito de sódio a 2% (indutor da hipóxia eritrocítica).

Após ser adicionado o metabissulfito ao sangue, ocorre a vedação do material colocado em lâmina e lamínula (para evitar o contato com o ar atmosférico e consequente oxigenação do sangue), nas quais os eritrócitos que contêm a hemoglobina S irão deformar-se após algumas horas. É um teste simples, mas menos indicado para algumas circunstâncias, pois não caracteriza os genótipos por causa do tempo necessário para a leitura da reação (de até 24 horas) para obtenção do resultado. Por ser um teste de baixa sensibilidade, são necessários outros testes complementares.

Confira, a seguir, o passo a passo do procedimento:

1. Colocar em um tubo 50 µl de sangue total + 100 µl de solução fisiológica 0,9%, misturar por inversão e adicionar 100 µl de metabissulfito de sódio a 2%. Misturar por inversão.
2. Colocar, na lâmina de microscopia, 10 a 20 µl da mistura e espalhar por um espaço de 4 cm².
3. Cobrir a preparação com lamínula e vedar os quatro lados com esmalte. Conservar a preparação em câmara úmida (placas de Petri com algodão embebido em água).

4. Examinar em microscópio com objetiva 10 ou 40x após 1 hora, 3 horas, 6 horas, 12 horas e 24 horas.

Os resultados falso-positivos podem ocorrer em hipergamaglobulinemia e presença de outras hemoglobinopatias; já resultados falso-negativos podem ocorrer por quantidade insuficiente de hemácias na mistura. Esse teste não discrimina anemia falciforme de traço falcêmico, pois é um teste de rastreamento e a confirmação diagnóstica deve ser feita com base em outras metodologias.

A Figura 6, a seguir, mostra uma microscopia óptica de sangue com anemia falciforme (Hb SS) e situações de processo de falcização.

Figura 6. Microscopia óptica de sangue com anemia falciforme (Hb SS). (a) Eritrócito com Hb S oxigenada com a forma discoide. (b) Duas situações que representam a fase inicial da falcização. (c) Eritrócito falciforme irreversível.
Fonte: Adaptada de Academia de Ciência e Tecnologia (2018).

Saiba mais

Para confirmação do diagnóstico da anemia falciforme, realizam-se outros exames, com base na mobilidade eletroforética mais lenta da Hb S em relação à Hb A normal. As principais técnicas utilizadas são: eletroforese de hemoglobina, focalização isoelétrica ou cromatografia líquida de alta performance (HPLC). A realização da detecção da

Hb S por meio da eletroforese em acetato de celulose está associada a métodos de rastreamento, como o teste de falcização e de solubilidade.
Técnicas de diagnóstico molecular para detecção da substituição do nucleotídeo que dá origem à Hb S também são uma opção disponível.

Exercícios

1. A imagem a seguir mostra reticulócitos de um paciente homem, 22 anos, que possui anemia hemolítica grave devido à presença de uma hemoglobina instável. Esse paciente apresentou uma contagem de reticulócitos de 60%.

Fonte: Adaptada de Bain (2017).

Avalie as assertivas a respeito desse caso e marque a opção correta.

I. O aumento da destruição de hemácias (hemólise) induz a eritropoiese, caracterizada pela hiperplasia eritroblástica na medula óssea e pela anemia e reticulocitose no sangue.

II. O número desses reticulócitos no sangue periférico de um adulto saudável é de 0,5 a 2,0%; sendo assim, nesse caso, o paciente apresenta uma reticulocitose.

III. Não se faz necessária a contagem de reticulócitos nesse caso, uma vez que a policromatofilia observada no hemograma desse paciente já seria suficiente para verificar uma intensa produção celular de origem eritrocitária.

IV. A reticulocitose desse paciente de 60% é um indicador de baixa atividade da medula óssea.

a) As assertivas I e II estão corretas.
b) As assertivas I e III estão corretas.
c) As assertivas I, II e IV estão corretas.
d) Todas as assertivas estão corretas.
e) Todas as assertivas estão incorretas.

2. A descrição de anemia falciforme foi feita em 1910, por Herrick, que relatou a formação peculiar em foice de eritrócitos em pacientes com anemia grave. A anemia falciforme é uma doença autossômica recessiva hereditária na qual uma hemoglobina anormal leva à anemia hemolítica crônica com inúmeras consequências clínicas. Nessa patologia, ocorre a presença de uma hemoglobina instável, que é submetida à reação de polimerização na presença de vários fatores, incluindo acidose, conduzindo à formação de eritrócitos falciformes. A hemoglobina livre, após a hemólise, pode causar disfunção endotelial, lesão vascular e

hipertensão pulmonar. A taxa de falcização é influenciada pela concentração intracelular dessa hemoglobina e pela presença de outras hemoglobinas dentro da célula. Em relação ao ensaio de "prova de falcização", não se pode afirmar que:
a) o ensaio consiste em incubar as hemácias com metabissulfito a 2%.
b) é um teste de diagnóstico para a detecção da hemoglobina S.
c) um resultado positivo (presença de hemácias em foice) na prova indica que o paciente é portador de anemia falciforme.
d) esse ensaio também é conhecido como teste da hemoglobina S.
e) um resultado positivo demonstra que o paciente é portador do traço falciforme, podendo ser indicada a realização de um ensaio confirmatório de eletroforese de hemoglobina.

3. A velocidade de hemossedimentação (VHS) é um exame de baixo custo e muito solicitado. Erros de indicação e de interpretação são frequentes, com impacto negativo para pacientes, médicos e instituições de saúde. Conhecer melhor esse exame tão frequente na prática assistencial é fundamental para o seu uso mais racional e proveitoso. Sobre esse exame, marque a alternativa correta.
a) O VHS é um marcador específico de inflamação, mas deve ser interpretado levando-se em consideração o contexto clínico em que é solicitado.
b) O VHS pode estar diminuído em doenças infecciosas, reumatológicas e cardíacas.
c) Fatores que podem elevar o VSG, sem necessariamente haver inflamação, são idade, sexo, níveis de fibrinogênio, hemoglobina, globulinas e presença de proteína de fase aguda.
d) No método de Wintrobe modificado, o sangue venoso é coletado com EDTA e, após homogeneização, 1,6 mL de sangue é diluído em 0,4 mL de salina ou citrato de sódio a 0,106 M, e a mistura é homogeneizada por alguns minutos e introduzida na pipeta.
e) Atualmente, já existe um método automatizado para determinação do VHS, mas o método manual é melhor que o método automatizado, porque, manualmente, consegue-se eliminar os interferentes.

4. Uma mulher adulta com anemia hemolítica apresentou-se, em seu hemograma de diagnóstico, com hematócrito de 25% e contagem de reticulócitos de 8,0% — portanto, com reticulocitose. A contagem corrigida de reticulócitos do caso resultou em:
a) 5,0%
b) 4,4%
c) 0,5%
d) 4,0%
e) 0,4%

5. Observe a imagem de uma microscopia eletrônica de varredura de eritrócitos falcizados em comparação com outro discoide.

Fonte: Adaptada de Academia de Ciência e Tecnologia (2018).

Sobre o teste de falcização, marque a alternativa correta.

a) A deformação morfológica, geralmente afilada longitudinalmente e que se parece com a forma de uma foice, deve-se ao ajuntamento de moléculas de Hb S oxigenadas que se dispõem formando inúmeros polímeros num determinado sentido.

b) Qualquer que seja o processo da falcização — induzido, *in vitro*, ou espontâneo, *in vivo* — a deformação se deve à desoxigenação da Hb S.

c) Em pacientes com traço falciforme (Hb AS), não é possível observar a célula em forma de foice no teste de falcização, de modo que esse teste é somente para avaliar presença da doença falciforme (Hb SS).

d) O teste de falcização é um teste diagnóstico de traço falciforme (Hb AS) que consiste em colocar a hemácia teste sob alta concentração de oxigênio para que, dessa forma, ela se transforme em formato de foice.

e) O teste de falcização é um teste diagnóstico de anemia falciforme (Hb SS) que consiste em colocar a hemácia teste sob baixa concentração de oxigênio para que, dessa forma, ela se adquira formato de foice.

Referências

ACADEMIA DE CIÊNCIA E TECNOLOGIA. *Casos hematológicos*: caso 13: por que as células com Hb S falcizam? 2018. Disponível em: <http://www.ciencianews.com.br/index.php/publicacoes/casos-clinicos/casos-hematologicos/casos-hematologicos-caso-13/>. Acesso em: 3 dez. 2018.

BAIN, B. J. *Células sanguíneas*: um guia prático. 5. ed. Porto Alegre: Artmed, 2017.

FAILACE, R.; FERNANDES, F. *Hemograma*: manual de interpretação. 6. ed. Porto Alegre: Artmed, 2016.

HOFFBRAND, A. V.; MOSS, P. A. H. *Fundamentos em hematologia de Hoffbrand*. 7. ed. Porto Alegre: Artmed, 2018.

LABORATORY INFO. *Erythrocyte Sedimentation Rate (ESR)*: principle, methods of determination and clinical significance. 2016. Disponível em: <https://laboratoryinfo.com/esr/>. Acesso em: 3 dez. 2018.

PORTAL EDUCAÇÃO. *Contagem de Reticulócitos*. 2018. Disponível em: <https://www.portaleducacao.com.br/conteudo/artigos/veterinaria/contagem-de-reticulocitos/29407>. Acesso em: 3 dez. 2018.

SANTOS, V. M.; CUNHA, S. F. C.; CUNHA, D. F. Velocidade de sedimentação das hemácias: utilidade e limitações. *Revista da Associação Médica Brasileira*, v. 46, n. 3, jul./set. 2000. Disponível em: <http://www.scielo.br/scielo.php?script=sci_arttext&pid=S0104-42302000000300008>. Acesso em: 3 dez. 2018.

SILVA, P. H. et al. *Hematologia laboratorial*: teoria e procedimentos. Porto Alegre: Artmed, 2016.

XAVIER, R. M.; DORA, J. M.; BARROS, E. *Laboratório na prática clínica*. 3. ed. Porto Alegre: Artmed, 2016.

Leituras recomendadas

ALMEIDA, R. A.; BERETTA, A. L. R. Z. Anemia falciforme e abordagem laboratorial: uma breve revisão de literatura. *Revista Brasileira de Análises Clínicas*, v. 49, n. 2, 2017. Disponível em: <http://www.rbac.org.br/artigos/anemia-falciforme-e-abordagem-laboratorial-uma-breve-revisao-de-literatura/>. Acesso em: 3 dez. 2018.

CHAKR, R. M. S.; ALEGRETTI, A. P. Velocidade de sedimentação globular (VSG): informações úteis para o dia a dia. *Revista HCPA*, v. 31, n. 3, p. 390-391, 2011. Disponível em: <https://www.lume.ufrgs.br/bitstream/handle/10183/158086/000870766.pdf?sequence=1>. Acesso em: 3 dez. 2018.

Leucócitos: leucopoiese

Objetivos de aprendizagem

Ao final deste texto, você deve apresentar os seguintes aprendizados:

- Reconhecer a sequência maturativa dos leucócitos.
- Identificar as características da leucopoiese.
- Descrever as características morfológicas dos precursores leucocitários.

Introdução

A leucopoiese é o nome dado ao processo de formação dos leucócitos, também conhecidos como glóbulos brancos. Os leucócitos representam um grupo de células que, com as hemácias e plaquetas, compõem o sangue. Diferentemente das hemácias, os leucócitos são células nucleadas com características distintas e sua principal função está na defesa do organismo contra agentes invasores.

A leucopoiese constitui uma das etapas da hematopoiese, processo de formação das células do sangue, que se inicia no saco vitelino ainda nas primeiras semanas de gestação e continua na medula óssea, quando na fase adulta. Os leucócitos são classificados em: neutrófilos, basófilos, monócitos, eosinófilos e linfócitos. Os basófilos estão envolvidos na defesa inata do organismo, enquanto os linfócitos estão envolvidos na resposta imune adaptativa.

Neste capítulo, você vai aprender sobre os leucócitos, células que compõem o sangue, sua importância e função. Além disso, você também vai estudar sobre o processo completo de diferenciação de células para formação dos leucócitos, a leucopoiese, seus precurssores e processo de maturação e morfologia.

Hematopoiese: como são formadas as células sanguíneas?

Nas primeiras semanas de gestação de um embrião humano, o saco vitelino é um local transitório de hematopoiese (produção de células sanguíneas). De 6 semanas de vida fetal até 2 semanas após o nascimento, o fígado e o baço funcionam como órgãos hematopoiéticos. Entretanto, a medula óssea (MO) é o sítio hematopoiético mais importante dos 6 meses de vida fetal até a idade adulta, sendo que, na fase adulta é a única fonte de células sanguíneas (HOFFBRAND; MOSS, 2018) (Figura 1).

Figura 1. Dinâmica da hematopoiese na vida embrionária e fetal.
Fonte: Adaptada de Ross e Pawlina (2007).

A hematopoiese inicia pelas células-tronco, que são indiferenciadas. As células-tronco hematopoéticas são escassas (uma em 20.000.000 de células nucleadas da MO) (NIKOLAI et al., 2011). A diferenciação celular a partir da célula-tronco passa por uma etapa de progenitores hematopoéticos comprometidos com as linhagens mieloides ou linfoides (HOFFBRAND; MOSS, 2018). Esses progenitores hematopoéticos dão origem aos precursores de todas as células sanguíneas por meio da formação de precursores tronco para essas séries: um precursor das séries granulocítica/eritroide/monocítica/megacariocítica e um precursor para a série linfoide, que, mais tarde, se diferenciará em precursores B e T (Figura 2). O processo de síntese dos leucócitos denomina-se leucopoiese ou leucogênese.

Leucócitos: leucopoiese | 211

Chave:
- Células progenitoras
- Células precursoras ou "blastos"
- Elementos figurados do sangue circulante
- Células teciduais

Chave:
- UFC-E — Unidade formadora de colônias de eritrócitos
- UFC-Meg — Unidade formadora de colônias de megacariócitos
- UFC-GM — Unidade formadora de colônias de granulócitos macrófagos

Figura 2. (*Continua*) Origem, desenvolvimento e estrutura das células sanguíneas.
Fonte: Adaptada de Tortora e Derrickson (2010).

Figura 2. *(Continuação)* Origem, desenvolvimento e estrutura das células sanguíneas.
Fonte: Adaptada de Tortora e Derrickson (2010).

Durante a hematopoiese, algumas células progenitoras (unidades formadoras de colônias, UFC) diferenciam-se em UFC-E (unidade formadora de colônias eritroides), que se diferencia até eritrócitos, UFC-Meg (unidade formadora de colônia megacariocítica), que se diferencia até megacariócitos, que são a fonte de plaquetas, e UFC-GM (unidade formadora de colônias de granulócitos e monócitos), que se diferencia em granulócitos e monócitos. As células progenitoras da série linfoide sofrerão diferenciação até formarem linfócitos.

As células progenitoras, assim como as células-tronco, assemelham-se morfologicamente aos linfócitos e não são diferenciadas por sua aparência ao microscópio óptico. Essas células não são mais capazes de autorreprodução e estão comprometidas com a produção de elementos mais específicos do sangue.

Existem hormônios que regulam essa diferenciação e a proliferação de células progenitoras específicas. A eritropoietina (EPO) aumenta a formação de eritrócitos e é produzida pelos rins nas células intersticiais peritubulares. A trombopoetina (TPO) é um hormônio produzido no fígado que estimula a formação de plaquetas a partir dos megacariócitos.

Características da leucopoiese

A leucopoiese ocorre, no período pós-natal, na medula óssea, em um processo altamente regulado, de forma que o número de leucócitos se mantém na faixa aproximada de 4.000 a 11.000/mm^3. Essas células são sintetizadas a partir de precursores mieloides ou linfoides (por ação de citocinas específicas), fazendo com que sejam originados tipos específicos de leucócitos de acordo com a necessidade definida pelo organismo. Os precursores, estimulados, irão evoluir e maturar gradativamente, passando por várias etapas, em que se alteram as características morfológicas e funcionais das células, de forma que as células mais imaturas são menos funcionais de modo geral. Assim, em condições fisiológicas, as células no sangue periférico, em sua expressiva maioria, são células funcionais. O envio de leucócitos ao sangue periférico, normalmente, ocorre de forma escalonada, isto é, são enviadas as células mais maduras, de forma que, quanto mais imatura for a célula, menor a sua quantidade no ambiente extra-medular. Esse tipo de comportamento também é observado em respostas reacionais do organismo frente a um estímulo não neoplásico.

O processo de leucopoiese caracteriza-se pela presença de leucócitos no ambiente medular (geralmente imaturas) e leucócitos no ambiente extra-medular (geralmente maduras), sendo esse último didaticamente dividido em *pool* circulante (células que estão no fluxo sanguíneo migratório) e *pool* marginal (células aderidas ao endotélio vascular). Dessa forma, em uma resposta leucocitária, pode ocorrer migração das células do *pool* marginal para o *pool* circulante, promovendo, assim, elevação no número de leucócitos (elevação na leucometria) e, também, dependendo do estímulo (e, por conseguinte, da necessidade do organismo) o processo de leucopoiese poderá promover a migração de células (inicialmente, as mais maduras) do ambiente medular para o ambiente extra-medular. Na vigência de um estímulo importante, e não havendo a disponibilidade de células maduras suficientes no ambiente medular, ocorrerá a liberação dos leucócitos imaturos para o sangue periférico (caracterizando o desvio à esquerda leucocitário). Essas células poderão ser observadas perifericamente em questão de poucas horas a partir do estímulo. Assim, podemos observar uma variação no número e no perfil leucocitário dos pacientes, em um curto período de tempo, justificando a realização do hemograma, algumas vezes, mais de uma vez ao dia para acompanhamento do paciente.

Os leucócitos são divididos em dois grupos: os **fagócitos** e os **linfócitos**. Essas células estão envolvidas na defesa inata do organismo (fagócitos) e na resposta imune adaptativa (linfócitos). Os fagócitos podem ser divididos em granulócitos e monócitos. Os **granulócitos** são células de defesa e sua principal característica é a presença de grânulos no citoplasma; são classificados em neutrófilos, eosinófilos e basófilos. Os **monócitos** são as células precursoras dos macrófagos teciduais.

No caso da leucopoiese granulocítica, as etapas maturativas são apresentadas conforme a escala evolutiva celular: mieloblasto, pró-mielócito, mielócito, metamielócito, bastonete e segmentado (neutrófilo, eosinófilo e basófilo). A leucopoiese monocítica envolve as seguintes etapas maturativas: monoblasto, pró-monócito e monócito.

A resposta imune adaptativa depende de dois tipos de linfócitos, os linfócitos T e os B (HOFFBRAND; MOSS, 2018). O amadurecimento inicial ocorre na medula óssea (linfócitos B) e no timo (linfócitos T). Assim, timo e MO são órgãos linfáticos centrais. Levados pelo sangue e pela linfa, os linfócitos migram dos órgãos linfoides centrais para os órgãos linfoides periféricos (baço, linfonodos, nódulos linfáticos isolados, tonsilas, apêndice, placas de Peyer do íleo), nos quais proliferam e completam a diferenciação celular (JUNQUEIRA; CARNEIRO, 2013). Os linfoblastos evoluem a pró-linfócitos e, posteriormente, a linfócitos.

Diversas citocinas regulam o desenvolvimento de colônias de leucócitos (TORTORA; DERRICKSON, 2010). Essas citocinas, produzidas por células endoteliais, fibroblastos medulares e leucócitos, regulam a produção e o desenvolvimento de glóbulos brancos, induzem a divisão celular (mitose) e a maturação celular das células progenitoras. Essa forma de controle permite que o desenvolvimento dos leucócitos seja muito específico e ocorra conforme as necessidades do organismo. Duas importantes famílias de citocinas são as interleucinas e os fatores estimuladores de colônias (FEC) (TORTORA; DERRICKSON, 2010).

As interleucinas são produzidas quando o sistema de defesa é "chamado" para combater invasores estranhos. O número absoluto de leucócitos e as proporções relativas dos diferentes tipos de leucócitos na circulação mudam. Os médicos, muitas vezes, dependem de uma contagem diferencial de leucócitos que os ajude a chegar a um diagnóstico. As citocinas liberadas pelos leucócitos ativos combatendo a infecção bacteriana estimulam a produção de neutrófilos e monócitos adicionais. Por sua vez, uma pessoa com infecção viral pode ter uma contagem total de leucócitos alta, normal ou baixa, mas apresenta, muitas vezes, um aumento na porcentagem de linfócitos (SILVERTHORN, 2017).

As citocinas são proteínas envolvidas na comunicação celular e atuam em várias etapas do processo de leucopoiese. Elas são produzidas e secretadas por células normais (e malignas também). Algumas propriedades das citocinas são: estimular o crescimento, inibir o crescimento ou induzir a morte celular. A maioria das citocinas liga-se a receptores específicos na superfície da célula (Figura 3).

Figura 3. A regulação da hematopoiese acontece por meio de fatores de crescimento e interleucinas.

Fonte: Adaptada de Davoust e Journo (2018).

A seguir, são descritos os fatores estimuladores de colônias e as interleucinas que atuam na hematopoiese.

- **FEC-G** (fator de estimulação de colônia granulocítica): proteína que consiste de 207 aminoácidos e é produzida naturalmente por monócitos, macrófagos, células endoteliais e fibroblastos. Esse fator tem como característica estimular a maturação e a proliferação específica das células progenitoras de granulócitos neutrófilos (UFC-G) e liberar neutrófilos a partir do *pool* de reserva medular para o sangue periférico (CECCON et al., 1997).
- **FEC-GM** (fator de estimulação de colônia granulocítica e monocítica): é sintetizado por mastócitos, linfócitos-T, células endoteliais, fibroblastos e por células epiteliais do timo. Esse fator tem demostrado grande auxílio no tratamento de pacientes com câncer e que recebem quimioterapia; após transplante de medula, anemia aplástica e síndromes mielodisplásicas (CECCON et al., 1997).
- **FEC-M** (fator de estimulação de colônia macrófagos): é uma glicoproteína, como as anteriores, sintetizada por monócitos, macrófagos, fibroblastos, células epiteliais e endoteliais e osteoblastos. Também é induzido por outras citoquinas (MUNKER et al., 2007).
- **FCS** (fator de célula-tronco): é um ligante do proto-oncogene c-kit. O FCS tem um papel essencial no desenvolvimento embrionário e serve como um fator de crescimento na hematopoiese. Além disso, desempenha um papel crítico na produção e função celular, produção de melanócitos, função de células germinativas e motilidade gastrointestinal. O receptor de FCS (c-kit) é expresso em leucemias mielogênicas agudas e certos linfomas (MUNKER et al., 2007).
- **FGT β** (fator de transformação do crescimento β): o papel principal desse fator é o de supressão de crescimento celular, ilustrado por sua habilidade em inibir a resposta de linfócitos T a mitógenos. Por mecanismos indiretos, o FGT também estimula algumas células, promovendo a angiogênese e a cicatrização de feridas (MUNKER et al., 2007).
- **FNT α** (fator de necrose tumoral α): é uma proteína produzida principalmente por monócitos. Sua relevância fisiológica está na interação célula a célula e imunoregulação. O FTN circulante pode ser medido em choque séptico (endotoxemia) e durante reações agudas enxerto-hospedeiro. O tratamento sistêmico com FNT em câncer humano mostrou considerável toxicidade e teve apenas efeitos antitumorais esporádicos (MUNKER et al., 2007).

- **IL-1**: é pleiotrópica e mediadora de muitos processos inflamatórios e reações imunológicas. A IL-1 é secretada por monócitos ativados e células endoteliais, clivadas de um peptídeo precursor pela enzima conversora da enzima IL-1 (MUNKER et al., 2007).
- **IL-2**: desempenha um papel central na expansão e ativação de linfócitos reativos a antígeno. Essa interleucina apresenta efeitos autócrinos e parácrinos sobre as células T, mas também ativa células *natural killer* (NK) e outros tipos de células (MUNKER et al., 2007).
- **IL-3**: é um fator estimulador de todas as linhagens hemopoéticas. Aumenta a proliferação das células mieloides precursoras (eritroblásticas, mielomonocíticas e megacarioblásticas) (MUNKER et al., 2007).
- **FDE-1** (fator derivado do estroma da medula óssea): também conhecido como CXCL12, junto a seu receptor CXCR4, está envolvido no tráfego de células B e progenitores hematopoéticos. A medula óssea produz o FDE-1, o qual possui atividade marcante de quimiotaxia através da ligação com seu receptor CXCR4 (MUNKER et al., 2007).
- **Ligante do FLT-3**: é uma citoquina amplamente expressa em tecidos humanos. Uma forma transmembrana pode ser clivada para gerar uma forma solúvel que também tem atividade biológica. O receptor FLT-3 é uma tirosina quinase e tem uma expressão restrita (em células precoces da série mieloide e progenitoras precoces da séire linfoide, leucemias mielóides e certos linfomas). O ligante FLT-3 é categorizado com FCT como uma citoquina hematopoiética precoce. Ambas as citocinas requerem a interação com outras citocinas de ação precoce ou de linhagem específica (MUNKER et al., 2007).
- **IL-4**: secretada por linfócitos T ativados, atua tanto nos linfócitos B quanto nos linfócitos T. IL-4 ativa linfócitos B quiescentes e inibe a ação de citocinas pró-inflamatórias em monócitos e macrófagos (MUNKER et al., 2007).
- **IL-6**: é uma citocina pleiotrópica, produzida por monócitos ativados, macrófagos, células endoteliais, fibroblastos e algumas células tumorais. Os principais estimuladores da produção de IL-6 são outras citocinas, como fator de necrose tumoral (FNT) ou IL-1. Atua como mediador da fase aguda e de reações inflamatórias, estimulando o crescimento de células B diferenciadas, a geração de células T citotóxicas e nas células progenitoras hematopoiéticas, juntamente a fatores de estimulação de colônias, promovendo o crescimento de colônias mieloides e colônias megacariopoiéticas (MUNKER et al., 2007).

Leucócitos: leucopoiese 219

Figura 4. Maturação das células: série granulócita e série agranulócita.
Fonte: Adaptada de Anderson e Poulsen (2013).

- **IL-7**: é uma glicoproteína estimuladora de linfócitos precoces T e B. É expressa no timo, baço, medula óssea e em outros tecidos (MUNKER et al., 2007).
- **IL-12**: é secretada por monócitos e macrófagos, após estimulação por endotoxina ou linfócitos B ativados. A IL-12 induz a secreção de interferon γ por linfócitos T e células NK, aumentando a citotoxicidade dessas, e induz a proliferação de linfócitos T e células NK ativados (MUNKER et al., 2007).

Características morfológicas dos precursores leucocitários

A linhagem mielocítica inicia com o mieloblasto e omonoblasto, e a linhagem linfocítica inicia com o linfoblasto (HALL, 2017).

A partir do progenitor granulócito, os elementos mais imaturos reconhecíveis são os pró-mielócitos. Os grânulos primários começam a aparecer com a maturação dessas células (Figura 4), ou seja, aparecem na fase de prómielócito e contêm peroxidases e hidrolases. Os grânulos secundários, que surgem na fase de mielócitos e predominam no neutrófilo maduro, contêm, além de peroxidases, lisozimas, fosfatase alcalina e lactoferrina.

As células de defesa atuam em conjunto, de duas maneiras distintas, para impedir a instalação de doenças: pela destruição efetiva dos agentes invasores, pelo processo da fagocitose ou pela formação de anticorpos e linfócitos sensibilizados que podem destruir o agente invasor.

Morfologia dos granulócitos e seus precursores

Os granulócitos neutrofílico, eosinofílico e basofílico seguem padrões semelhantes de proliferação, diferenciação, maturação e armazenamento na medula óssea e de destruição do sangue. Nos três primeiros estágios morfológicos, (1) mieloblaslo, (2) promielócito e (3) mielócito, as células apresentam a propriedade de replicação. Posteriormente, as divisões não mais ocorrem, mas continuam diferenciando-se em (4) metamielócito, (5) bastonete (6) neutrófilo polimorfonuclear, eosinófilo polimorfonuclear ou basófilo polimorfonuclear. A seguir, são descritas as características morfológicas dos granulócitos e seus precursores.

- **Mieloblasto**: as células mais imaturas que podem ser identificadas como pertencentes à série granulocítica são os mieloblastos, que constituem de 1 a 5% das células normais da MO e, em condições fisiológicas, aparecem em ínfimas quantidades no sangue periférico. Seu diâmetro varia de 15 a 20 μm e essas células têm um grande núcleo arredondado com uma quantidade escassa de citoplasma. O núcleo é grande e apresenta 2 a 5 nucléolos. A cromatina nuclear está finamente dispersa, com pouca condensação ou aglomeração. Observando células isoladas, é praticamente impossível distinguir os mieloblastos dos linfoblastos, a menos que sejam observados bastões de Auer, característicos dos mieloblastos. Nenhuma dessas células contém granulações citoplasmáticas e, como são capazes de se dividir, podem conter figuras de mitose. Os mieloblastos originam os pró-mielócitos.
- **Pró-mielócito**: o pró-mielócito é um pouco maior que o mieloblasto. Possui núcleo redondo ou oval no qual a cromatina nuclear está difusamente distribuída, como no mieloblasto. Em fases posteriores, distingue-se uma leve condensação da cromatina em torno da membrana nuclear. Os nucléolos estão presentes, mas com o desenvolvimento da célula, tornam-se menos proeminentes. Os grânulos azurófilos primários aparecem e acumulam-se em números cada vez maiores; os grânulos secundários ainda não ocorrem. Nos pró-mielócitos precoces, os poucos grânulos presentes podem ser difíceis de serem visualizados; muitas vezes, eles repousam sobre o núcleo e ficam evidentes apenas sob exame em vários planos focais. Seu diâmetro varia de 12 a 20 μm.
- **Mielócito**: é a fase na qual surgem os grânulos secundários no citoplasma. O núcleo é, geralmente, excêntrico e redondo ou oval, sendo que um dos lados pode parecer achatado. A cromatina nuclear é grosseira e os nucléolos são pequenos e, frequentemente, não visíveis ao microscópio óptico. Os grânulos primários persistem nos mielócitos, mas a formação de novos grânulos primários está limitada ao pró-mielócito e cada divisão celular subsequente leva a uma diminuição de seu número na população filha. Seu diâmetro varia de 12 a 18 μm.
- **Metamielócito**: possui todos os caracteres citológicos do mielócito, exceto pelo núcleo reniforme, e sua convexidade é quase tangente à superfície da célula. O núcleo apresenta cromatina densa, distribuída por

numerosos fragmentos delimitados de forma mais nítida que o núcleo do mielócito. É o granulócito mais jovem que pode ser encontrado em condições normais no sangue periférico, na proporção de 1 a 5% dos granulócitos. Seu diâmetro varia de 10 a 18 µm (RENA et al., 2001).

- **Bastonetes e segmentados**: caracterizam-se por uma maior condensação da cromatina nuclear e transformação dos formatos nucleares em bastão com diâmetros aproximadamente uniformes em toda a sua extensão. Subsequentemente, uma ou mais constrições começam a desenvolver-se e a progredir até que o núcleo esteja dividido em dois ou três lobulos conectados por cordões filamentosos de heterocromatina, atingindo o estágio de polimorfonuclear. Seu diâmetro varia de 10 a 15 µm. Porcentagem no sangue periférico: 40–74%.
- **Neutrófilo polimorfonuclear**: o núcleo tem uma forte cor arroxeada e contém cromatina grosseiramente condensada. Os lóbulos estão unidos por delgados filamentos de cromatina. O citoplasma é rosa pálido e contém delicados grânulos específicos. Nessa fase, os grânulos primários azurofílicos perderam suas características de coloração intensa. Grandes massas de glicogênio tornam-se evidentes pela primeira vez nos neutrófilos maduros. Seu diâmetro varia de 10 a 15 µm. Porcentagem no sangue periférico: 0–3%.
- **Eosinófilos polimorfonuclear**: são eosinófilos maduros, apresentam-se redondos ou ligeiramente ovais, com diâmetro de 12 a 17 µm, dois lobos e cerca de 20 granulações. As granulações alongadas, claras, com tonalidade alaranjada, grandes e retráteis são identificadas quando aparecem no citoplasma azul-intenso do pró-mielocito; são numerosas e distintas nos mielócitos eosinoílicos e ocupam a maior parte do citoplasma. A granulação secundária é o elemento morfológico mais notável nos eosinófilos. Porcentagem no sangue periférico: 1–4%.
- **Basófilo polimorfonuclear**: apresenta etapas de maturação idêntica às das outras séries. Nos pró-mielócitos, surgem as primeiras granulações identificáveis. As granulações ditas basofílicas são, na verdade, metacromáticas, escurecidas (enegrecidas). Elas crescem e tornam-se redondas, atingindo 2 µm de diâmetro. O granulócito basófilo tem um diâmetro de 10 a 14 µm, sendo o menor dos granulócitos. O núcleo é dificilmente visualizado, mascarado pelos grânulos abundantes, ovais e redondos, com 0,2 a 1 µm de diâmetro. O citoplasma é rosa-claro ou quase incolor. Porcentagem no sangue periférico: 0,5–1% (BAIN, 2017).

Morfologia dos agranulócitos e seus precursores

A seguir, são descritas as características morfológicas dos agranulócitos e seus precursores, divididos em série monocítica e linfocítica.

- **Série monocítica**
    - **Monoblasto:** tem tamanho de 14–20 μm. O núcleo apresenta formato arredondado ou oval e relação núcleo/citoplasma: 3:1–1:1. A coloração do núcleo é azul-claro-arroxeada e a cromatina é fina e distinguível. Podem ser vistos de 1 a 5 nucléolos. O citoplasma é azul acinzentado e não apresenta granulações.
    - **Pró-monócito:** tem tamanho de 14–20 μm. O núcleo é ovoide, a relação núcleo/citoplasma é 2:1–1:1 e a coloração é azul claro-arroxeado. A cromatina apresenta um fino padrão reticular. Ocorrem de 1 a 5 nucléolos. O citoplasma é azul acinzentado, finamente granular e com vacúolos ocasionais.
    - **Monócito:** tem tamanho de 14–21 μm. O núcleo apresenta-se em forma de ferradura, podendo aparentar convoluções, tendo relação núcleo/citoplasma de 1: 1. Núcleo de coloração roxo-escura, cromatina em fios finos e delicados em arranjo linear. O citoplasma é azul acinzentado, finamente granular, vacúolos são ocasionais. Os monócitos da MO e do sangue variam em tamanho e em formato. O monócito distingue-se dos outros leucócitos por seu núcleo grande, oval ou denteado e posicionado centralmente. Visto ao microscópio óptico, os nucléolos não são evidentes. O citoplasma é abundante com grânulos finos (quase imperceptíveis) e a cor azulada do citoplasma dos monócitos é útil para diferenciá-los de metamielócitos ou dos neutrófilos segmentados. Os grânulos dos monócitos contêm peroxidade, mas são menores que aqueles dos neutrófilos. Porcentagem no sangue periférico: 2–6%.
    - **Macrófagos:** derivam dos monócitos e são assim denominados quando migram aos tecidos. Apresentam-se como células grandes, de 15 a 80 μm de diâmetro. Os macrófagos apresentam fromato irregular e pseudópodes filiformes. O citoplasma é abundante, o núcleo é ovoide, denteado ou alongado. A cromatina aparece esponjosa e a membrana nuclear é nítida. O citoplasma é azul-celeste e contém grânulos e vacúolos grosseiros e azuis (RENA et al., 2001).
- **Série linfocítica**
    - **Linfoblasto:** tem tamanho de 10–22 μm. O núcleo tem formato arredondado ou oval, central ou excêntrico e relação núcleo/cito-

plasma de 7: 1–4: 1. A cor do núcleo é avermelhada, a cromatina de padrão rendado fino a moderadamente grosseiro, com 1 a 2 nucléolos proeminentes. O citoplasma é azul moderado a escuro, de conteúdo suave, sem grânulos, com vacúolos ocasionais.
- **Linfócito maduro:** tem tamanho de 7–15 μm. Núcleo de formato arredondado, excêntrico. A relação núcleo/citoplasma é de 3: 1. A cor do núcleo é roxa a azul, a cromatina condensada e o citoplasma escasso e pouco basofílico, com poucos grânulos azurófilos. Não há nucléolos visíveis. Porcentagem no sangue periférico: 34%. Os linfócito B são as únicas células capazes de sinalizar moléculas de imunoglobulina (Ig) que, no linfócito B em repouso, permanecem fixadas à membrana celular (RENA et al., 2001).
- **Plasmoblasto:** tem tamanho de 12–15 μm. O núcleo redondo com relação núcleo/citoplasma de 5:1–4:1 e de coloração vermelho-arroxeada; a cromatina é fina e vermelho-púrpura. Podem ser vistos de 1 a 2 nucléolos. O citoplasma é azulado, sem grânulos.
- **Pró-plasmócito:** tem tamanho de 12–15 μm. O núcleo é redondo e excentricamente disposto, a relação núcleo citoplasma é de 5:1–4:1, de cor vermelho-púrpura, a cromatina é moderadamente condensada e aparecem de nenhum a 2 nucléolos. O citoplasma é azul-escuro, com área mais clara próxima ao núcleo e não apresenta granulações.
- **Plasmócito:** tem tamanho de 9–20 μm. Núcleo azul-escuro é ovoide e excentricamente disposto, com padrão de roda de carroça, sem nucléolo. O citoplasma é abundante e muito azulado, com uma área clara próxima ao núcleo (ANDERSON; POULSEN, 2013).

Veja, na Figura 5, a origem de grânulos durante a maturação dos neutrófilos.

Quanto à aparência dos grânulos durante a maturação de neutrófilos, mieloblastos são células indiferenciadas, com um grande núcleo oval, grande nucléolo e citoplasma sem grânulos. O pró-mielócito e o mielócito, cada um com um grânulo secretório diferente (grânulos azurófilos aparecem durante a fase de pró-mielócito, grânulos específicos claros são produzidos na fase de mielócito). O metamielócito e os segmentados formam o estágio não proliferativo e se desenvolvem até a fase de neutrófilo polimorfonuclear, caracterizado pelo núcleo multilobulado (GREER, 2013, p. 130).

Figura 5. Os mieloblastos são células indiferenciadas que apresentam um grande núcleo oval, nucléolos grandes e citoplasma sem grânulos. Os mieloblastos originam-se de um conjunto de células-tronco precursoras. Na sequência maturativa, seguem dois estágios: o de promielócito e o de mielócito. Em cada estágio é produzido um tipo distinto de grânulo secretor. Os grânulos azurófilos ou primários (grânulos escuros e maiores) são produzidos apenas durante o estágio de promielócito. Na fase de mielócito, surgem os grânulos específicos ou secundários (grânulos mais claros). Posteriormente, na fase de metamielócito e bastonetes (estágios não proliferativos), os grânulos permanecem até a fase mais desenvolvida, o estágio de neutrófilo polimorfonuclear maduro. O neutrófilo polimorfonuclear é caracterizado por um núcleo multilobulado e citoplasma contendo principalmente grânulos de glicogênio e grânulos secretores.

Fonte: Adaptada de Greer (2013).

Figura 6. Células maduras do sangue periférico.
Fonte: Adaptada de Junqueira e Carneiro (2013).

Exercícios

1. Os granulócitos maduros são leucócitos polimorfonucleares com diâmetro de diâmetro de 12 a 15 μm. Qual das alternativas a seguir contém os granulócitos que representam de 50 a 70% dos granulócitos circulantes em um adulto?
   a) Monócitos.
   b) Linfócitos.
   c) Monócitos e macrófagos.
   d) Neutrófilos.
   e) Basófilos.

2. Segundo Silverthorn (2017, p. 516): "Os médicos, muitas vezes, dependem de uma *contagem diferencial de leucócitos* para ajudá-los a chegar a um diagnóstico. Por exemplo, uma pessoa com uma infecção bacteriana normalmente apresenta um número total de leucócitos alto no sangue, com um aumento do percentual de neutrófilos. [...] Uma pessoa com infecção viral pode ter uma contagem total de leucócitos alta, normal ou baixa, mas apresenta, muitas vezes, um aumento na porcentagem de linfócitos". O autor complementa que: "A contagem diferencial de leucócitos é uma ferramenta diagnóstica importante na medicina" (SILVERTHORN, 2017, p. 785). Se a contagem diferencial mostra um aumento no número de eosinófilos (*eosinofilia*), essa condição provavelmente está associada a:
   a) infecção viral.
   b) infecção bacteriana.
   c) inflamação.

d) anemia.
e) infecção parasitária.

3. "As células brancas do sangue, ou leucócitos, são as células primárias responsáveis pela resposta imune do corpo. Em sua maioria, os leucócitos são muito maiores do que os eritrócitos e são bem menos numerosos. Um microlitro de sangue total contém cerca de 5 milhões de eritrócitos, mas apenas cerca de 7 mil leucócitos. Embora a maioria dos leucócitos circule no sangue, eles costumam deixar os capilares e funcionar extravascularmente (fora dos vasos). Alguns tipos de leucócitos podem sobreviver nos tecidos por vários meses, mas outros podem sobreviver somente horas ou dias" (SILVERTHORN, 2017, p. 789). Quais dessas células, derivadas de leucócitos do sangue periférico, funcionam extravascularmente?
   a) Eritrócitos.
   b) Monócitos.
   c) Plasmócitos.
   d) Eosinófilos.
   e) Mieloblastos.

4. "A diferenciação celular a partir da célula-tronco passa por uma etapa de *progenitores hematopoéticos* comprometidos, isto é, com potencial de desenvolvimento restrito. A existência de células progenitoras separadas para cada linhagem pode ser demonstrada por técnicas de cultura in vitro. As células progenitoras muito precoces devem ser cultivadas a longo prazo em estroma de medula óssea, ao passo que as células progenitoras tardias costumam ser cultivadas em meios semissólidos. Um exemplo é o primeiro precursor mieloide misto detectável, que dá origem a granulócitos, eritrócitos, monócitos e megacariócitos, chamado de CFU (unidade formadora de colônias)-GEMM" (HOFFBRAND; MOSS, 2018, p. 2). Quais células diferenciadas se originam da CFU-E?
   a) Eritrócitos.
   b) Linfócitos.
   c) Plaquetas.
   d) Neutrófilos.
   e) Basófilos.

5. "Os grânulos são divididos em primários, que aparecem no estágio de promielócito, e secundários (específicos), que surgem no estágio de mielócito [...]. Ambos os tipos de grânulos são de origem lisossômica: os primários contêm mieloperoxidases e outras hidrolases ácidas, os secundários, lactoferrina, lisozima e outras enzimas" (HOFFBRAND; MOSS, 2018, p. 89). Considerando esse trecho, quais das seguintes células possuem grânulos específicos e grânulos azurófilos?
   a) Blastos.
   b) Linfócitos.
   c) Plaquetas.
   d) Neutrófilos.
   e) Monócitos.

Referências

ANDERSON, A,; POULSEN, K. B. *Anderson's atlas of hematology*. 2. ed. Philadelphia: Lippincott Williams & Wilkins, 2013.

BAIN, B. J. *Células sanguíneas*: um guia prático. 5. ed. Porto Alegre: Artmed, 2017.

CECCON, M. E. et al. Uso terapêutico dos fatores de crescimento hematopoéticos no período neonatal. *Pediatria*, v. 19, n. 4, p. 224-233, 1997.

DAVOUST, N.; JOURNO, C. *De la réponse immunitaire au principe de la vaccination*. 2018. Disponível em: <http://acces.ens-lyon.fr/acces/logiciels/e-librairie/immunite-et-vaccination/immmunite-et-vaccination#d0e457>. Acesso em: 24 dez. 2018.

GREER, J. P. *Wintrobe's clinical hematology*. 13. ed. Philadelphia: Lippincott, 2013.

HALL, J. E. *Guyton & Hall*: tratado de fisiologia médica. 13. ed. Rio de Janeiro: Elsevier, 2017.

HOFFBRAND, A. V.; MOSS, P. A. H. *Fundamentos em hematologia de Hoffbrand*. 7. ed. Porto Alegre: Artmed, 2018.

JUNQUEIRA, L. C. U.; CARNEIRO, J. *Histologia básica*: texto e atlas. 12. ed. Rio de Janeiro: Guanabara Koogan, 2013.

MUNKER, R. et al. (Ed.). *Modern hematology*: biology and clinical management. 2. ed. New York: Humana Press, 2007. Disponível em: <http://eprints.medilam.ac.ir/1115/1/Modern_Hematology.pdf>. Acesso em: 24 dez. 2018.

NIKOLAI, B. et al. Multi-Agent Systems and Blood Cell Formation. *Chapter*, abr. 2011. Disponível em: <https://www.researchgate.net/publication/221911388_Multi-Agent_Systems_and_Blood_Cell_Formation>. Acesso em: 24 dez. 2018.

RENA, C. L. et al. Estudo revisional sobre a morfologia e as funções dos leucócitos. *HU Revista*, v. 27, n. 1-3, jan./dez. 2001. Disponível em: <http://www.ufjf.br/hurevista/files/2016/11/78-80-PB.pdf>. Acesso em: 24 dez. 2018.

ROSS, M. H., PAWLINA, W. *Histología*: texto y atlas color con biología celular y molecular. 5. ed. Madrid: Médica Panamericana, 2007.

SILVERTHORN, D. U. *Fisiologia Humana*: uma abordagem integrada. 7. ed. Porto Alegre: Artmed, 2017.

TORTORA, G. J.; DERRICKSON, B. *Princípios de anatomia e fisiologia*. 12. ed. Rio de Janeiro: Guanabara Koogan, 2010.

Leucócitos: funções e alterações leucocitárias

Objetivos de aprendizagem

Ao final deste texto, você deve apresentar os seguintes aprendizados:

- Reconhecer a função dos diferentes tipos de leucócitos.
- Identificar as alterações qualitativas dos leucócitos.
- Discutir as alterações quantitativas dos leucócitos.

Introdução

Os leucócitos, também conhecidos como glóbulos brancos, são células arredondadas e nucleadas produzidas (leucopoiese) na medula óssea. Essas células são responsáveis pela defesa do organismo, formando um verdadeiro "exército" contra patógenos ou qualquer outra substância estranha que venha a se instalar em nosso corpo, tais quais vírus, bactérias, parasitas, fungos e, até mesmo, células tumorais.

Os leucócitos totalizam, dentro da normalidade de um hemograma, 4.000 a 11.000 células/mm^3 do sangue, sendo classificados, de acordo com sua estrutura, em granulócitos e agranulócitos. Existem três tipos de granulócitos: os eosinófilos, os basófilos e os neutrófilos; e dois tipos de agranulócitos: os linfócitos e os monócitos. Cada uma dessas células apresenta morfologia e funções diferenciadas, bem como alterações qualitativas e quantitativas que podem ocorrer em determinadas patologias.

Neste capítulo, você vai aprender sobre os leucócitos: suas funções e suas alterações qualitativas e quantitativas.

Leucócitos — tipos e funções

Os leucócitos do sangue periférico, em condições fisiológicas, são classificados como polimorfonucleares, também chamados de granulócitos, e mononucleares, os agranulócitos. O termo "granulócito" é utilizado para indicar tanto os leucócitos polimorfonucleares maduros, observados no sangue periférico, quanto seus precursores granulados, ou seja, grânulos secundários presentes no citoplasma celular. Os granulócitos possuem núcleos lobulados de formato variável, ou seja, polimórficos, e grânulos citoplasmáticos secundários proeminentes, cujas características tintoriais os diferenciam entre neutrófilos, eosinófilos e basófilos. Em condições patológicas, assim como em condições fisiológicas, como a gestação e o período neonatal, os precursores dos polimorfonucleares podem aparecer na corrente periférica.

As células monucleares apresentam grânulos primários quase imperceptíveis (monócitos) ou, algumas vezes, proeminentes, ainda que muito escassos (linfócitos) (BAIN, 2017). Sendo assim, o termo "agranulócito" é utilizado de forma inadequada, pois os linfócitos e monócitos também apresentam grânulos, apesar de esses serem quase imperceptíveis e não tão proeminentes como as células polimorfonucleares. O intuito do uso do termo "agranulócito" é chamar atenção para o fato de que a proporção de grânulos é maior nos polimorfonucleares em relação às células mononucleares, associadas à ocorrência de granulações específicas.

Neutrófilos

Neutrófilos são células maduras que medem em torno de 14 µm de diâmetro. Seu citoplasma é acidófilo, com presença de grânulos delicados e levemente avermelhados quando corados com corantes derivados de Romanowski. Os grânulos visíveis não são os grânulos secundários do neutrófilo, pois esses estão abaixo do limite de resolução de um microscópio óptico. O núcleo tem a cromatina em grupos, sendo dividido em dois a cinco lóbulos ligados por filamentos de heterocromatina. Essas células são também chamadas de **neutrófilos segmentados** devido à presença destes lóbulos (Figura 1a).

Neutrófilos são os leucócitos mais abundantes no sangue periférico de adultos. Os neutrófilos maduros são células altamente especializadas no exercício da fagocitose e na destruição intracelular de bactérias, principalmente por mecanismos que envolvem a ativação de peroxidação e o uso de proteínas de seus grânulos e citoplasma, como lisozimas e defensinas.

Uma célula idêntica ao neutrófilo maduro, mas desprovida de lóbulos nucleares, é denominada neutrófilo bastonado, bastonete ou, ainda, neutrófilos bastões (Figura 1b). O Comitê para Padronização da Nomenclatura das Células e Doenças dos Órgão Hematopoiéticos definiu bastonado como "qualquer célula da série granulocítica cujo núcleo pode ser descrito como uma faixa ou curva, não importando o grau de endentação, desde que esta não segmente completamente o núcleo em lóbulos unidos por um filamento" (BAIN, 2017, p. 99).

A frequência da presença dessa célula bastonada na corrente sanguínea é baixa e, quando aumentada, indica uma situação de "desvio à esquerda", ou seja, é uma resposta inicial da medula óssea frente ao processo infeccioso, ocorrendo a liberação da população de neutrófilos de reserva (a reserva é tanto medular quanto marginal — aderida ao endotélio vascular). Ocorrerá, também, a aceleração do processo de maturação e liberação das células, levando ao desvio à esquerda — que é a presença de maior quantidade de bastonetes e/ou de células mais jovens da série granulocítica (metamielócitos, mielócitos, promielócitos e mieloblastos) na corrente circulatória.

Eosinófilos

Eosófinos são células um pouco maiores que os neutrófilos (14–17 µm), com núcleo bi ou trilobulado (Figura 1c). Os grânulos são esféricos e consideravelmente maiores que os neutrófilos, enchendo o citoplasma e corando-se de laranja-avermelhado com corante hematológico. Esses grânulos são ricos em peroxidase, fosfatase ácida, arilsulfatase e fosfolipase. O citoplasma é levemente basófilo devido à presença de ribossomos e de retículo endoplasmático rugoso.

Os eosinófilos têm uma atividade pró-inflamatória e citotóxica considerável, participando da reação e patogênese de numerosas doenças **alérgicas**, **parasitárias** e, em algumas situações, neoplásicas. Os eosinófilos e neutrófilos têm origens e funções semelhantes. Entretanto, enquanto os neutrófilos acumulam-se rapidamente em focos de infecção bacteriana, os eosinófilos são atraídos para tecidos nos quais há invasão por **parasitas** ou sítios de **reações alérgicas**.

Basófilos

Em condições fisiológicas, basófilos são **células escassas** na circulação sanguínea. Têm tamanho semelhante ao neutrófilo (10–14 µm), com núcleo obscuro devido à densa quantidade de grânulos corados de preto-púrpuro (Figura 1d). Esses grânulos são metacromáticos porque são ricos em **histamina** e **heparina**, sendo liberados em casos de **processos alérgicos**. Sua elevação na corrente sanguínea está relacionada a diversos casos patológicos, como a leucemia mieloide crônica (LMC), que estudaremos a seguir.

Monócitos

Monócitos são considerados as maiores células normais presentes no sangue periférico (12–20 µ). Apresentam núcleo irregular, geralmente lobulado e citoplasma cinza-azulado opaco, com grânulos azurófilos (primários) muito finos, quase imperceptíveis (Figura 1e). O contorno celular é irregular, e o citoplasma pode ter presença de vacúolos.

Os monócitos, sob condições de estímulo à medula óssea, como infecção ou recuperação de supressão da hematopoiese, apresentam aumento da relação núcleo-citoplasma, padrão mais delicado da cromatina e aumento de número de vacúolos. Essas células têm grande importância no processo inflamatório em nível tecidual devido à sua importância na fagocitose, eliminação de microrganismos e, principalmente, como célula que apresenta antígenos (APC). Em nível tecidual, essa célula é convertida em macrófago.

Linfócitos

Linfócitos são células que variam de diâmetro no sangue periférico, podendo ter entre 10 e 16 µm. Linfócitos pequenos (10–12 µm) são os que predominam e apresentam citoplasma escasso e núcleo arredondado. Os linfócitos maiores (12–16 µm) possuem citoplasma e cromatina um pouco mais abundantes (Figura 1f). Podem existir, ainda, os grandes linfócitos granulares (GLGs), os quais constituem um distinto subtipo de células linfoides, representando cerca de 10 a 15% do total de células mononucleares no sangue periférico de um adulto.

Primariamente, os linfócitos consistem em duas classes de células: os **linfócitos T**, que se subdividem em linfócitos **TCD4+** e **TCD8+** (que estão envolvidos na **imunidade celular**), e os **linfócitos B** (envolvidos na **imunidade humoral**), os quais são precursores de **plasmócitos**, ou seja, células secretoras de **anticorpos**. Os linfócitos são células que **respondem de forma específica aos antígenos**. A atuação do linfócito, por meio da produção de anticorpos (linfócitos B) ou por citotoxidade (linfócitos T), ocorre somente após o reconhecimento de um determinado antígeno por uma APC.

Outra classe de linfócitos, a célula assassina natural (*natural killer* – NK), também já foi descrita. Ela diverge da linhagem de células T em estágio inicial; não necessita de condicionamento tímico; e difere funcionalmente da célula T, porque ataca certos tipos de células-alvo sem sensibilização anterior, ou seja, tem potencial de ataque a células infectadas por vírus e células tumorais.

Leucócitos: funções e alterações leucocitárias | 233

Fique atento

A diferenciação entre os tipos de linfócitos TCD4+, TCD8+, linfócitos B e células NK não é possível na microscopia. Essas diferenças são identificadas por meio de imunofenotipagem por citometria de fluxo. Sendo assim, a contagem diferencial de linfócitos no hemograma é feita identificando-os apenas como "linfócitos".

Figura 1. Células normais de um indivíduo saudável presentes no sistema circulatório. a) neutrófilo segmentado; b) neutrófilo bastão; c) eosinófilo; d) basófilo; e) monócito; f) linfócito; g) grande linfócito granular.
Fonte: Adaptadas de Bain (2017).

Alterações qualitativas dos leucócitos

A contagem global e diferencial de leucócitos e suas alterações quantitativas e qualitativas são as principais informações fornecidas na análise da série branca. Os leucócitos totais são expressos em mil/mm^3. A contagem diferencial é de grande importância, podendo definir perfis patológicos. Ela é fornecida pela análise conjunta dos equipamentos automatizados e pela leitura do esfregaço corado, que avalia as diferentes formas leucocitárias e as expressa de forma percentual (relativa) e em mm^3 (absoluta). A seguir, você estudará sobre as alterações qualitativas e quantitativas dos leucócitos.

A tecnologia eletrônica é falha na demonstração de alterações citoplasmáticas e nucleares de neutrófilos e também na identificação de células imaturas da linhagem mieloide. Assim, a microscopia é indispensável para notar alterações qualitativas nos leucócitos (FAILACE; FERNANDES, 2016). Na vigência de leucocitoses ou leucopenias, é fundamental a cuidadosa análise da morfologia leucocitária. Há diversas alterações qualitativas que podem estar presentes nos leucócitos.

O esfregaço sanguíneo bem feito é composto por três partes: espessa, medial e fina. A coloração é efetuada com corantes que têm, em sua composição, o azul de metileno, a eosina e o metanol. Há vários tipos de métodos: Leishman, Giemsa, May-Grunwald, Wright, panótico, etc. Independentemente do método de coloração, esse deve ser feito de maneira correta para viabilizar uma boa análise qualitativa celular. A melhor análise é obtida na porção média do esfregaço; na porção fina, os eritrócitos e leucócitos aparecem, geralmente, com deformações artefatuais. Ao percorrer o esfregaço, é necessário obedecer a um padrão de deslizamento transversal e longitudinal, contemplando seu corpo. As morfologias dos leucócitos devem ser mentalizadas na seguinte sequência de considerações: tamanho, forma, coloração celular e presença de inclusões.

Alterações morfológicas reacionais

Existem diversas alterações reacionais que podem ser observadas na microscopia. Veremos as descrições das principais a seguir e na Figura 2.

As granulações tóxicas são pequenas formações em grânulos que aparecem no citoplasma dos neutrófilos e refletem uma perturbação em sua maturação, com persistência dos grânulos azurófilos nos estágios celulares maduros. Podem, ainda, ser o resultado da endocitose de agentes tóxicos (bactérias, proteínas séricas desnaturadas), com formação de novos grânulos anormais. O termo "tóxico" é usado para indicar o estado de funcionamento de muitas células que ocorre numa variedade de doenças, como infecções sistêmicas, câncer, pneumonia, coma diabético ou hepático, toxemia da gravidez e envenenamento químico. Essa granulação ocorre quando a granulopoiese é continuamente exigida devido a um grande foco inflamatório e infeccioso. Ocorre um encurtamento no tempo da maturação das células precursoras, e os neutrófilos chegam à corrente circulatória com excesso de granulações que persistiram devido a esse encurtamento de estágios de maturação. O tratamento com o uso de filgrastim e similares também provoca a presença de granulações tóxicas em neutrófilos, além de processos infecciosos e inflamatórios.

A vacuolização citoplasmática é outro exemplo de alteração reacional em que ocorre a presença de vacúolos nos neutrófilos devido a uma exocitose de material fagocitado e do conteúdo de lisossomos. Ocorre frequentemente em infecções, e esses neutrófilos vacuolizados podem apresentar-se degranulados. A conservação do sangue em tubos com EDTA provoca vacuolização, além de neutrófilos, em monócitos. Esse fato isolado deve ser levado em consideração ao se avaliar a lâmina para que não relacionemos a presença de monócitos com possível infecção em uma situação de alteração decorrente da conservação da amostra *in vitro* por um longo período.

A hipersegmentação de neutrófilos ocorre quando há um percentual de lóbulos nucleares acima de cinco — esses neutrófilos também são chamados de pleocariócitos. A presença de hipersegmentação é observada em defeitos genéticos autossômicos dominantes (raro), insuficiência renal crônica (desconhece-se a patogênese), tratamento com corticoides e hidroxicarbamida, longa duração de neutrofilias e síndromes mielodisplásicas (SMD). Na anemia megaloblástica, por deficiência de ácido fólico e B12 em pacientes alcoolistas, também se pode observar neutrófilos hipersegmentados, assim como em pacientes com situações de grandes queimaduras. Outra alteração nuclear é a presença de neutrófilos macropolicitos, em que há formação anormal dos cromossomos dos neutrófilos (tetraploidia); tal situação ocorre na síndrome mielodisplásica (SMD).

Às vezes, microrganismos fagocitados podem ser observados no citoplasma de neutrófilos durante um processo de infecção grave. Nessas situações, podemos descrever essa célula com presença de inclusões fagocíticas. Os mais comumente observados são pneumococos, cocos gram-positivos e cândida.

Outra alteração qualitativa em neutrófilo que pode ocorrer em uma infecção grave é a presença de uma inclusão no citoplasma da célula denominada corpos (ou corpúsculo) de Döhle. Além de situação de infecção, esse corpúsculo pode estar presente em casos de pacientes com queimaduras graves, gravidez e tratamento farmacológico com G-CSF (fator estimulante de colônias granulocíticas).

Figura 2. Exemplos de granulações reacionais. a) granulação tóxica em um neutrófilo sementado; b) neutrófilo com vacuolização; c) neutrófilo hipersegmentado; d) neutrófilo macropolicitos; e) inclusões fagocíticas (com penumococos); f) corpos de Döhle.
Fonte: Adaptada de Failace e Fernandes (2016).

Alterações genéticas

De acordo com Classificação Internacional de Doenças (CID), as anomalias genéticas de leucócitos (CID 72.0 e 70.3) incluem anomalias de granulação ou síndromes: Alder Reilly, May-Hegglin, Pelger-Huët, Chediak-Higashi, entre outras.

A anomalia de Pelger-Hüet é um defeito genético autossômico dominante, com defeito da segmentação dos neutrófilos (Figura 3a). Indivíduos heterozigotos apresentam predominantemente núcleos bilobulados, formas em bastão ou com núcleo ovalado; nos homozigotos, predominam formas de núcleo ovalado (bastonado).

Ainda que não haja um significado clínico-patológico, pode haver um desvio à esquerda nesses pacientes que é considerado normal nessa patologia. Cabe lembrar que só será identificada essa anomalia observando-se a microscopia, pois os analisadores eletrônicos não detectam essa alteração. Frequentemente, em SMD, pode haver defeito na segmentação de neutrófilos que lembra essa anomalia genética; nesses casos, devemos descrever como neutrófilos "pelgeroides" ou Pelger-like. No laudo, deve-se relatar da seguinte forma: "presença de neutrófilos hiposementados, com morfologia sugestiva de Pelger-Hüet".

O paciente deve ser avisado dessa anomalia e deve ser instruído a relatá-la sempre que for ao laboratório fazer algum exame, pois essa alteração não pode ser confundida com um desvio à esquerda.

A síndrome de Chediak-Higashi é um grave defeito genético recessivo, ainda que incomum. Ocorre neutropenia e deficiência funcional desses neutrófilos associadas a pancitopenia, deficiência imunológica, albinismo, alterações neurológicas e morte prematura. No hemograma dessa situação clínica, haverá leucócitos com granulações gigantes coradas em roxo ou pardo-escuro devido à coalescência de lisossomos.

Na anomalia de Alder Reilly, pode ocorrer um defeito raro de granulação de neutrófilos, sem significado patológico. Esse defeito pode, ainda, fazer parte da doença de Tay-Sachs, de mucopolissacaridoses e de pacientes com HIV. Há a apresentação de uma granulação roxa-escura nos neutrófilos, semelhante às granulações tóxicas, podendo ocorrer também em eosinófilos e monócitos.

Figura 3. Exemplos de alterações genéticas. a) Perger-Hüet; b) Chediak-Higashi; c) Alder-Reilly.
Fonte: Adaptada de Failace e Fernandes (2016).

Outras alterações qualitativas

Linfócitos atípicos — alteração reacional

Os linfócitos atípicos são linfócitos que apresentam tamanho e forma variada; surgem, normalmente, quando há infecções, principalmente as virais, como mononucleose infecciosa, herpes, AIDS, rubéola e varicela. Além do aparecimento nas infecções virais, os linfócitos atípicos podem ser identificados no hemograma quando há determinadas situações de infecção bacteriana, como é o caso da tuberculose e da sífilis, infecção por protozoários, como a toxoplasmose, malária e babesiose, quando há hipersensibilidade a drogas ou, ainda, nas doenças autoimunes, como no lúpus eritematoso sistêmico (LES).

Nesses casos, a presença de linfócitos atípicos, que se caracterizam pelas morfologias alteradas nas formas do núcleo e da célula, na relação núcleo/citoplasmática e pela intensa basofilia do citoplasma, constantemente ultrapassa 5% dos linfócitos contados. Muitas vezes, as infecções virais sensibilizam as células apresentadoras de antígenos, as quais são caracterizadas conjuntamente pela monocitose e linfocitose, como ocorre na mononucleose infecciosa.

A morfologia dessa célula é variável em cada situação: o tamanho é aumentado, a forma pode mostrar periferia angulosa com aspecto recortado ou poliédrico e presença de citoplasma abundante, variando desde azul-escuro até cinza pálido, com condensação da basofilia na periferia da célula e eventual microvacuolização. O núcleo de forma variada pode ter localização excêntrica, eventual imagem de nucléolo, lobulação e cromatina fina e delicada. Observe a Figura 4, a seguir, que mostra diferentes morfologias de linfócitos atípicos.

Figura 4. Linfócitos atípicos com morfologias variadas.
Fonte: Adaptada de Bain (2017).

Link

Veja, no *link* a seguir, como identificar linfócitos atípicos, não confundindo essas células com outras que, inicialmente, podem ser semelhantes.

https://goo.gl/KrrMnM

Células de Mott — alteração reacional

Os linfócitos podem responder a infeções virais e outros estímulos imunológicos com o aumento numérico de alterações citológicas. Os linfócitos B podem diferenciar-se em plasmócitos, sendo vistos em estágios intermediários da transformação e denominados linfócitos plasmocitoides, que podem conter inclusões globulares numerosas, compostas por imunoglobulinas. Essas células são chamadas de células de Mott (Figura 5b) ou "células morulares" ou "células em cacho de uva". Essas inclusões ocorrem devido a alterações metabólicas, com excessiva formação de lipídeos no citoplasma. Em pacientes com doença de Tay-Sachs e doença de Jordan, essas células podem ser visualizadas.

Células LE

O fator antinúcleo despolimeriza núcleos da célula, que são fagocitados por neutrófilos sadios. O conjunto celular formado pelo neutrófilo ou linfócito, cujo núcleo se desloca para a periferia da célula, mais a massa despolimerizada fagocitada é conhecido como células LE (Figura 5a). Essas células podem ser visualizadas em pacientes com lúpus eritematoso sistêmico (LES). A formação de células LE, geralmente, é um fenômeno *in vitro*; eventualmente, elas podem ser vistas no sangue periférico (BAIN, 2017).

Figura 5. a) células LE; b) células de Mott.
Fonte: Adaptada de Bain (2017).

Alterações quantitativas dos leucócitos

As alterações quantitativas leucocitárias podem ser analisadas no leucograma (parte do hemograma que avalia quantitativamente os leucócitos) e compreendem a elevação do número total de leucócitos > 11.000/mm³ (leucocitoses), bem como sua diminuição < 4.000/mm³ (leucopenias). A avaliação quantitativa, que inclui as contagens total e diferencial, é baseada em valores padrões, estabelecidos por faixas etárias (recém-nascidos, crianças e adultos) e independem do sexo.

As **leucocitoses** ocorrem basicamente em três situações: **leucocitose fisiológica** — geralmente de grau leve, comum em gestantes, recém-nascidos, lactantes, após exercícios físicos e em pessoas com febre; **leucocitose reativa** — está notadamente relacionada ao aumento de neutrófilos e se deve às infecções bacterianas, inflamações, necrose tecidual e doenças metabólicas; e **leucocitose patológica** — relacionada a doenças mieloproliferativas e linfoproliferativas. Na vigência de leucocitoses, é fundamental a cuidadosa análise qualitativa da morfologia leucocitária, distinguindo-se, para os neutrófilos, entre as seguintes verificações: presença de neutrófilos jovens e/ou imaturos, granulações tóxicas, vacúolos citoplasmáticos e inclusões anormais (STEFANI; BARROS, 2013).

A **leucopenia**, muitas vezes, deve-se à diminuição dos neutrófilos, podendo ter causa **fisiológica** ou **induzida** por drogas e poluentes, além de **reativa** e devido a processos imunológicos.

Os aumentos recebem sufixo "filia" ou "ose"; a diminuição no número de um tipo leucocitário específico, o sufixo "penias". Veja alguns exemplos e seus significados clínicos:

- **Neutrofilia**: causada, principalmente, em quadros infecciosos bacterianos, podendo também ocorrer devido a infarto agudo no miocárdio, doenças mieloproliferativas e doenças induzidas por drogas. No hemograma, ocorre elevação de neutrófilos > 8.000/mm³.
- **Neutropenia**: quando a contagem absoluta de neutrófilos segmentados e bastões encontra-se abaixo de 1.500/mm³. Causas: infecções bacterianas, indução por drogas (como, por exemplo, cloranfenicol, dipirona e quimioterápicos), distúrbios imunológicos (por exemplo, LES), pós-quimioterapia e hemodiálise.

> **Fique atento**
>
> Nos pacientes portadores de anemia falciforme, devido à presença de drepanócitos, o leucograma, geralmente, encontra-se entre 12.000 e 15.000 células/mm^3. Essa elevação ocorre devido à mobilização dos granulócitos para o sistema circulatório. A contagem de neutrófilos segmentados costuma aumentar nas crises vaso-oclusivas desses pacientes.

- **Eosinofilia**: no hemograma, ocorre elevação de eosinófilos > 400/mm^3. Frequentemente, está associada a fenômenos alérgicos, parasitoses ou distúrbios dermatológicos (exantemas, urticária, doenças parasitárias por helmintos e *Toxocara canis*, por exemplo, hipersensibilidade medicamentosa, asma, alergia a alimentos, etc.). A síndrome hipereosinofílica (elevação persistente de eosinófilos) refere-se a um amplo espectro de doenças, que varia desde a síndrome de Löeffler à leucemia eosinofílica crônica.
- **Eosionopenia**: no hemograma, ocorre quando a diminuição de eosinófilos é de < 50/mm^3. Essa situação é menos frequente que o aumento, mas pode aparecer em eventos de estresse agudo como resultante da estimulação de adrenocoticoides ou da liberação de epinefrina ou de ambos. Pode ocorrer, igualmente, em estado inflamatório agudo ou pelo uso de determinadas drogas, como os quimioterápicos.
- **Basofilia**: no hemograma, ocorre a elevação dos basófilos > 80/mm^3. Ocorre em pacientes com leucemia mieloide crônica, policitemia vera, colite ulcerativa e após radioterapia.
- **Monocitose**: em doenças infecciosas de evolução crônica, como tuberculose, sífilis, endocardite bacteriana, febre tifoide e infecções por protozoários, a presença de monocitose é comum. A monocitose também inclui a leucemia mielomonocítica, linfoma de Hodgkin, fases de recuperação de episódios de neutropenia ou infecções agudas, doenças autoimunes (LES, artrite reumatoide). No hemograma, ocorre quando a elevação dos monócitos é > 800/mm^3.
- **Monocitopenia**: situação menos frequente em que, no hemograma, ocorre a diminuição dos monócitos para < 100 mm^3. Pode ocorrer secundariamente devido à liberação de endotoxinas bacterianas ou pelo uso farmacológico de glicocorticoides e quimioterápicos.
- **Linfocitose**: contagem absoluta > 4.000/mm^3, devido a infecções virais, algumas infecções bacterianas (coqueluche, tuberculose, sífilis, etc.), reação de hipersensibilidade induzida por drogas e leucemias. As infecções

virais induzem a linfocitose relativa, com ou sem a presença de leucocitose, e, algumas vezes, até leucopenias (STEFANI; BARROS, 2013).
- **Linfopenias**: são caracterizadas pela contagem absoluta de linfócitos < 1.500/mm^3. Causas: infecções virais e bacterianas (tuberculose, febre tifoide), malária, uso de imunossupressores, radioterapia, etilismo, estresse, trauma, neoplasias.

Veja, no Quadro 1, os valores de referência para o leucograma.

Quadro 1. Valores de referência do leucograma

Leucócitos	Absoluto	Relativo
Neutrófilo bastão	50–500/µL	3 ± 2%
Neutrófilo segmentado	2.300–8.000/µL	56 ± 10%
Eosinófilos	50–400/µL	3 ± 2%
Basófilos	25–80/µL	< 1%
Monócitos	100–800/µL	6 ± 4%
Linfócitos	1.500–4.000/µL	30 ± 10%
Total	4.000–11.000/µL	100

Exercícios

1. Observe a figura a seguir, avalie as assertivas e marque a alternativa correta.

Fonte: Adaptada de Bain (2017).

I. A figura refere-se a um monócito, que é uma célula monuclear.
II. A figura refere-se a um linfócito atípico, que é uma célula que apresenta morfologia variada e alterações morfológicas, tanto no núcleo quanto no citoplasma.
III. A célula da figura é um grande linfócito granular, os quais constituem um distinto subtipo de células mieloides.

IV. A célula da figura pode estar presente em casos de monucleose infecciosa, sífilis e malária.
   a) Todas as assertivas estão corretas.
   b) Todas as assertivas estão incorretas.
   c) As assertivas I e IV estão corretas.
   d) As assertivas II e IV estão corretas.
   e) Somente a assertiva II está correta.

2. Em que situação ocorre a alteração observada da figura abaixo?

Fonte: Adaptada de Bain (2017).

   a) Anomalia de Pelger-Hüet.
   b) Síndrome hipereosinofílica.
   c) Síndrome de Chediak-Higashi.
   d) Anomalia de Alder-Reilly.
   e) Síndrome neutrofílica.

3. Uma mulher alérgica a pelos de gatos foi à casa de sua vizinha, que tem vários desses animais. Durante a visita, inalou caspas de gato e, em poucos minutos, desenvolveu congestão nasal, com secreção abundante que persistiu por alguns dias. Qual das seguintes células provavelmente foi recrutada do sangue para a área alérgica?
   a) Macrófagos.
   b) Neutrófilos.
   c) Monócitos.
   d) Eosinófilos.
   e) Linfócitos.

4. Relacione a função de cada leucócito com seu respetivo tipo celular.
   I. Neutrófilos
   II. Monócitos
   III. Linfócitos
   IV. Basófilos
   V. Eosinófilos
   ( ) Sua elevação pode ser relacionada a infecções por *Streptococcus pneumoniae*.
   ( ) Sua elevação está presente em leucemias mieloides crônicas.
   ( ) Sua elevação está associada a infecções por *Ascaris lumbricoides*.
   ( ) Sua elevação está associada a casos de monocleose infecciosa.
   ( ) Sua elevação pode estar associada à leucemia mielomonocítica.
   a) 1 – 4 – 5 – 3 – 2.
   b) 1 – 5 – 4 – 2 – 3.
   c) 1 – 2 – 3 – 5 – 4.
   d) 4 – 1 – 5 – 2 – 3.
   e) 5 – 3 – 2 – 1 – 4.

5. Uma célula idêntica ao neutrófilo maduro, mas desprovida de lóbulos nucleares, é denominada neutrófilo bastonado. A frequência da presença dessa célula bastonada na corrente sanguínea é baixa e, quando aumentada (acima dos valores de referência), referimos como uma situação de:
   a) neutropenia.
   b) reação neutrofílica.
   c) anomalia de Alder-Reilly.
   d) desvio à esquerda.
   e) desvio à direita.

Referências

BAIN, B. J. *Células sanguíneas*: um guia prático. 5. ed. Porto Alegre: Artmed, 2017.

FAILACE, R.; FERNANDES, F. *Hemograma*: manual de interpretação. 6. ed. Porto Alegre: Artmed, 2016.

STEFANI, S.; BARROS, E. (Org.). *Clínica Médica:* consulta rápida. 4. ed. Porto Alegre: Artmed, 2013.

Leituras recomendadas

HOFFBRAND, A. V.; MOSS, P. A. H. *Fundamentos em hematologia de Hoffbrand*. 7. ed. Porto Alegre: Artmed, 2018.

RIBEIRO, L. et al . Uma visão da abordagem da neutropenia. *Nascer e Crescer,* Porto, v. 20, n. 4, p. 255-261, 2011. Disponível em: <http://www.scielo.mec.pt/scielo.php?script=sci_arttext&pid=S0872-07542011000400004&lng=pt&nrm=iso>. Acesso em: 3 dez. 2018.

Leucograma: contagem diferencial relativa e absoluta dos leucócitos

Objetivos de aprendizagem

Ao final deste texto, você deve apresentar os seguintes aprendizados:

- Identificar os diferentes tipos de leucócitos.
- Reconhecer o método de contagem diferencial relativa e absoluta dos leucócitos.
- Interpretar as leucopenias e leucocitoses.

Introdução

Os glóbulos brancos ou leucócitos são produzidos a partir de uma célula-tronco hematopoiética, que, após receber estímulos, de acordo com as necessidades do organismo, pode diferenciar-se em dois grandes grupos responsáveis pelas defesas do nosso organismo: os fagócitos, responsáveis pela imunidade inata, e os linfócitos, que atuam na imunidade adaptativa. Os fagócitos são divididos em neutrófilos, eosinófilos, basófilos e monócitos; já os linfócitos, em linfócitos T, B e células *natural killer*. O leucograma é a etapa do hemograma que realiza a avaliação dessas células, incluindo a contagem de leucócitos, a fórmula diferencial com quantificação relativa e absoluta, além da avaliação morfológica dos diversos tipos leucocitários. Quando há, no organismo, algum processo de imunossupressão, inflamatório, infeccioso ou neoplásico, entre outros, ocorre diminuição ou aumento de um ou mais tipos celulares específicos, resultando em leucopenia ou leucocitose, respectivamente.

Neste capítulo, você vai aprender sobre os diferentes tipos de leucócitos, as duas formas de contagem dessas células, relativa e absoluta, e a classificação geral das leucopenias e leucocitoses.

Os diferentes tipos de leucócitos

Os leucócitos (glóbulos brancos) são formados na medula óssea a partir de um precursor comum e podem ser divididos em fagócitos e linfócitos. Os **fagócitos** incluem as células do sistema imune inato que têm como função agir rapidamente após uma infecção e podem ser subdivididos em **granulócitos** (neutrófilos, eosinófilos e basófilos) e **monócitos**. Já os **linfócitos** medeiam a resposta imune adaptativa, que pode desenvolver memória imunológica, como ocorre, por exemplo, após uma primeira infecção ou vacinação, sendo classificados em **linfócitos T, B (plasmócitos) e células *natural killer* (NK)** (HOFFBRAND; MOSS, 2018).

Além das células fagocíticas e linfocíticas citadas, no leucograma, é possível ver, também, os precursores dessas células que, em geral, não aparecem no sangue periférico normal, mas, sim, em casos de patologias que promovem a liberação de células imaturas, como as leucemias.

Como precursores dos granulócitos, o primeiro reconhecível é o **mieloblasto**, uma célula de tamanho variável, com núcleo grande, cromatina fina e que possui de 2 a 5 nucléolos. O citoplasma é basófilo e sem grânulos. A medula óssea, em condições normais de saúde, contém até 5% de mieloblastos. Essas células dão origem a **pró-mielócitos**, células um pouco maiores, com desenvolvimento de grânulos primários no citoplasma. Desses, originam-se **mielócitos**, que têm grânulos secundários ou específicos. Muitas vezes, podem ser distinguidos os mielócitos das séries neutrófila, eosinófila e basófila devido ao tipo de grânulo e coloração apresentada. A cromatina nuclear é mais condensada, e os nucléolos não são visíveis. Os mielócitos dão origem a **metamielócitos**, células que não se dividem mais, com núcleo endentado ou em forma de ferradura e citoplasma repleto de grânulos primários e secundários. As formas de neutrófilos entre metamielócito e neutrófilo completamente maduro são chamadas de neutrófilos **bastonados**, "bastonetes" ou "bastões" e estão presentes no sangue periférico em um percentual normalmente abaixo de 5%; além disso, não contêm a separação filamentosa clara entre os lobos nucleares, observada nos neutrófilos maduros. Veja, no Quadro 1, imagens dessas células.

Leucograma: contagem diferencial relativa e absoluta dos leucócitos | 247

Quadro 1. Células imaturas presentes raramente no sangue periférico

Blastos (o indicado com a flecha apresenta bastão de Auer, característico do mieloblasto)	
Promielócito	
Mielócito (mielócito neutrófilo e basófilo)	
Metamielócito (indicado pela flecha)	
Neutrófilo bastonado	

Fonte: Adaptado de Bain (2017).

Os **neutrófilos** maduros em colorações derivadas de Romanowski apresentam citoplasma pálido com contorno irregular acidófilo, rosa esmaecido, com grânulos delicados (grânulos neutrofílicos) e núcleo azul-arroxeado, denso característico, com dois a cinco lobos. A sobrevida dos neutrófilos no sangue é de apenas 6 a 10 horas (HOFFBRAND; MOSS, 2018, p. 89).

Os **eosinófilos** são parecidos com os neutrófilos, a não ser pelos grânulos citoplasmáticos, que são bem maiores, coram em vermelho-alaranjado intenso em colorações derivadas de Romanowski e, raramente, têm mais do que três lobos nucleares (HOFFBRAND; MOSS, 2018, p. 90). O tempo de trânsito dos eosinófilos no sangue é maior do que o dos neutrófilos.

Os **basófilos** são escassos no sangue periférico e sua visualização é ocasional. Eles também se assemelham aos neutrófilos e têm numerosos grânulos citoplasmáticos escuros (devido à forte afinidade por corantes básicos), que contêm heparina e histamina, encobrindo o núcleo parcialmente lobulado.

Os **monócitos** são os maiores leucócitos maduros presentes no sangue periférico, apresentam núcleo grande, irregular (lobulado em parte, profundamente endentado ou com forma de ferradura, às vezes, arredondado ou oval), excêntrico ou central, azulado, com cromatina delicada aglomerada. O citoplasma é abundante, cinza-azulado opaco, com grânulos finos, podendo ser vacuolizado. É difícil a distinção na medula óssea entre precursores de monócitos (monoblastos e promonócitos) e mieloblastos e monócitos.

> Os monócitos permanecem pouco tempo na medula óssea e, depois de circularem por 20 a 40 horas, deixam o sangue para adentrar nos tecidos, nos quais amadurecem e desempenham suas principais funções. A sua sobrevida extravascular, depois da transformação em macrófagos (histiócitos), pode prolongar-se por vários meses ou anos (HOFFBRAND; MOSS, 2018, p. 92).

Nos tecidos, os macrófagos são capazes de multiplicação, sem necessidade de suprimento contínuo a partir dos monócitos do sangue.

A célula percursora dos linfócitos é o **linfoblasto**; é difícil, no sangue periférico, fazer a distinção morfológica entre essa célula e o mieloblasto, embora, raras vezes, seja possível quando o mieloblasto apresenta bastão de Auer (agregado de grânulo primário corado de rosa). Os **linfócitos** são células mononucleares desprovidas de grânulos citoplasmáticos específicos, possuem núcleo único e definido, redondo, excêntrico, azul-escuro. A maior parte dos linfócitos encontrados na circulação periférica são pequenos. Nas crianças, normalmente, são visualizados linfócitos maiores e mais pleomórficos. De modo geral, não há distinção morfológica entre os subgrupos funcionais de linfócitos no laudo do leucograma, mas as células T ativadas e as células NK caracterizam uma população de linfócitos grandes e granulados (HOFFBRAND; MOSS, 2018; BAIN, 2017). Veja, na Figura 1, imagens dos principais leucócitos citados.

Figura 1. Leucócitos: granulócitos: a) neutrófilo; b) eosinófilo, c) basófilo, d) monócito, e) linfócito.
Fonte: Adaptada de Hoffbrand e Moss (2018).

Contagem diferencial relativa e absoluta dos leucócitos

No passado, as contagens de leucócitos eram realizadas por técnicas manuais, lentas, trabalhosas, com baixíssima reprodutividade, assim como as demais determinações do hemograma, empregando câmaras de contagens, pipetas, centrifugadores, microscópio, entre outros. Atualmente, as determinações são realizadas em questão de minutos, em equipamentos semiautomatizados ou automatizados, possibilitando resultados reprodutíveis, ou seja, praticamente iguais (BAIN, 2017), não sendo necessária a visualização microscópica em todos os casos (em equipamentos semiautomatizados que fazem a determinação de apenas três grupos de leucócitos, a contagem diferencial acaba sendo obrigatória).

Entretanto, segundo Failace e Fernandes (2016), a contagem do número global de leucócitos, mesmo em contadores de grande porte de última geração, tem um coeficiente de variação significativo: 2 a 4% para contagens acima de 2.000/μL, 3 a 6% para contagens entre 1.000 e 2.000/μL, 10 a 30% para contagens < 1.000/μL. Apesar de contadores de grande porte fornecerem contagens satisfatórias mesmo em grandes leucocitoses (até 450.000/μL), contadores de pequeno porte, geralmente, exigem diluição extra do sangue para contagens acima de 80.000/μL. No entanto, esse erro sistemático indesejável só é relevante para a interpretação em casos de leucopenia extrema, em pacientes sob quimioterapia, caso em que o número absoluto de neutrófilos é crítico. Segundo o autor, para contagens mais altas, não é clinicamente significativo (FAILACE; FERNANDES, 2016).

Em 1879, Paul Ehrlich realizou a primeira observação ao microscópio de lâmina corada de sangue, identificando os tipos de leucócitos e definindo sua frequência percentual. No entanto, apenas em 1912, com a publicação de Victor Schilling, a prática corrente da fórmula leucocitária passou a ser recorrente. Assim, faz-se feita a contagem de 100 leucócitos em distensão sanguínea (esfregaço sanguíneo) ao microscópio, diferenciando-os por tipo (neutrófilo bastonado e segmentado, linfócito, monócito, eosinófilo, basófilo e suas formas imaturas, quando presentes). Assim, é determinado o percentual de cada tipo (FAILACE; FERNANDES, 2016).

A contagem pode ser feita por "palitinho": conforme a célula vai aparecendo na varredura da lâmina, é feito um "palitinho" ao lado do nome dela no "mapa de trabalho" ou rascunho. Também pode ser a partir do uso de um contador manual, em que cada tecla é considerada uma célula e apita quando se chega a 100 células, facilitando a contagem. Os números da fórmula leucocitária representam apenas aproximações estatísticas dos valores percentuais reais, que seriam mais representativos se fossem examinados 200 ou mais leucócitos, o que é inviável na rotina laboratorial, mas que deve ser feito quando houver leucocitose ou número excessivo de um tipo celular que costuma estar ausente ou aparecer em porcentagem muito baixa, como as células imaturas.

Além do número celular contado ser bem menor quando comparado ao número contado em equipamentos, o método manual é considerado inexato, pois, por exemplo, a distribuição de células na lâmina não é uniforme.

A extremidade da distensão contém mais neutrófilos do que linfócitos, enquanto os monócitos são distribuídos uniformemente em todo o comprimento. Quando há grandes células imaturas (blastos, promielócitos e mielócitos), elas se acumulam mais nas bordas da distensão do que na parte central, e mais distalmente em relação aos linfócitos, basófilos, neutrófilos e metamielócitos (BAIN, 2017, p. 24).

Além disso, segundo a autora, distensões muito finas ou preparadas com extensora com extremidade irregular prejudicam ainda mais a contagem. Outro fator que também é bastante comum é a dificuldade de identificação das células pelo microscopista, fator reduzido no caso de profissionais experientes. Esses fatores ocorrem com menos frequência em avaliações por equipamentos, embora as máquinas também possam falhar em casos de aglutinação de neutrófilos ou linfócitos, agregados plaquetários ou eritroblastos contados como leucócitos, crioaglutininas, entre outros.

Quando há presença elevada de eritroblastos (superior a 10), eles podem ser incluídos como uma das categorias da fórmula, ou, alternativamente, anotados fora dela, com seu número relativo a 100 leucócitos. Nesse último caso, a contagem total, subtraída do número de eritroblastos, converte-se em contagem de leucócitos. No primeiro caso, a contagem não corrigida (CTCN) é usada para o cálculo dos valores absolutos de cada tipo celular. O Clinical and Laboratory Standards Institute (CLSI) recomenda expressar os eritroblastos por 100 leucócitos. Esse problema é evitado pelos contadores eletrônicos mais recentes, que identificam com segurança os eritroblastos e os excluem automaticamente das contagens de leucócitos (FAILACE; FERNANDES, 2016; BAIN, 2017).

Segundo Failace e Fernandes (2016, p. 259):

> Seja com a inexatidão da fórmula feita ao microscópio, seja com a precisão dos números da fórmula eletrônica, a interpretação da fórmula leucocitária deve basear-se em **valores absolutos**, isto é, o **número/μL** de cada tipo de leucócito, não em valores percentuais.

Da **contagem relativa** (percentual), conhecendo-se a contagem de leucócitos totais, pode ser calculado o valor absoluto da seguinte forma: o número absoluto de determinado leucócito é igual ao seu número relativo multiplicado pelo número total de leucócitos dividido por 100. Veja o exemplo a seguir.

> **Exemplo**
>
> Exemplo de contagem relativa e absoluta de leucócitos — leucócitos totais: 9.000/μL
>
> | Leucócitos | Contagem relativa | Fórmula | Contagem absoluta |
> |---|---|---|---|
> | Neutrófilo bastonado | 3% | 3 × 9.000/100 | 270/μL |
> | Neutrófilo segmentado | 56% | 56 × 9.000/100 | 5.040/μL |
> | Linfócito | 34% | 34 × 9.000/100 | 3.060/μL |
> | Monócito | 4% | 4 × 9.000/100 | 360/μL |
> | Eosinófilo | 2% | 2 × 9.000/100 | 180/μL |
> | Basófilo | 1% | 1 × 9.000/100 | 90/μL |

Os contadores eletrônicos fornecem a fórmula absoluta junto à relativa, e o resultado é liberado diretamente, sem ser necessária a realização de cálculo pelo profissional, a não ser quando há alguma alteração e a distensão sanguínea precisa ser revisada ao microscópio. Se a diferença for pequena, deve-se considerar o resultado do equipamento; já se for significativa, o número de uma ou mais células precisará ser recalculado manualmente. Muitos laboratórios criam a fórmula em Excel ou nos seus sistemas e, ao colocar o número relativo encontrado, é calculado o valor absoluto.

Leucopenias e leucocitoses

A contagem total de leucócitos varia bastante na população, mas a proporção entre os tipos de leucócitos varia pouco entre as pessoas (FAILACE; FERNANDES, 2016). Cada indivíduo tem uma contagem própria, mas todos têm mais ou menos a mesma fórmula leucocitária, com predomínio extenso de neutrófilos (entre metade e dois terços do total), alguns eosinófilos e monócitos, a terça ou quarta parte restante de linfócitos, e raros basófilos (FAILACE; FERNANDES, 2016). Veja, a seguir, o Quadro 2, que apresenta os valores de referência dos leucócitos nas diferentes faixas etárias. Para esse grupo celular, não há diferença por gênero.

Quadro 2. Valores de referência do leucograma

Idade	Sangue do cordão		10 dias	
	%	por μL	%	por μL
Leucócitos	–	6.000–24.000	–	6.000–16.000
Neutrófilos*	40–70	4.000–14.000	20–50	2.000–6.000
Linfócitos	20–40	3.000–6.000	40–70	3.000–10.000
Monócitos	2–8	400–1.500	2–8	200–1.200
Eosinófilos	1–6	100–1.200	0–7	0–800
Basófilos	0–2	0–400	0–3	0–300
Idade	**≅ 2 anos**		**≅ 5 anos**	
	%	por μL	%	por μL
Leucócitos	–	5.000–14.000	–	4.000–14.000
Neutrófilos*	20–40	1.000–4.000	20–60	1.000–6.000
Linfócitos	50–80	3.000–10.000	40–70	2.000–8.000
Monócitos	2–10	100–1.000	2–10	100–1.000
Eosinófilos	0–7	0–700	0–7	0–600
Basófilos	0–3	0–300	0–3	0–300
Idade	**≅ 10 anos**		**Adultos****	
	%	por μL	%	por μL
Leucócitos	–	4.000–12.000	–	3.600–11.000
Neutrófilos*	30–60	1.400–6.000	45–70	1.500–7.000
Linfócitos	30–60	1.600–6.000	20–50	1.000–4.500
Monócitos	2–10	100–1.000	2–10	100–1.000
Eosinófilos	0–7	0–500	0–7	0–500
Basófilos	0–3	0–300	0–3	0–200

* Neutrófilos: contagem global (os de núcleo em bastão estão ente 0 e 5% na fórmula).
** Em brancos; 10% abaixo em negros (neutrófilos 10–20% abaixo).

Fonte: Adaptado de Failace e Fernandes (2016).

Alterações quantitativas na série branca provocam leucopenias (mais usada) ou leucocitopenias, a diminuição no número total de leucócitos, e leucocitoses, o aumento do número total de leucócitos. Para ser considerada leucopenia ou leucocitose, deve-se observar, principalmente, a idade do paciente, pois, por exemplo, um hemograma com 14 mil leucócitos/μL em um adulto seria um quadro de leucocitose; já em uma criança com idade inferior a 10 anos, esse valor está dentro da normalidade.

A leucopenia e a leucocitose, com números isolados, não têm interpretação. É indispensável saber qual ou quais o(s) tipo(s) celular(es) em que há diminuição ou aumento do número global; para isso, há necessidade da fórmula leucocitária. Nunca se solicita, se faz ou se interpreta a contagem de leucócitos, mas, sempre, o leucograma — na verdade, hemograma, já que as máquinas não costumam oferecer essa opção parcial. Além disso, sempre que possível, deve-se avaliar o resultado do hemograma analisando, também, resultados de outros setores do laboratório.

Observe, no Quadro 3, a denominação, em cada caso de leucopenia e leucocitose, por tipo celular e alguns exemplos de prováveis causas que levam a cada alteração. Em geral, as alterações no número de leucócitos são causadas por: diminuição ou aumento da produção de leucócitos pela medula óssea, destruição celular aumentada, alteração na distribuição celular, infecções, leucemias, agentes físicos e químicos, como radioterapia ou quimioterapia, fumo e obesidade, que causam aumento, mutuamente aditivo, de $\cong$ 1.000 leucócitos/μL na contagem; café, por exemplo, em doses elevadas, causa leucocitose, entre outros. A contagem não varia com o ciclo menstrual (FAILACE; FERNANDES, 2016; BAIN, 2017; MCPHERSON; PINCUS, 2012).

Em casos de leucopenia muito intensa, muitas vezes, é necessário fazer a contagem diferencial em mais de uma distensão sanguínea, pois, às vezes, não há células com boa qualidade para a diferenciação.

Quadro 3. Denominação de acordo com o tipo de leucócito envolvido na leucopenia ou leucocitose e exemplos de prováveis causas

Leucócito	Leucopenia	Causa de Leucopenia	Leucocitose	Causa de Leucocitose
Neutrófilo	Neutropenia	Pancitopenia, produção inadequada pela medula óssea, destruição aumentada pelos macrófagos, liberação medular defeituosa, redistribuição dentro da vasculatura, retenção no baço, sobrevida intravascular diminuída, rápido egresso para os tecidos, infecções virais, febre tifoide, brucelose, alcoolismo, tratamento quimioterápico.	Neutrofilia ou neutrocitose	Infecções bacterianas, traumas, cirurgias, queimadura, infarto do miocárdio, leucemia mielóide crônica.

(*Continua*)

(Continuação)

Quadro 3. Denominação de acordo com o tipo de leucócito envolvido na leucopenia ou leucocitose e exemplos de prováveis causas

Leucócito	Leucopenia	Causa de Leucopenia	Leucocitose	Causa de Leucocitose
Linfócito	Linfopenia	Estresse agudo, infecção pelo HIV, carcinomas em estágio final, terapia citotóxica ou imunossupressora, insuficiência renal.	Linfocitose	Infecções virais (sarampo, caxumba, rubéola, varicela, mononucleose infecciosa), leucemias linfocíticas, algumas infecções bacterianas, como coqueluche e tuberculose.
Monócito	Monocitopenia	Fase aguda de processos infecciosos.	Monocitose	Infecções crônicas, regeneração medular, leucemia monocítica.
Eosinófilo	Eosinopenia	Infecções agudas, queimaduras, traumas, cirurgia, convulsão, exposição ao frio.	Eosinofilia	Alergias (rinite, asma), infecções parasitárias, hipersensibilidade a medicamentos.
Basófilo	Basopenia	Difícil detecção devido ao baixo número dessa célula presente no sangue periférico em condições normais.	Basofilia	Leucemia mielóide crônica, policitemia vera; normalmente, significa mal prognóstico em pacientes em tratamento para leucemia.

Exercícios

1. Os leucócitos são divididos em cinco grupos principais: neutrófilos, linfócitos, monócitos, eosinófilos e basófilos. De acordo com as linhagens progenitoras e características morfológicas dessas células, assinale a alternativa correta.
   a) Monócitos e megacariócitos são células semelhantes, azuladas, diferenciando-se pelo tamanho e pela variação do formato nuclear; desse modo, possuem o mesmo precursor na monopoiese.
   b) Neutrófilos, eosinófilos e basófilos são células granulocíticas, com características nucleares semelhantes, diferenciando-se, principalmente, pelo tamanho dos grânulos citoplasmáticos e pela coloração.
   c) Linfócitos T, linfócitos B, células NK e monócitos apresentam o mesmo precursor celular linfóide e se assemelham morfologicamente em relação ao formato do núcleo arredondado e à coloração azulada.
   d) Neutrófilos podem ser classificados em bastonados e segmentados, diferenciando-se pelo formato do núcleo, grau de maturidade e tipo de grânulo citoplasmático, que é mais escuro e numeroso nos bastonados.
   e) Neutrófilos, eosinófilos e basófilos apresentam função fagocítica no organismo humano; já os monócitos e linfócitos apresentam função na produção de anticorpos específicos na imunidade inata.

2. A interpretação da fórmula leucocitária deve basear-se em valores absolutos, isto é, o número de cada tipo de leucócito por microlitro (/μL) de sangue, não em valores relativos. Assinale a alternativa que apresenta o resultado absoluto correto do leucócito correspondente em um indivíduo com contagem global de leucócitos de 8.500/μL de sangue.
   a) Neutrófilos: 60% e 6.000/μL; linfócitos: 28% e 2800/μL; monócitos: 9% e 900/μL; eosinófilos: 2% e 200/μL; e basófilos: 1% e 10/μL, sendo, respectivamente, o número relativo e o absoluto.
   b) Neutrófilos: 60% e 6.000/μL; linfócitos: 28% e 2800/μL; monócitos: 9% e 900/μL; eosinófilos: 2% e 200/μL; e basófilos: 1% e 10/μL, sendo, respectivamente, o número absoluto e o relativo.
   c) Neutrófilos: 55% e 4675/μL; linfócitos: 30% e 2550/μL; monócitos: 10% e 850/μL; eosinófilos: 1% e 85/μL; e basófilos: 1% e 85/μL, sendo, respectivamente, o número relativo e o absoluto.
   d) Neutrófilos: 60% e 5.100/μL; linfócitos: 28% e 2380/μL; monócitos: 9% e 765/

µL; eosinófilos: 2% e 170/ µL; e basófilos: 1% e 85/µL, sendo, respectivamente, o número relativo e o absoluto.
e) Neutrófilos: 60% e 5.100/ µL; linfócitos: 28% e 2380/ µL, monócitos: 9% e 765/ µL; eosinófilos: 2% e 170/ µL; e basófilos: 1% e 85/µL, sendo, respectivamente, o número absoluto e o relativo.

3. Leucopenia e leucocitose não podem ser consideradas apenas com números isolados; deve-se verificar qual leucócito ou quais leucócitos estão provocando a alteração no número global. Um paciente com 25.000 leucócitos/µL e 18.750/µL neutrófilos está apresentando um quadro de:
   a) leucocitose com neutrofilia.
   b) leucocitopenia com neutropenia.
   c) leucopenia com neutrofilia.
   d) leucocitose da linhagem linfoide.
   e) leucopenia da linhagem mielóide.

4. Diversos processos inflamatórios, infecciosos ou neoplásicos provocam aumento ou diminuição dos leucócitos. Assinale a alternativa que corresponde a processos clínicos que, geralmente, estão relacionados à leucopenia.
   a) Infecção parasitária e hipersensibilidade a medicamentos ou alimentos.
   b) Tratamento imunossupressor ou quimioterápicos.
   c) Infecções virias, infecção pelo HIV e infecção bacteriana aguda.
   d) Coqueluche, mononucleose infecciosa e alergia.
   e) O hábito de fumar e beber café diariamente e em alto índice de consumo.

5. O laboratorista, ao avaliar o resultado liberado pelo equipamento automatizado de hemograma, considerou o leucograma alterado e resolveu preparar uma distensão sanguínea da amostra para confirmação diagnóstica. O resultado global de leucócitos apresentado pelo equipamento foi de 13.500/µL e 7.500/µL de linfócitos. Após análise da lâmina, o resultado foi confirmado. Desse modo, o professional pode concluir que:
   a) deve ser solicitada uma nova coleta para confirmação, visto que o número de linfócitos encontrados é superior a 50% das células, sendo um indicativo de problema na coleta.
   b) o paciente apresenta leucocitose com linfocitose independente do gênero ou idade.
   c) o paciente apresenta leucopenia com lifocitopenia independente do gênero ou idade.
   d) o paciente apresenta resultado dentro da normalidade se ele for adulto.
   e) o paciente apresenta resultado dentro da normalidade se ele for criança.

Referências

BAIN, B. J. *Células sanguíneas*: um guia prático. 5. ed. Porto Alegre: Artmed, 2017.

FAILACE, R.; FERNANDES, F. *Hemograma*: manual de interpretação. 6. ed. Porto Alegre: Artmed, 2016.

HOFFBRAND, A. V.; MOSS, P. A. H. *Fundamentos em hematologia de Hoffbrand*. 7. ed. Porto Alegre: Artmed, 2018.

MCPHERSON, R. A.; PINCUS, R. M. *Diagnósticos clínicos e tratamento por métodos laboratoriais de Henry*. 21. ed. Barueri: Manole, 2012.

UNIDADE 4

Patologias reacionais dos leucócitos

Objetivos de aprendizagem

Ao final deste texto, você deve apresentar os seguintes aprendizados:

- Identificar as principais patologias reacionais dos leucócitos e suas características.
- Reconhecer as características do leucograma no processo infeccioso bacteriano.
- Descrever as características do leucograma no processo infeccioso viral.

Introdução

As patologias reacionais leucocitárias são um grupo de doenças relacionadas, principalmente, a infecções e processos inflamatórios benignos, envolvendo, assim, neutrófilos, monócitos, linfócitos, eosinófilos e basófilos. Por serem umas das principais linhas de defesa do organismo, os leucócitos tendem a apresentar alteração das contagens global e diferenciais nesses processos reativos, de tal forma que o leucograma pode caracterizar a possível causa da alteração reacional, como nas infecções parasitárias, em que é comum a eosinofilia.

Neste capítulo, você vai aprender as principais caraterísticas das patologias reacionais, como identificá-las e a importância do leucograma nesse processo. Além disso, vai ver como reconhecer hematologicamente as infecções bacterianas e as infecções virais e como são os achados laboratoriais nesses processos reacionais leucocitários.

Patologias reacionais leucocitárias

As alterações envolvendo os leucócitos são classificadas, de forma geral, em distúrbios proliferativos (com aumento do número de leucócitos, ou leucocitose) e leucopenias (com deficiência no número de leucócitos). No caso dos distúrbios proliferativos, eles ainda podem ser classificados em **reativos (benignos)** ou **neoplásicos**. Visto que a principal função dos leucócitos é a defesa do organismo, é bastante comum a **proliferação reativa** dos mesmos como resposta a uma doença primária (KUMAR et al., 2010).

Os distúrbios reacionais ocorrem em reposta a doenças adquiridas, geralmente não hematológicas, que geram processos infecciosos ou inflamatórios, como infecções bacterianas, infecções virais, infecções por protozoários, parasitoses, imunização, hipersensibilidade a fármacos, sarcoidose, doenças autoimunes e rejeição do enxerto após transplante de órgão (BAIN, 2017).

A infecção é definida como a penetração, o alojamento e a multiplicação do agente infeccioso no hospedeiro, determinando a ocorrência de reação a si próprio ou a seus produtos tóxicos, no local onde se encontram ou à distância. A inflamação ocorre quando os mecanismos locais de defesa não são suficientes para conter a infecção. Assim, sinalizam para o organismo a ocorrência do processo infeccioso, sendo necessário destruir o agente e renovar o tecido, como uma reação de defesa do organismo (SILVA et al., 2016).

As patologias reacionais leucocitárias envolvem neutrófilos monócitos, linfócitos, eosinófilos, basófilos, mas são, na maioria das vezes, processos mieloides (reações neutrofílicas), linfoides ou eosinofílicos. As células da série branca participam de muitos tipos de respostas imunológicas e inflamatórias, interagindo entre si e modulando as respostas imunes por meio da liberação de citocinas, quimiocinas, enzimas e substâncias vasoativas (SILVA et al., 2016).

O processo infeccioso pode ser classificado em três etapas: luta, defesa e cura. Inicialmente, ocorre a ativação da imunidade inata, que fornece resposta imediata, protegendo o hospedeiro de um agente infeccioso jamais exposto, a partir de células, proteínas e citocinas. Esse primeiro momento serve para limitar a infecção, ativar respostas imunológicas específicas subsequentes e promover o processo inflamatório (KASPER; FAUCI, 2015).

Posteriormente, ocorre a ativação da resposta imune adaptativa celular, mais específica ao tipo de infecção, com a ação de macrófagos e subtipos específicos de linfócitos, principalmente em infecções intracelulares, que podem atacar diretamente o agente invasor, ativar o sistema imune humoral ou intensificar a resposta inflamatória. A ativação do sistema humoral permite finalizar o processo com a ação de anticorpos, proteínas do sistema complemento e células fagocitárias, especialmente nos casos de infecções extracelulares, englobando e destruindo os microrganismos invasores. Ao final do processo, é possível desenvolver uma memória imune para uma resposta específica mais rápida caso haja novas infecções (KASPER; FAUCI, 2015).

Conforme o tipo de infecção, as células que atuam em cada fase do processo reacional podem variar. Por exemplo, na infecção bacteriana, é mais comum a 1ª fase neutrofílica, a 2ª fase monocítica e a 3ª fase linfocítica. Na infecção viral, geralmente, a 1ª fase é linfocítica, a 2ª fase é monocítica e a 3ª fase é neutrofílica. Porém, fatores como idade, etnia, gestação, tabagismo, doenças crônicas e o tipo de agente etiológico influenciam na resposta leucocitária (KASPER; FAUCI, 2015).

Outro ponto importante é a gravidade da infecção/inflamação, pois, em um mesmo processo infeccioso, a reação leucocitária pode ser diferente se aguda ou crônica. No caso da infecção aguda, que compreende uma fase inicial assintomática, subclínica até a manifestação aparente dos sintomas, os leucócitos atuam para recuperar e proteger os tecidos e, por isso, tende a ser uma etapa reversível, evoluindo para cura da infecção.

No caso das infecções persistentes, há demora na eliminação do agente infeccioso ou continuidade da proliferação do mesmo por longos períodos, pois, em vez de recuperar o tecido, o processo reacional aumenta a lesão, tornando a doença mais grave. A persistência da infecção pode ser classificada em crônica (o agente infeccioso continua a proliferação), de evolução lenta (longos períodos de incubação) ou latente (forma não infecciosa, com períodos intermitentes de reativação), evoluindo para cura ou óbito do paciente.

Em relação ao leucograma, a contagem total de leucócitos (WBC, do inglês *white blood cells*) e a contagem diferencial são os primeiros estudos na avaliação de pacientes com suspeita de infecção ou com suscetibilidade a infecções. A maioria dos laboratórios mede a contagem de WBC por meio de técnicas de contagem automatizada de células, com inspeção microscópica adicional de esfregaços sanguíneos para aquelas que forem marcadas como anormais.

As contagens diferenciais dos leucócitos (neutrófilos, eosinófilos, basófilos, monócitos e linfócitos) apresentam o percentual para cada tipo de leucócito e a contagem absoluta. Contudo, levando-se em consideração que o nível sanguíneo de cada tipo de leucócito é controlado separadamente, o procedimento padrão é utilizar a contagem absoluta, e não o percentual (contagem relativa), para avaliar as anormalidades. Você deve ter em mente que o leucograma podem variar conforme a localização e a extensão do processo, a magnitude das manifestações sistêmicas, o agente etiológico, o grupo etário e as condições imunológicas do paciente.

> **Saiba mais**
>
> No diagnóstico das alterações leucocitárias, é importante, além do leucograma, a análise do histórico do paciente, idade, sexo, etnia, tabagismo, obesidade, se há indício de patologias recorrentes ou doença crônica. Em muitos casos, são necessários outros testes complementares, como análise microbiológica, testes imunológicos e biópsia medular, a fim de afastar outas causas e direcionar o tratamento.

Particularmente, os neutrófilos devem ser interpretados com cautela, pois formam uma importante linha de defesa contra microrganismos invasores. Nos processos infecciosos/inflamatórios, observa-se neutrofilia em meningites, pneumonias, artrites, infecções bacterianas, osteomielite e septicemia, mas, em casos de doenças infecciosas em recém-nascidos, lactantes, desnutridos, idosos e imunodeficientes, a neutrofilia pode estar ausente, principalmente nos estágios iniciais da virose. Qualitativamente, as alterações em reações infeciosas ou inflamatórias podem incluir granulações tóxicas, corpos de Döhle, hiposegmentação nuclear (bastonetes e células mais imaturas), comum em processos inflamatórios agudos, e hipersegmentação nuclear, característica de processos — nos casos graves, pode haver inclusões fagocitárias (FAILACE; FERNANDES, 2016).

No caso das linfocitoses reacionais, comumente identificadas em crianças, pode-se observar, ou não, atipias celulares. Essas atipias podem ser aumento nucelar, nucléolo aumentado e ampliação do citoplasma basofílico. A linfocitose reacional sem atipia é comum nos quadros de coqueluche e, mais raramente, nos casos de síndrome de Carl Smith, uma linfocitose infecciosa aguda de origem enteroviral. Em adultos, pode ocorrer de forma reativa em viroses, na sífilis e na fase aguda da doença de Chagas. Os virócitos e plasmócitos (linfócitos em que a atipia é mais intensa) são comuns na mononucleose infecciosa e podem estar presentes na citomegalovirose, toxoplasmose, hepatite A, rubéola, em viroses eruptivas, infecção por HIV e dengue hemorrágica. Entretanto, a linfopenia tende a acompanhar a neutrofilia nas infeções/inflamações graves e nas agudas após 48 horas de evolução. Na sepse, a linfopenia pode indicar um mau prognóstico para o paciente (FAILACE; FERNANDES, 2016).

Em relação à contagem de eosinófilos nos distúrbios reativos, é evidente o aumento nos casos de parasitose, uma vez que o linfócito T secreta interleucinas 5, que funcionam como eosinofilopoetina, estimulando a síntese de eosinófilos. Já a basofilia pode ser encontrada em processos alérgicos, como a urticária crônica, enquanto a monocitose pode ser observada comumente junto à neutrofilia nos processos inflamatórios. De um modo geral, nos processos infecciosos/inflamatórios, a eosinopenia, a basopenia e a monocitopenia são incomuns (FAILACE; FERNANDES, 2016).

Nesse contexto, é possível observar que a patogenia dos distúrbios reativos leucocitários está relacionada, principalmente, com a maior produção dessas células e a liberação aumentada da reserva celular na medula óssea. Na infecção aguda, há um rápido aumento da saída de leucócitos da medula, mas, nos casos em que a infecção persiste, ocorre liberação de citocinas inflamatórias, que estimulam as células do estroma medular e as células T a produzirem quantidades aumentadas de fatores de crescimento hematopoiéticos. Esses fatores têm como função aumentar a proliferação e a diferenciação das células, sendo que alguns estimulam preferencialmente a produção de um único tipo de leucócito, conforme o estímulo patogênico inicial — por isso a diferença da contagem leucocitária em cada condição clínica.

Além da liberação medular, a alteração da contagem de leucócitos circulantes também pode ser observada pela movimentação dos leucócitos marginalizados (pool marginal) no endotélio vascular, uma vez que não são contabilizados no leucograma. Essa liberação do *pool* marginal para o *pool* circulatório gera variações rápidas na contagem de leucócitos, geralmente leucocitose com neutrofilia de distribuição. Em pacientes graves, taquicardíacos, as variações no leucograma e no perfil leucocitário são mais frequentes, o que pode justificar a solicitação do exame mais de uma vez ao dia (FAILACE; FERNANDES, 2016).

Os sinais e sintomas dos distúrbios reacionais também estão relacionados ao tipo de agente infeccioso, à severidade da doença e ao processo inflamatório, como febre, dor, rubor, calor e edema. A linfadenite (infecção dos gânglios linfáticos) é comum nos processos infeciosos, sendo que, em infecções leves, há mudanças sutis, enquanto em infecções mais significativas ocorre inevitavelmente o aumento do tamanho dos linfonodos, amplamente distribuídos — algumas vezes, deixa cicatriz residual. A linfadenite aguda na região cervical ocorre com maior frequência devido à drenagem microbiana a partir de infecções nos dentes e tonsilas, enquanto nas regiões inguinais é causada, geralmente, por infecções nas extremidades do corpo. Os linfonodos acometidos por linfadenite tendem a ser dilatados e dolorosos. Quando a formação do abcesso inflamatório é extensa, os linfonodos tornam-se flutuantes e a pele sobrejacente adquire aspecto avermelhado.

Entre as infecções mais comuns, estão as infecções de origem bacteriana e as infecções virais, as quais serão abordadas a partir de agora mais especificadamente, bem como a correlação dos achados laboratoriais.

> **Fique atento**
>
> Nos processos infecciosos, a resposta medular pode ser muito intensa, com leucocitose igual ou acima de 50.000 leucócitos/µL, presença de mielócitos e metamielócitos e, nos casos mais graves, pró-mielócitos e mieloblastos. Esses casos de reação intensa são denominadas reações leucemoides. As reações leucemoides mieloides (benignas) podem ser facilmente confundidas com leucemia mieloide crônica (neoplásica), em que a contagem de leucócitos é intensa (pode ser superior a 100.000 leucócitos/µL) principalmente de células jovens no *pool* circulatório, de modo que a prova da fosfatase alcalina é importante na distinção das duas condições clínicas. Na reação leucemóide mieloide, frequente em infecções e inflamações, há aumento da fosfatase alcalina dos neutrófilos pela ativação celular dos mesmos. Porém, na leucemia mieloide crônica, o neutrófilo não está ativado, resultando em um escore mais baixo de fosfatase alcalina.

Leucograma no processo infeccioso bacteriano

As infecções bacterianas são muito frequentes, mas, habitualmente, de fácil resolução, sendo relacionadas a microrganismos que fazem parte da microbiota normal. Contudo, nos casos em que há progressão do processo infeccioso, especialmente na infecção por agentes essencialmente patogênicos, a resposta imunológica eficaz é essencial na resolução do distúrbio.

No adulto, a resposta mais comum à infecção bacteriana é a neutrofilia, com desvio à esquerda (presença de precursores dos neutrófilos no sangue), granulocitose tóxica, corpos de Döhle e, nos casos mais graves, vacuolização citoplasmática, que pode ser vista no interior de neutrófilos e monócitos pela fagocitose celular. Na infecção, o desvio à esquerda é escalonado, ou seja, com proporção de células maduras maiores que as células jovens, caracterizado nos casos mais graves pela presença de mielócitos, pró-mielócitos e até mesmo células blásticas no sangue periférico. Ressalta-se que a neutrofilia é importante, pois os neutrófilos são granulócitos, e, a partir da liberação do conteúdo dos seus grânulos, promovem a morte e a digestão bacteriana.

Acompanhando a neutrofilia, pode ocorrer aumento da contagem de monócitos e/ou a redução das contagens de linfócitos. Esse padrão pode ser observado em inflamações crônicas, endocardite bacteriana, sífilis, brucelose, malária, febre tifoide e na recuperação de infecções agudas. Durante a recuperação, pode haver aumento da contagem de eosinófilos. A monocitose é importante, pois os monócitos são células fagocíticas que atuam na eliminação do microrganismo e como apresentadores de antígenos para ativação de linfócitos. A eosinofilia, nas infecções bacterianas, está relacionada, principalmente, com infecções gastrointestinais.

Embora a resposta à infecção bacteriana seja a neutrofilia, isso não é regra. Na sepse, a infecção pode estar associada a leucopenia e neutropenia concomitantes. Esses casos decorrem da redução da granulocitopoiese ou da migração de neutrófilos do sangue para os tecidos numa quantidade tão elevada que a reposição celular não é suficiente. Especialmente na sepse por bactérias gram-negativas, a neutropenia pode ser causada por supressão da produção medular de neutrófilos e diminuição da produção de fatores de crescimento para a linhagem neutrofílica, que ocorre pela ação das toxinas bacterianas. Nas infecções graves em pacientes que apresentam dificuldade na produção celular, como alcoolistas, recém-nascidos ou, ainda, em tratamento quimio--radioterápico, a neutropenia pode ser mais intensa.

Conforme o tipo de bactéria, pode haver redução da contagem de leucócitos ou eles podem apresentar contagem normal, como na febre tifoide, na brucelose e nas riquetsioses. O diagnóstico diferencial de alterações neutrofílicas sugestivas de infecção deve ser feito com as demais causas de neutrofilia. A granulação tóxica e os corpos de Döhle podem ocorrer também na gestação, em doenças autoimunes, após infarto ou trauma. Como exames adicionais, recomenda-se a realização de exames bacteriológicos adequados.

Meningite bacteriana

É uma infecção purulenta que ocorre no espaço subaracnoide envolvendo as meningites e no parênquima cerebral, causada comumente por *Streptococus penumoniae*, *Neisseria meningitides*, *Streptococcus* do grupo B, *Listeria monocytogenes* e *Haemophilus influenza*, conforme a faixa etária. O leucograma apresenta leucocitose (14.000–24.000 leucócitos/µL) pela neutrofilia (acentuada na meningite por estreptococos e meningococos), podendo apresentar intenso desvio à esquerda e precursores mieloides, com presença de granulações tóxicas e corpúsculos de Döhle. É fundamental a avaliação do líquor, que, normalmente, é composto somente por linfócitos e monócitos e que, na meningite bacteriana, apresenta mais de 100 polimorfonucleares/µL (SILVA et al., 2016).

Infecção pulmonar bacteriana

A pneumonia é uma infecção do parênquima pulmonar que pode ser causada por várias espécies de bactérias (micoplasmas, clamídias, riquétsias), sendo os patógenos mais comuns o *S. pneumoniae*, o *S. aureus* e os estreptococos. O leucograma apresenta leucocitose às custas de neutrofilia com desvio à esquerda. Em idosos, crianças e imunodeprimidos, a infecção ocorre comumente por *K. pneumoniae, P. aeroginosa, E. coli, Enterobacter* sp., *Proteus* sp., *S. marcescens* e *Acinectobacter*, com leucograma demonstrando leucopenia com neutropenia (SILVA et al., 2016).

Tuberculose

As manifestações hematológicas da tuberculose são proteiformes, ou seja, apresentam-se de formas diferentes. No hemograma, quando a tuberculose é grave, há frequentemente leucocitose com neutrofilia. Há linfocitose em cerca de um quarto dos pacientes e linfopenia em um quinto deles. Embora a monocitose tenha sido considerada como característica da tuberculose, pode ser observada em apenas um quarto dos pacientes, enquanto metade apresenta monocitopenia.

A relação monócito/linfócito é de 0,3:1 em contagens diferenciais normais, mas, na tuberculose, o número de monócitos pode ser muito alto e exceder o número de linfócitos; a relação de 0,8:1 ou maior indica um prognóstico desfavorável. Além disso, a monocitose também pode ser transitória nas infecções agudas.

No caso da tuberculose miliar, o exame de medula óssea por aspiração ou biópsia pode ser útil. Hemoculturas podem mostrar positividade, dispensando exame invasivo medular (SILVA et al., 2016; BAIN, 2017).

Infecção urinária

Vários microorganismos podem causar a infecção no trato urinário (uretrite, cistite e pielonefrite); os mais comuns são os bacilos gram-negativos, sendo a *E. coli* responsável por 80% das infecções; em infecções de recorrência, as bactérias *Pseudomonas* são mais frequentes, principalmente em pacientes com obstrução renal e com sonda/cateter. Nas infecções sintomáticas, o leucograma pode apresentar leucocitose com neutrofilia, desvio à esquerda, granulações tóxicas e corpúsculos de Döhle (SILVA et al., 2016).

Disenteria bacilar

No mundo, ocorrem anualmente cerca de 140 milhões de casos de disenteria bacilar ou Shigelose, levando a óbito cerca de 600 mil crianças com idade inferior a 5 anos. A disenteria bacilar é uma infecção aguda intestinal, causada por bactérias do gênero *Shigella*, do tipo gram-negativas.

O leucograma apresenta, inicialmente, leucopenia e, com a progressão da doença, observa-se leucocitose (13.000 leucócitos/μL) com neutrofilia e desvio à esquerda, podendo apresentar granulações tóxicas, corpúsculos de Döhle e vacúolos no citoplasma dos neutrófilos, com presença de leucócitos fecais. A toxina da *Shigella* tem uma ação direta sobre as células renais, levando à síndrome hemolítico-urêmica, com presença de sangue na urina (SILVA et al., 2016).

Coqueluxe

A coqueluxe é uma doença infecciosa aguda, transmissível e de distribuição universal, causada pelo bacilo *Bordetella pertussis*. Inicialmente, pode ocorrer uma linfocitose relativa e absoluta sem atipias, geralmente apresentando acima de 10 mil linfócitos/μL. Os leucócitos totais no final dessa fase atingem um valor, em geral, superior a 20 mil leucócitos/μL. No período paroxístico, o número de leucócitos pode elevar-se para 30 ou 50 mil leucócitos/μL, associado a uma linfocitose de 60 a 80%, caracterizando uma reação leucemóide linfóide. Nos lactentes e nos pacientes com quadro clínico mais leve, a linfocitose pode estar ausente. Faz-se importante a diferenciação da reação leucemóide linfoide (benigna) em relação à leucemia linfoide crônica (neoplásica, afeta linfócitos B — pode chegar a 500 mil leucócitos/μL), ambas com aumento da contagem de linfócitos maduros, sendo a primeira mais comum em crianças e a segunda, em idosos.

> **Saiba mais**
>
> Usar um intervalo de referência apropriado é crítico no processo de diagnóstico, porque uma contagem de leucócitos pode ser considerada elevada em um adulto, mas completamente normal nos primeiros dias de vida. Da mesma forma, o diferencial de leucócitos normais também muda com a idade, com maiores números absolutos de neutrófilos e linfócitos observados em recém-nascidos e com a "elevação" normal (fisiológica) de linfócitos que persistem durante toda a infância. Por isso, processos reacionais recorrentes em crianças devem ser interpretados com cautela, avaliando-se histórico clínico do paciente, sinais e sintomas.

Leucograma no processo infeccioso viral

As doenças infecciosas são consideradas uma das principais causas de morte no mundo: em 2010, foram registrados mais de 12.000 óbitos. Desse grupo, destacam-se as doenças por infecções virais, as quais causam grande impacto na saúde global (KASPER et al., 2018).

O leucograma nas infecções virais pode variar conforme a fase do processo infeccioso, se agudo ou crônico. Geralmente, a primeira etapa apresenta leucopenia com neutropenia de forma reversível; posteriormente, observa-se aumento no número de leucócitos com linfocitose, em alguns casos de forma intensa, com atipias celulares reacionais. Contudo, a linfocitose é umas respostas mais efetivas nessas infecções, por meio da produção de subtipos de linfócitos (por exemplo, células T, células B, células *natural killer*), produção de anticorpos e liberação de citocinas.

Na AIDS, causada pelo vírus HIV, aproximadamente 70% dos pacientes apresentam leucopenia, que pode ser causada por hiperesplenismo e produção de anticorpos. Em infecções virais, como varicela, sarampo, rubéola, hepatite A e B, mononucleose infecciosa, vírus da influenza, parvovírus B19 e na citomegalovirose, é comum a redução da contagem de neutrófilos no leucograma. A neutropenia se instala por deficiência na produção medular, por redistribuição dos neutrófilos nos vários compartimentos ou até mesmo pela destruição dos neutrófilos (por ação direta do vírus sobre os neutrófilos). Além disso, a neutropenia pode ser causada por anticorpos antineutrofílicos, que são produzidos por indução viral.

Apesar de ser comum a ocorrência de neutropenia nos processos infecciosos virais, raramente ela tem significado clínico. A monocitose pode ser observada na infecção viral em crianças e adolescentes. Destaca-se a presença de linfócitos atípicos (linfócitos T ativos) em resposta a linfócitos B infectados em diversos processos infecciosos virais, mas ela não é exclusiva desse distúrbio reativo (Quadro 1).

Quadro 1. Algumas causas de linfócitos atípicos

Infecções virais
Mononucleose infecciosa (EBV), infecção por citomegalovírus, hepatite A*, sarampo*, rubéola, infecção por ecovírus, infecção por adenovírus, varicela* e herpes-zóster, infecção por herpes simples, infecção por herpes-vírus humano 6, *influenza**, caxumba, meningite linfocítica (infecção por vírus da coriomeningite linfocítica), infecção por HIV, infecção por HTLV-1, síndrome pulmonar por hantavírus.
Infecções bacterianas
Brucelose, tuberculose, febre tifoide, sífilis, riquetsioses* – incluindo tifo do carrapato (*Rickettsia conorii*), tifo dos matagais (*Rickettsia tsutsugamushi*), tifo murino (*Rickettsia typhi*) –, infecções por *Ehrlichia* – incluindo febre Sennetsu (Japão) e erliquiose (Estados Unidos) –, infecção por *Mycoplasma pneumoniae*.
Infecções por protozoários
Toxoplasmose*, malária, babesiose
Imunizações
Doença do soro (raramente)
Hipersensibilidade a fármacos*
Como ao ácido paraminossalicílico, sulfassalazina, fenitoína sódica, mesantoína, dapsona, fenotiazinas, estreptoquinase.
Linfonodopatia angioimunoblástica/linfoma angioimunoblástico de células T
Lúpus eritematoso sistêmico
Sarcoidose
Doença do enxerto versus hospedeiro
Rejeição de enxerto
Linfoma de Hodgkin
Síndrome de Kawasaki
Histiocitose hemofagocítica familiar
Proliferação idiopática transitória de linfócitos monoclonais atípicos
*Condições que podem estar associadas a um número de linfócitos atípicos suficientemente grande para serem confundidas com mononucleose infecciosa.

Fonte: Adaptado de Brain (2017).

Citomegalovirose

É causada pelo citomegalovírus, um vírus herpes que acomete todas as faixas etárias, apresentando manifestações clínicas variadas, desde casos assintomáticos, síndrome mononucleosa até a doença disseminada em pacientes imunossuprimidos. Os principais achados do leucograma, em 80% dos casos, são de leucocitose com linfocitose (acima de 4.500 linfócitos/µL) com mais de 20% de linfócitos atípicos. A redução no número de plaquetas e a anemia também são achados característicos de citomegalovirose (SILVA et al., 2016).

Dengue

Quatro tipos diferentes de vírus podem causar dengue e, em alguns casos, pode haver dengue hemorrágica, predispondo o paciente a aumento da permeabilidade vascular e alteração na integridade vascular. O leucograma apresenta leucopenia com neutropenia, que pode chegar a valores abaixo de 2.000 linfócitos/µL, com redução da contagem de plaquetas (SILVA et al., 2016).

Febre amarela

É uma infecção viral aguda causada por um vírus do gênero *Flavivirus*. O hemograma apresenta anemia por hemorragia, leucopenia (1.500–2.500 linfócitos/µL), neutropenia e plaquetopenia. A febre amarela é de difícil diagnóstico, sendo importante avaliar as características clínicas do paciente, locais e datas de viagens (se o paciente é de um país ou área não endêmica), atividades e história epidemiológica do local onde a presumida infecção ocorreu. Geralmente, é feita a análise de anticorpos.

Hepatite viral

Caracterizada pela infecção viral sistêmica que afeta o tecido hepático, pode ser causada por 5 tipos diferentes de vírus (A, B, C, D, E) e uma de suas principais características é icterícia. No período pré-ictérico, o leucograma apresenta leucopenia com neutropenia e, em alguns casos, desvio à esquerda. Já no período ictérico, o leucograma apresenta leucocitose pela linfocitose, com linfócitos atípicos. No período pós-icterícia ou de convalescença, o leucograma retorna aos níveis normais, mas os linfócitos atípicos podem persistir por meses (SILVA et al., 2016).

Mononucleose infecciosa

Tem como agente etiológico o vírus Epstein-Barr, levando a um processo infeccioso primário ou latente que ocorre em adolescentes e adultos jovens mais frequentemente. Nos primeiros dias do início da doença, o leucograma apresenta leucopenia por neutropenia e linfopenia. Posteriormente, a leucocitose com linfocitose está presente, além de linfócitos atípicos, e também pode ocorrer monocitose e eosinofilia. Os linfócitos atípicos são pleomórficos, com elevado diâmetro celular, citoplasma abundante, intensamente basofílicos (azulados), às vezes com grandes nucléolos centrais e variação na forma no núcleo. O citoplasma dos leucócitos tende a ser vacuolizado ou granulado (SILVA et al., 2016; BAIN, 2017).

Síndrome de imunodeficiência adquirida

É uma infecção celular crônica causada pelo HIV, caracterizada por longos períodos de latência, sendo que todas as células que expressam CD4 (receptor do vírus) podem ser infectadas, como linfócitos, monócitos, megacariócitos e células dendríticas, resultando em uma alteração da regulação do sistema imunológico. Essas alterações incluem produção de anticorpos contra as séries celulares hematopoiéticas e predisposição do paciente a linfomas.

No leucograma, é observada neutropenia em 10% dos pacientes assintomáticos e na fase inicial da doença, com redução das unidades formadoras de colônia de macrófagos e granulócitos. Além da neutropenia, ocorre diminuição da capacidade funcional dos neutrófilos e monócitos, o que aumenta a suscetibilidade a infecções bacterianas e desenvolvimento de outras doenças, como tuberculose. Em 24% dos pacientes com neutropenia, a infecção bacteriana se instala 24 horas após o início da redução de neutrófilos. A redução de plaquetas também ocorre em 40% dos pacientes (SILVA et al., 2016).

Link

As patologias reacionais dos leucócitos, apesar de benignas e comuns na prática clínica, quando progridem para estágios crônicos, podem facilitar a aquisição de doenças oportunistas e, consequentemente, o óbito, sendo importante o diagnóstico precoce. Nesse contexto, a Sociedade Americana de Hematologia disponibiliza em seu site casos clínicos, que envolvem o histórico do paciente e o leucograma. Acesse dois casos nos *links* a seguir.

https://goo.gl/tYmRZH

https://goo.gl/pDD3Vu

Exercícios

1. As patologias reacionais leucocitárias envolvem neutrófilos monócitos, linfócitos, eosinófilos, basófilos, mas são, na maioria das vezes, processos mieloides (reações neutrofílicas), linfoides ou eosinofílicos. Nesse contexto, quantitativamente, qual é a principal característica hematológica das infecções bacterianas de modo geral?
   a) Monocitose.
   b) Linfocitose.
   c) basofilia.
   d) Neutrofilia.
   e) Eosinofilia.

2. Além da neutropenia, na infecção por _____, ocorre diminuição da capacidade funcional dos neutrófilos e monócitos, o que aumenta a suscetibilidade a infecções bacterianas e desenvolvimento de outras doenças, como a tuberculose. Em 24% dos pacientes com neutropenia, a infecção bacteriana se instala 24 horas após o início da redução de neutrófilos. Qual das alternativas preenche corretamente a descrição?
   a) Citomegalovirose.
   b) Síndrome da imunodeficiência adquirida.
   c) Meningite bacteriana.
   d) Infecção pulmonar bacteriana.
   e) Coqueluche.

3. A disenteria bacilar ou Shigelose é uma das infecções gastrointstinais mais comuns no mundo, levando a óbito cerca de 600 mil crianças com idade inferior a 5 anos. Como se apresenta o leucograma na contagem global dessa infecção bacteriana em um primeiro momento?
   a) Neutrofilia.
   b) Eosinofilia.
   c) Leucopenia.
   d) Monocitose.
   e) Basofilia.

4. Tem como agente etiológico o vírus Epstein-Barr, levando a um processo infecioso primário ou latente, que ocorre em adolescentes e adultos jovens mais frequentemente. As

alterações qualitativas celulares _____ são comuns nesse processo reativo. Qual das alternativas preenche corretamente a descrição?
a) Citoplasma abundante basofílico e pleomorfismo.
b) Pecilocitose e aumento citoplasmático.
c) Basofilia citoplasmática e leucocitose.
d) Pleomorfismo e hipocromasia.
e) Leucopenia e pleomorfismo.

5. Os distúrbios reacionais leucocitários ocorrem em reposta a doenças benignas adquiridas geralmente não hematológicas, que geram processos infecciosos ou inflamatórios. Essas alterações estão relacionadas, principalmente, com qual processo?
a) Maior destruição celular e menor liberação da reserva celular.
b) Maior produção celular e liberação aumentada da reserva celular.
c) Maior produção celular e liberação diminuída da reserva celular.
d) Menor produção celular e infiltração neoplásica medular.
e) Maior destruição celular e substituição do tecido medular.

Referências

BAIN, B. J. *Células sanguíneas*: um guia prático. 5. ed. Porto Alegre: Artmed, 2017.

FAILACE, R.; FERNANDES, F. *Hemograma*: manual de interpretação. 6. ed. Porto Alegre: Artmed, 2016.

KASPER, D. L. et al. *Medicina Interna de Harrison*. 19. ed. Porto Alegre: Penso, 2018. 2 v.

KASPER, D. L.; FAUCI, A. *Doenças Infecciosas de Harrison*. Porto Alegre: McGraw-Hill, 2015.

KUMAR, V. et al. *Robbins & Cotran Patologia*: bases patológicas das doenças. 8. ed. Rio de Janeiro: Elsevier, 2010.

SILVA, P. H. et al. *Hematologia laboratorial*: teoria e procedimentos. Porto Alegre: Artmed, 2016.

Leitura recomendada

HAMMER, G. D.; MCPHEE, S. J. *Fisiopatologia da doença*. 7. ed. Porto Alegre: Penso, 2016.

Hemograma: leucograma

Objetivos de aprendizagem

Ao final deste texto, você deve apresentar os seguintes aprendizados:

- Realizar a avaliação quantitativa e morfológica dos elementos celulares do hemograma.
- Reconhecer as alterações no leucograma: desvio à esquerda, reações leucemoides, atipias linfocitárias, leucocitoses, leucopenias.
- Interpretar o hemograma, realizando a correlação clínico-laboratorial.

Introdução

O hemograma é dividido em eritrograma, leucograma e plaquetograma, de acordo com os elementos figurados avaliados em cada etapa, os quais são, respectivamente, eritrócitos, leucócitos e plaquetas. O leucograma é a etapa do hemograma que realiza a contagem diferencial (relativa e absoluta) dos leucócitos — que pode ser total (global) ou específica de cada célula — e a avaliação morfológica. Os principais leucócitos encontrados em um leucograma normal são: neutrófilos, linfócitos, monócitos, eosinófilos e basófilos. Alterações no número dos leucócitos (leucocitoses ou leucopenias), liberação de células imaturas (desvio à esquerda e reações leucemoides) ou variações na morfologia (atipias linfocitárias), mesmo que sejam em apenas em um dos grupos celulares, podem caracterizar respostas fisiológicas ou patológicas do organismo.

Neste capítulo, você vai aprender sobre as avaliações quantitativas e morfológicas dos elementos celulares do hemograma, especialmente os leucócitos; também irá reconhecer alterações no leucograma, vendo como interpretá-las e correlacioná-las de modo clínico-laboratorial.

Avaliação quantitativa e morfológica dos elementos celulares do hemograma

A avaliação do hemograma pode ser dividida em quantitativa e qualitativa de cada uma das etapas desse exame: eritrograma, leucograma e plaquetograma. A quantitativa determina o número e o conteúdo celular de elementos figurados do sangue, e a qualitativa avalia o tipo de célula e as características morfológicas de cada célula. Quando há um hemograma alterado, seja de forma quantitativa ou qualitativa, é necessária a avaliação microscópica das células. Essa alteração pode ser, por exemplo, a partir dos valores liberados pelo equipamento hematológico, gráficos da distribuição celular e/ou por *flags* — símbolos, mensagens normalmente em inglês indicando alterações — como, por exemplo, microcitose, macrocitose, anisocitose, presença de células imaturas, blastos/linfócitos atípicos, trombocitopenia, etc.

Observe, nos Quadros 1 e 2, os valores de referência descritos para o número de eritrócitos e leucócitos de acordo com a idade e o gênero do paciente. Se os valores estiverem dentro da normalidade e não apresentarem *flags*, o hemograma é liberado para o paciente sem a necessidade de avaliação da distensão sanguínea no microscópio (é importante ter em mente que algumas informações qualitativas, nesse caso, podem ser perdidas, como policromatofilia, identificação de inclusões citoplasmáticas, pecilocitose, atipias linfocitárias, etc.).

Quadro 1. Valores de referência para eritrograma

Idade	Sangue do cordão	1º dia	3º dia	15 dias
Eritrócitos	5,1 ± 1,0	5,6 ± 1,0	5,5 ± 1,0	5,2 ± 0,8
Hemoglobina*	16,8 ± 3,5	18,8 ± 3,5	17,5 ± 3,5	17,0 ± 3,0
Hematócrito	54 ± 10	58 ± 10	56 ± 10	52 ± 8
VCM	106 ± 5	103 ± 6	102 ± 6	98 ± 6
Idade	≅ 3 meses	≅ 6 meses	≅ 1–2 anos	≅ 5 anos
Eritrócitos	4,5 ± 0,5	4,6 ± 0,5	4,6 ± 0,5	4,6 ± 0,5
Hemoglobina*	11,5 ± 1,5	11,3 ± 1,5	11,8 ± 1,2	12,3 ± 1,2
Hematócrito	37 ± 4	35 ± 4	36 ± 4	37 ± 4
VCM	82 ± 6	76 ± 6	78 ± 6	80 ± 6
Idade	≅ 10 anos	Adultos (H)**	Adultos (M)**	> 70 anos**
Eritrócitos	4,6 ± 0,5	5,3 ± 0,8	4,7 ± 0,7	4,6 ± 0,7
Hemoglobina*	13,2 ± 1,5	15,3 ± 2,5	13,6 ± 2,0	13,5 ± 2,5
Hematócrito	40 ± 4	46 ± 7	42 ± 6	41 ± 6
VCM	87 ± 7	89 ± 9	89 ± 9	89 ± 9

(M): mulheres; (H): homens.
* VCM: entre 1 e 15 anos pode ser estimado pela fórmula 76 + (0,8 × idade).
** Adultos brancos; a hemoglobina, em negros, é mais baixa – 0,34 g/dL.

Fonte: Adaptado de Failace e Fernandes (2016).

Quadro 2. Valores de referência para leucograma

	Idade			
	Sangue do cordão		10 dias	
	%	por µL	%	por µL
Leucócitos	–	6.000–24.000	–	6.000–16.000
Neutrófilos*	40–70	4.000–14.000	20–50	2.000–6.000
Linfócitos	20–40	3.000–6.000	40–70	3.000–10.000
Monócitos	2–8	400–1.500	2–8	200–1.200
Eosinófilos	1–6	100–1.200	0–7	0–800
Basófilos	0–2	0–400	0–3	0–300
	≅ 2 anos		≅ 5 anos	
	%	por µL	%	por µL
Leucócitos	–	5.000–14.000	–	4.000–14.000
Neutrófilos*	20–40	1.000–4.000	20–60	1.000–6.000
Linfócitos	50–80	3.000–10.000	40–70	2.000–8.000
Monócitos	2–10	100–1.000	2–10	100–1.000
Eosinófilos	0–7	0–700	0–7	0–600
Basófilos	0–3	0–300	0–3	0–300
	≅ 10 anos		Adultos**	
	%	por µL	%	por µL
Leucócitos	–	4.000–12.000	–	3.600–11.000
Neutrófilos*	30–60	1.400–6.000	45–70	1.500–7.000
Linfócitos	30–60	1.600–6.000	20–50	1.000–4.500
Monócitos	2–10	100–1.000	2–10	100–1.000
Eosinófilos	0–7	0–500	0–7	0–500
Basófilos	0–3	0–300	0–3	0–200

* Neutrófilos: contagem global (os de núcleo em bastão estão ente 0 e 5% na fórmula).
** Em brancos; 10% abaixo em negros (neutrófilos 10–20% abaixo).

Fonte: Adaptado de Failace e Fernandes (2016).

Em geral, valores diminuídos no eritrograma estão associados a quadros de anemias que podem ser não hemolíticas (carenciais, aplásicas, por doença crônica ou perda de sangue) ou hemolíticas (hemoglobinopatias, deficiência enzimática ou de membrana, presença de parasitas ou doença autoimune). Valores aumentados são mais associados, principalmente, às policitemias.

Os valores de referência do leucograma são um pouco mais baixos em populações negras que os apresentados no Quadro 2 (baseados em população caucasiana) e são de 3 a 4% mais altos em mulheres, de modo que essas informações (gênero, idade, etnia) são importantes no cadastro do paciente.

É muito importante que a avaliação do leucograma seja sempre realizada tanto observando os valores relativos quanto absolutos (principalmente) para a definição do quadro clínico do paciente em leucopenia ou leucocitose, além do leucócito ou dos leucócitos específicos que provocam a alteração (por exemplo, neutropenia e neutrofilia quando provocada por alteração nos neutrófilos). Como alterações morfológicas nos leucócitos, pode-se citar: desvio à esquerda, reações leucemoides, atipias linfocíticas, hipersegmentação nos neutrófilos (apresentam núcleos com 5 ou mais lóbulos), granulação tóxica (consiste na persistência de granulações neutrofílicas primárias ricas em enzimas), vacuolização citoplasmática (que ocorrem pela exocitose de material fagocitado e do conteúdo de conglomerados de lisossomos), anomalia de Pelger-Hüet (doença hereditária autossômica dominante e benigna que apresenta neutrófilos bastonados e bilobulados, sem segmentação do núcleo), corpúsculos de Döhle (áreas, na periferia dos neutrófilos, vistas como manchas lilás, nas quais houve liquefação do retículo endoplasmático; representa imaturidade celular), entre outros.

Os valores de referência para a contagem de plaquetas são similares em ambos os sexos e independentes da idade, sendo considerados normais valores em torno de 140.000 a 360.000/μL. Trombocitopenia (ou plaquetopenia) designa contagens de plaquetas abaixo dos limites de referência; trombocitose, contagens acima. A função hemostática das plaquetas mantém-se com contagens tão baixas quanto 70.000/μL, de modo que, até esse número, as trombocitopenias são praticamente assintomáticas (FAILACE; FERNANDES, 2016). Alterações nas plaquetas devem sempre ser confirmadas em lâminas. Em casos de trombocitopenia não justificados por exames anteriores, demais exames laboratoriais (por exemplo, testes hepáticos alterados indicam problema hepático e justificam a diminuição das plaquetas) ou clínica do paciente, é necessária confirmação com nova coleta sanguínea, de preferência em tubos contendo citrato em vez de EDTA. Antes da recoleta, deve-se avaliar a lâmina e agitar o tubo em vórtex, passando a amostra novamente no equipamento, pois pode ocorrer pseudoplaquetopenia por presença de agregado plaquetário ou satelitismo.

Alterações no leucograma

As alterações que ocorrem no leucograma podem ser quantitativas ou qualitativas e são decorrentes de processos fisiológicos ou patológicos. As quantitativas estão associadas, principalmente, à imunidade do organismo e são classificadas como leucopenias, quando há diminuição no número de leucócitos (em adultos, quando é inferior a 3.600/µL), e leucocitoses quando ocorre aumento deles (em adultos, quando é superior a 11.000/µL). Ambas as situações são dependentes do tipo de leucócito. A diminuição e o aumento no número de neutrófilos são denominados neutropenia e neutrofilia (neutrocitose); de linfócitos, linfopenia e linfocitose; de monócitos, monocitopenia e monocitose; de eosinófilos, eosinopenia e eosinofilia; e de basófilos, basopenia e basofilia, respectivamente (FAILACE; FERNANDES, 2016).

Já as qualitativas estão frequentemente associadas às quantitativas e são decorrentes de imaturidade celular ou de alterações morfológicas específicas, como as destacadas abaixo:

- **Desvio à esquerda:** representa a presença de células imaturas no leucograma, ou seja, aumento do número de neutrófilos bastonados e presença ocasional de células mais primitivas, como metamielócitos e mielócitos no sangue periférico. O desvio à esquerda reacional ao processo infeccioso é caracteristicamente escalonado (resposta escalonada), isto é, com proporção de células maduras maiores que as células jovens. O desvio à esquerda não escalonado traduz, fisiopatologicamente, a liberação de granulócitos jovens em processo de produção não hierarquizado, associado à disfunção da medula óssea. O aumento do número de neutrófilos bastonados (percentual ou absoluto) é tradicionalmente valorizado como um indicador sensível e específico de infecção. Essa interpretação pode ser equivocada e a própria validade estatística do desvio à esquerda é questionável. A definição do que é um neutrófilo de núcleo bastonado em oposição a um neutrófilo de núcleo segmentado não é universal. Alguns consideram segmentados apenas os núcleos com lóbulos distintos, ligados por filamentos de cromatina; outros, quando o núcleo se estreita em um ponto a um terço do diâmetro dominante. Há dificuldade de distinção à microscopia, com pressa e nem sempre com distensões da melhor qualidade, sendo o parâmetro menos reprodutível e comparável do hemograma. De qualquer modo, essa situação ocorre quando há aumento do número de neutrófilos circulantes acima de 7.500/µL, sendo uma das alterações mais comuns no hemograma. As causas da neutrofilia mais frequentes são: infecção bacteriana (principalmente bactérias piogênicas), inflamação e necrose tecidual (miosite, vasculite, infarto do miocárdio), doenças metabólicas (gota, eclampsia), gestação, neoplasias, entre outros (HOFFBRAND; MOSS, 2018; FAILACE; FERNANDES, 2016). Observe, na Figura 1, células presentes em casos de desvio à esquerda.

Figura 1. Células imaturas (pró-mielócito, mielócito, metamielócitos e neutrófilos bastonados) que podem estar presentes no sangue periférico em casos de desvio à esquerda.
Fonte: Adaptada de Failace e Fernandes (2016).

- **Reações leucemoides:** trata-se de uma leucocitose reacional excessiva, geralmente caracterizada pela presença de células imaturas, tais como: mieloblastos, pró-mielócitos e mielócitos no sangue periférico. Condições associadas incluem infecções graves ou crônicas, hemólise intensa e câncer metastático. As reações leucemoides costumam ser muito intensas em crianças (HOFFBRAND; MOSS, 2018). Sarampo, caxumba, varicela, mononucleose, coqueluche, catapora, entre outros, são exemplos de infecções que podem causar um aumento nos leucócitos (geralmente, no máximo, até 60.000/µL), com 30–90% de linfócitos no hemograma, sendo muito semelhantes às leucemias linfocíticas. Do mesmo modo, anemia hemolítica, tuberculose, hemorragia, malária, pneumonia, sífilis, etc. são quadros que podem levar ao aumento dos leucócitos, com desvio à esquerda, sendo muito semelhantes às leucemias mieloides. Veja, no Quadro 3, como pode ser feito o diagnóstico diferencial das reações leucemoides e das leucemias e, em seguida, imagens das células presentes em casos de reação leucemoide (Figura 2).

Quadro 3. Comparação entre reação leucemoide e leucemia

Reação leucemoide	Leucemia
Resposta a processo infeccioso	Doença hematopoética
Granulação tóxica pode estar presente	Granulação tóxica ausente
Contagem de eosinófilos e basófilos, geralmente, reduzida	Contagem de eosinófilos e basófilos, geralmente, aumentada
Resposta escalonada	Hiato leucêmico (resposta escalonada perdida, provocando liberação de células imaturas fora de ordem)
Eritrograma e plaquetograma normais, a não ser que o paciente tenha alguma doença base que cause alterações nessas séries	Eritrograma (paciente anêmico) e plaquetograma alterados (sangramentos)
Resposta policlonal (várias células proliferam)	Resposta monoclonal (um clone maligno)
Fosfatase alcalina geralmente elevada (encontrada grânulos dos granulócitos ativos)	Fosfatase alcalina geralmente reduzida

Figura 2. Distensão sanguínea de reação leucemoide com presença de neutrófilos bastonado, eritroblasto e blasto.
Fonte: Adaptada de Bain (2017).

> **Fique atento**
>
> Não se deve descrever como reação leucemoide a mielopoiese anormal transitória de recém-nascidos com síndrome de Down; trata-se de uma condição neoplásica, sendo considerada mais corretamente como uma leucemia com remissão espontânea.

- **Atipias linfocitárias (linfócitos atípicos):** linfócitos ativados têm núcleo jovem, cromatina frouxa, nucléolos perceptíveis e citoplasma amplo e basófilo (azulado), que se indenta em torno dos eritrócitos circunjacentes; quando vistos no sangue periférico, são classificados como linfócitos atípicos ou virócitos. É costume incluir os linfócitos atípicos no número total de linfócitos no hemograma e referir a presença como uma observação final, seguida de semiquantificação em cruzes ou adjetivação de raros a numerosos. Sua expressão em porcentagem não tem sido utilizada e é inviável, pois, entre o linfócito atípico e o normal, há toda uma gama de formas intermediárias. Linfócitos ativados muito grandes e muito basófilos, com núcleo jovem, são ditos imunócitos e, quando têm nucléolos chamativos, imunoblastos. Da proliferação terminal de linfócitos B, originam-se os plasmócitos, células de núcleo denso e excêntrico e citoplasma muito basófilo, com um halo claro justanuclear correspondente ao centríolo; são células especializadas na síntese de imunoglobulinas, vistas, eventualmente, no sangue normal, principalmente em crianças. Linfócitos ativados de todos os aspectos descritos e plasmócitos surgem no sangue em respostas imunológicas, principalmente a viroses (uma das mais relacionadas é a mononucleose infecciosa). Linfócitos atípicos são mais facilmente visualizados quando há linfocitose determinada pelos equipamentos hematológicos; em casos em que o número de linfócitos é normal, são mais difíceis de serem observados, a não ser em laboratórios que analisam a distensão sanguínea de todas as amostras (FAILACE; FERNANDES, 2016). Veja, no Quadro 4, situações em que há presença de linfócitos atípicos e, em seguida, uma imagem (Figura 3) de como essas células são vistas ao microscópio.

Quadro 4. Casos de infecções com ou sem linfocitose e presença de linfócitos atípicos e/ou plasmócitos.

	Linfocitose	Virócitos	Plasmócitos
Mononucleose infecciosa (EBV)	++++	++++	+
Citomegalovirose	+ a ++	++(LGG+)	+
Toxoplasmose aguda	+	+	±
Hepatite A	0	±	++
Rubéola	0	±	+++
Viroses eruptivas	0	+	+
Infecção HIV (ao contágio)		++	±
Dengue hemorrágica (5º dia)	0	+	+

Fonte: Adaptado de Failace e Fernandes (2016).

Figura 3. Linfócitos atípicos.
Fonte: Adaptada de Bain (2017).

Interpretação do leucograma: correlação clínico-laboratorial

A interpretação do leucograma depende de raciocínio aritmético aplicado sobre algumas premissas fisiopatológicas básicas. A primeira análise do leucograma se suporta na verificação da contagem total dos leucócitos: quando os mesmos estão acima do valor padrão para a idade, denomina-se leucocitose; quando abaixo, leucopenia. Leucopenia e leucocitose, reacionais ou por patologia da hematopoiese, fazem-se, como regra, às custas de um ou mais tipos de leucócitos, quase nunca de todos ao mesmo tempo, sendo raras as diminuições ou os aumentos globais harmônicos (FAILACE; FERNANDES, 2016; NAOUM; NAOUM, 2018). Especialmente a leucocitose pode ser adjetivada em discreta (ou leve), moderada e acentuada de acordo com os valores do leucograma. Leucometria entre 11 e 15 mil/µL é qualificada como leucocitose discreta ou leve; entre 15 e 20 mil/µL, como leucocitose moderada; acima de 20 mil/µL, como leucocitose acentuada.

As leucocitoses ocorrem basicamente em três situações: leucocitose fisiológica, que ocorre, geralmente, de forma leve em gestantes, recém-nascidos, lactantes e após exercícios físicos; leucocitose reativa, relacionada com o aumento de neutrófilos e devido a infecções bacterianas, inflamações, necrose tecidual e doenças metabólicas; leucocitose patológica, relacionada a doenças mieloproliferativas (leucemias mieloides) e linfoproliferativas (leucemias linfoides e alguns linfomas) (NAOUM; NAOUM, 2018).

Em geral, quando se observa aumento absoluto no número de neutrófilos, provavelmente, trata-se de um quadro de infecção bacteriana; já aumento nos linfócitos caracteriza infecção viral, assim como dos monócitos; nos eosinófilos, infecção parasitária ou quadros alérgicos; basófilos, em casos de processos alérgicos, ou até mesmo mau prognóstico em casos como de leucemias.

Nos exemplos a seguir, você pode observar quadros associados, principalmente, a infecções bacterianas e virais, com alterações quantitativas e qualitativas mais específicas ao foco deste capítulo.

- Exemplo 1: leucograma normal tanto na contagem relativa quanto na absoluta.
- Exemplo 2: o número de leucócitos globais está normal, mas há neutrofilia e linfopenia. Desvio à esquerda, devido ao número significativo de bastões, provável infecção bacteriana.
- Exemplo 3: leucocitose acentuada, com neutrofilia, também é um provável caso de infecção bacteriana com desvio à esquerda. Diferentemente do caso anterior, não pode ser considerado linfopenia, pois o número de leucócitos absoluto está normal.

- Exemplo 4: leucograma normal para a idade do paciente. Em caso de adulto, estaria apresentando linfocitose e neutropenia, sugestivo de infecção viral.
- Exemplo 5: leucograma com reação leucemoide. Observa-se leucocitose moderada, com neutrofilia e linfopenia relativas e absolutas e monocitose apenas absoluta (a qual deve ser considerada), presença de células imaturas da linhagem mieloide e granulação tóxica. Situação clínica (alteração fisiológica) que ocorre em alguns casos e, geralmente, volta ao normal uma semana após o parto.

Exemplo

Exemplos de contagem relativa e absoluta de leucócitos.
Legenda: (N) = normal; ↑ = aumentado; ↓ = diminuído

Exemplo 1: Paciente adulto — Leucócitos totais: 9.000/µL (N)

Leucócitos	Contagem relativa	Contagem absoluta
Neutrófilo segmentado	59% (N)	5.310/µL (N)
Linfócito	34% (N)	3.060/µL (N)
Monócito	4% (N)	360/µL (N)
Eosinófilo	2% (N)	180/µL (N)
Basófilo	1% (N)	90/µL (N)

Exemplo 2: Paciente adulto — Leucócitos totais: 9.000/µL (N)

Leucócitos	Contagem relativa	Contagem absoluta
Neutrófilo bastonado	20% ↑	1.800/µL ↑
Neutrófilo segmentado	60% (N)	5.400/µL (N)
Linfócito	10% ↓	900/µL (N) ↓
Monócito	6% (N)	540/µL (N)
Eosinófilo	3% (N)	270/µL (N)
Basófilo	1% (N)	90/µL (N)

Exemplo 3: Paciente adulto — Leucócitos totais: 30.000/μL (↑)

Leucócitos	Contagem relativa	Contagem absoluta
Neutrófilo bastonado	20% ↑	6.000/μL ↑
Neutrófilo segmentado	60% (N)	18.000/μL ↑
Linfócito	16% ↓	4.800/μL (N)
Monócito	1,5% (N)	450/μL (N)
Eosinófilo	2% (N)	600/μL (N)
Basófilo	0,5% (N)	150/μL (N)

Exemplo 4: Paciente 3 anos — Leucócitos totais: 8.200/μL (N)

Leucócitos	Contagem relativa	Contagem absoluta
Neutrófilo segmentado	14% (N)	1.148/μL (N)
Linfócito	80% (N)	6.560/μL (N)
Monócito	4% (N)	328/μL (N)
Eosinófilo	1% (N)	82/μL (N)
Basófilo	1% (N)	82/μL (N)

Obs.: Presença de raros linfócitos atípicos.

Exemplo 5: Paciente 2 dias de vida — Leucócitos totais: 24.600/μL (↑)

Leucócitos	Contagem relativa	Contagem absoluta
Mielócitos	5% ↑	1.230/μL ↑
Metamielócito	4% ↑	984/μL ↑
Neutrófilo bastonado	9% ↑	2.214/μL ↑
Neutrófilo segmentado	65% ↑	15.990/μL ↑
Linfócito	9% ↓	2.214/μL ↓
Monócito	6% (N)	1.476/μL ↑
Eosinófilo	1% (N)	246/μL (N)
Basófilo	1% (N)	246/μL (N)

Obs.: Presença de granulação tóxica nos neutrófilos.

Exercícios

1. Diversas alterações quantitativas e qualitativas podem ocorrer nas etapas (eritrograma, leucograma e plaquetograma) do hemograma. Em relação a alterações no leucograma, assinale a alternativa correta.

a) Reações leucemoides são alterações que ocorrem previamente ao desenvolvimento de uma leucemia, podendo ser da linhagem mieloide ou linfoide, permitindo, assim, o diagnóstico precoce.

b) Desvio à esquerda representa a presença de células imaturas, como o aumento no número de neutrófilos bastonados (principalmente) e, às vezes, a presença de metamielócitos e mielócitos no sangue periférico.

c) Atipias linfocitárias ou linfócitos atípicos ocorrem em casos de infecção em adultos pelos seguintes microrganismos: vírus, bactérias, fungos e parasitas de modo geral. Não são visualizados em crianças.

d) Leucocitose refere-se ao aumento de leucócitos imaturos, plasmócitos e eritroblastos no sangue periférico, indicando, assim, produção exagerada de células pela medula óssea.

e) Leucopenia refere-se à diminuição de leucócitos imaturos no sangue periférico em casos de tratamentos quimioterápicos em crianças com reação leucemoide e/ou desvio à esquerda.

2. Paciente do gênero feminino, 50 anos, apresentou alteração no leucograma devido a septicemia grave com bactéria de difícil tratamento (resistente) após ter sido internada para realização de cateterismo. Os resultados foram os seguintes: leucócitos totais 45.500/µL, 500/µL de blastos, 2.000/µL de promielócitos, 9.000/µL entre metamielócitos e neutrófilos bastonados, 20.000/µL de neutrófilos segmentados e hipersegmentados, alguns com granulação tóxica; 14.000/µL foram compostos pelos demais leucócitos maduros que completam o leucograma, apresentando linfopenia, basopenia, monocitose, eosinófilos normais; eritrograma e plaquetograma normais. Com base no quadro clínico da paciente, assinale a alternativa correta quanto à interpretação.

a) Quadro de reação leucemoide com desvio à esquerda devido a infecção bacteriana.

b) Quadro de malignidade, como leucemia, devido ao desvio à esquerda (presença de blastos, promielócitos e metamielócitos).

c) Quadro de reação leucemoide, sem desvio à esquerda ou resposta escalonada, decorrente de desenvolvimento de malignidade.

d) Quadro de leucopenia devido a diminuição dos linfócitos, basófilos e demais leucócitos maduros.

e) Quadro de leucocitose característico de leucemia com presença de hiato leucêmico.

3. Linfócitos atípicos são linfócitos ativados que apresentam características como núcleo jovem e citoplasma amplo e azulado, que se indenta em torno dos eritrócitos próximos. Há diversas situações clínicas, fisiológicas ou patológicas em que eles se fazem presentes. Com base nisso, assinale a alternativa correta.
   a) Crianças e adolescentes costumam apresentar linfócitos atípicos em número elevado no sangue periférico, o que é considerado normal por ser uma liberação celular fisiológica.
   b) Doenças causadas por vírus ou bactérias com quadros de linfopenia apresentam linfócitos atípicos.
   c) Septicemia ou infecção bacteriana, infecção parasitária ou alergias apresentam linfócitos atípicos.
   d) Infecções virais que causam linfopenia, como HIV e mononucleose infecciosa, apresentam linfócitos atípicos.
   e) Infecções virais que causam linfocitose, como mononucleose infecciosa e citomegalovirose, apresentam linfócitos atípicos.

4. Diminuições ou aumentos em qualquer valor liberado no hemograma indicam alterações fisiológicas ou patológicas do organismo de um indivíduo. Quando são liberados *flags* pelo equipamento hematológico, deve-se realizar distensão sanguínea para avaliação do resultado. Em relação a todas as etapas do hemograma, assinale a alternativa correta.
   a) É importante que a avaliação do eritrograma, do leucograma e do plaquetograma seja realizada levando em consideração idade, gênero e etnia do paciente, pois os valores de referência são diferentes para cada um desses fatores nas etapas do hemograma.
   b) É importante que a avaliação do leucograma seja realizada observando, principalmente, os valores relativos do leucócito ou leucócitos alterados para a definição do quadro clínico do paciente.
   c) É importante que a avaliação do leucograma seja realizada observando os valores relativos e, principalmente, os absolutos do leucócito ou leucócitos alterados para a definição do quadro clínico do paciente em leucopenia ou leucocitose, ou, ainda, normalidade.
   d) Na realização do hemograma (amostra com EDTA), quando ocorre diminuição no número de plaquetas (plaquetopenia ou trombocitopenia), a solicitação imediata de nova amostra sanguínea constitui a primeira conduta a ser realizada.
   e) Não é necessária avaliação do hemograma em distensão sanguínea em resultados emitidos por equipamentos hematológicos desde que sejam liberados os números

relativo e absoluto dos cinco tipos de leucócitos.

5. Paciente do gênero masculino, 5 anos, apresentou o seguinte resultado para o leucograma: leucócitos totais 12.200/μL, 30% de neutrófilos segmentados, 60% de linfócitos, 6% de monócitos, 3% de eosinófilos e 1% de basófilos e presença de raros linfócitos atípicos. Com base no quadro clínico do paciente, assinale a alternativa correta quanto à interpretação.

a) O paciente apresenta quadro de infecção parasitária ou alergia.
b) O paciente apresenta quadro de mononucleose infecciosa.
c) O paciente apresenta quadro de infecção bacteriana.
d) O paciente apresenta leucograma normal.
e) O paciente apresenta um quadro de infecção viral.

Referências

BAIN, B. J. *Células sanguíneas*: um guia prático. 5. ed. Porto Alegre: Artmed, 2017.

FAILACE, R.; FERNANDES, F. *Hemograma*: manual de interpretação. 6. ed. Porto Alegre: Artmed, 2016.

HOFFBRAND, A. V.; MOSS, P. A. H. *Fundamentos em hematologia de Hoffbrand*. 7. ed. Porto Alegre: Artmed, 2018.

NAOUM, P. C.; NAOUM, F. L. Interpretação laboratorial do hemograma. *AC&T Científica*, p. 1-11, 2008.

Casos clínicos em hematologia

Objetivos de aprendizagem

Ao final deste texto, você deve apresentar os seguintes aprendizados:

- Realizar a interpretação dos parâmetros hematológicos liberados pelo contador celular.
- Comparar os parâmetros liberados com a microscopia hematológica.
- Ilustrar a correlação clínico-laboratorial dos dados hematológicos.

Introdução

A interpretação de um exame hematológico requer uma avaliação do que é normal ou patológico. Nesse caso, "normal" significa que o resultado esperado está dentro dos valores de referência de acordo, por exemplo, com a idade e o sexo do paciente ou até mesmo uma gestação. Esses valores são obtidos por meio de resultados de exames realizados em indivíduos sadios e estatisticamente dentro de limites que são estabelecidos por média, mediana e moda. A mediana revela, numa curva de distribuição, os resultados dos valores acima e abaixo da média. A moda indica os valores mais frequentes da distribuição celular. Desses cálculos, obtém-se os valores normais, que se distribuem numa faixa de normalidade e são estabelecidos por valores normais mínimos e máximos. É importante destacar que, para cada índice quantitativo avaliado no hemograma, como, por exemplo, a contagem de eritrócitos (RBC), a dosagem de hemoglobina (HGB), o hematócrito (HCT), o volume corpuscular médio (VCM), entre outros, há unidades de medidas específicas, que indicam a sua referência em relação ao espaço ocupado.

Neste capítulo, você vai aprender que, além da avaliação desses parâmetros quantitativos citados e que são obtidos por contadores hematológicos eletrônicos, é importante a comparação dos mesmos com os parâmetros qualitativos, que são visualizados na microscopia hematológica, tais como anormalidades morfológicas relevantes à clínica. Para isso, vai ver como realizar a interpretação dos parâmetros hematológicos liberados pelo contador celular, comparar os parâmetros liberados com a microscopia hematológica e ilustrar a correlação clínico-laboratorial dos dados hematológicos.

Interpretação de parâmetros hematológicos liberados por contadores celulares

De acordo com Silva et al. (2016), dentre os exames laboratoriais atualmente solicitados por médicos de qualquer especialidade, o hemograma é o mais requerido. Por esse motivo, existe uma grande necessidade de evitar conclusões dúbias e/ou erros nesse teste. Sem a velocidade e a habilidade que os modernos contadores automáticos hematológicos oferecem, os laboratórios clínicos seriam incapazes de entregar uma grande quantidade de laudos corretos com segurança e qualidade. Desde 1980, com o advento da contagem diferencial automatizada de leucócitos, esse processo tem tornado-se um evento comum nos laboratórios.

Os contadores eletrônicos contam e medem uma série de dados objetivos acerca das células examinadas e utilizam diferentes canais com impedâncias específicas, permitindo a contagem de leucócitos, eritrócitos e plaquetas ao mesmo tempo. A partir desses dados primários, um computador deriva, por meio de cálculos, uma série de valores matemáticos, estatísticos e gráficos. Os conjuntos desses resultados são considerados "parâmetros", e esses compõem o hemograma.

O hemograma é composto por determinações básicas, que incluem as avaliações dos eritrócitos (eritrograma), dos leucócitos (leucograma) e das plaquetas (contagem de plaquetas ou plaquetograma). A Figura 1 ilustra um exemplo de resultado de hemograma emitido por um contador eletrônico. Note que o resultado fornecido pelo analisador hematológico contém resultados numéricos (A) e gráficos (histogramas e citogramas). Para a identificação de subtipos de leucócitos (B e C), os principais fatores utilizados pelos contadores são o tamanho e a complexidade da estrutura celular interna, ou seja, os linfócitos são identificados pelo seu tamanho, e os granulócitos, pelas suas estruturas internas — e cada um fica distribuído em um local específico do citograma de acordo com esses parâmetros. Para identificar se há presença de reticulócitos pelo citograma (D), o contador avalia a fluorescência lateral (eixo x do gráfico) em relação à dispersão frontal de luz (eixo y); sendo assim, há um ponto específico do gráfico em que há os eritrócitos (RBC) e fração de células mais jovens, que são os reticulócitos (RET). A dispersão das plaquetas (D e E) é observada no mesmo citograma dos RBC e RET, mas mais abaixo do gráfico devido ao fato de que essas são estruturas menores.

Os histogramas de eritrócitos (D) mostram uma distribuição dos volumes dessas células. Amostras com eritrócitos microcíticos (VCM diminuído) encontram-se desviadas para a esquerda do histograma devido a um aumento numérico dos eritrócitos de pequenas dimensões. Já amostras com eritrócitos macrocíticos (VCM aumentado) dão origem a histogramas com um desvio para a direita do gráfico. A mesma linha de raciocínio serve para o histograma que distribui o volume das plaquetas (G), em que plaquetas menores se posicionam mais à esquerda do gráfico e, conforme o tamanho aumenta, posicionam-se mais à direita do gráfico.

Quando os contadores julgam uma insegurança na identificação de um elemento celular, podem emitir um aviso, denominado *flag* ou alerta (SILVA et al., 2016). Esses *flags* devem ser respeitados e as normas do fabricante do equipamento precisam ser seguidas; nesses casos, é de suma importância a revisão do hemograma e a obrigatoriedade de análises microscópicas associadas. Na Figura 2, há um exemplo de resultado de hemograma emitido por contador eletrônico e com a presença de *flags*.

Independentemente da existência de *flags*, apesar de o contador hematológico fornecer uma grande quantidade de informações numéricas e visuais, é importante verificar se há congruência entre o observado nos gráficos e os valores numéricos obtidos no hemograma. Além disso, dependendo da situação, há a necessidade de confirmar os dados por meio de dados qualitativos, obtidos pela microscopia.

Resultados numéricos

WBC	6,90	[10⁹/L]
RBC	4,64	[10¹²/L]
HGB	154	[g/L]
HCT	44,0	[%]
MCV	94,8	[fL]
MCH	33,1	[pg]
MCHC	350	[g/L]
PLT	353	[10⁹/L]
RDW-SD	46,0	[fL]
RDW-CV	13,4	[%]
PDW	11,6	[fL]
MPV	10,6	[fL]
P-LCR	30,0	[%]
PCT	0,37	[%]
NEUT	4,19	[10⁹/L]
LYMPH	1,54	[10⁹/L]
MONO	0,51	[10⁹/L]
EO	0,60	[10⁹/L]
BASO	0,06	[10⁹/L]
NRBC	0,00	[10⁹/L]
RET	1,70	[%]
IRF	6,7	[%]
LFR	93,3	[%]
MFR	6,1	[%]
HFR	0,6	[%]
NEUT	60,7	[%]
LYMPH	22,3	[%]
MONO	7,4	[%]
EO	8,7	[%]
BASO	0,9	[%]
NRBC	0,0	[/100WBC]
RET	78,9	[10⁹/L]

Figura 1. Exemplo de resultados obtidos a partir de contador hematológico eletrônico.
Fonte: Adaptada de Silva et al. (2016, p. 24).

WBC &	14,25	[10⁹/L]
RBC	4,00	[10¹²/L]
HGB	113	[g/L]
HCT	34,0	[%]
MCV	85,0 —	[fL]
MCH	28,3	[pg]
MCHC	332	[g/L]
PLT &	20 —	[10⁹/L]
RDW-SD	46,5	[fL]
RDW-CV	15,0	[%]
PDW	8,7 —	[fL]
MPV	10,7	[fL]
P-LCR	29,6	[%]
PCT	0,02 —	[%]
NEUT	2,19 *	[10⁹/L]	15,3 * [%]
LYMPH &	10,64 *	[10⁹/L]	74,7 * [%]
MONO	0,98 *	[10⁹/L]	6,9 * [%]
EO	0,19 *	[10⁹/L]	1,3 * [%]
BASO	0,25	[10⁹/L]	1,8 [%]
NRBC	0,57	[10⁹/L]	4,0 [/100WBC]
RET	0,36	[%]	14,4 [10⁹/L]
IRF	20,2	[%]
LFR	79,8	[%]
MFR	15,0	[%]
HFR	5,2	[%]

WBC IP Mensagens
- Linfocitose
- Basofilia
- NRBC presente
- Blastos?
- Granulócitos imaturos?

} **Alertas morfológicos**

RBC/RET IP Mensagens

PLT IP Mensagens
- Trombocitopenia

A dispersão de uma quantidade significativa de células está situada na região onde, normalmente, se encontram blastos. Em função disso, o *flag* é acionando.

Diferencial manual

Bastonetes	3,5 [%]
Segmentados	2,5 [%]
Linfócitos	8,5 [%]
Monócitos	0,5 [%]
Eosinófilos	1,5 [%]
Basófilos	0,0 [%]
Mielócitos	1,0 [%]
Blastos	82,5 [%]
Entroblastos	2,5/100 leucócitos

Figura 2. Exemplo de resultados obtidos por meio de contador hematológico eletrônico com a presença de resultados considerados suspeitos — presença de *flags*.
Fonte: Adaptada de Silva et al. (2016).

Resultados numéricos

Os resultados numéricos (quantitativos) obtidos pelo contador eletrônico estão divididos de acordo com a série celular: eritrocitária, leucocitária e plaquetária. A análise da série vermelha contempla a quantificação de eritrócitos, hematócritos, dosagem de hemoglobina e índices hematimétricos (VCM, HCM, CHCM, RDW). Já a análise da série branca avalia as contagens total e diferencial (valores relativo e absoluto) dos leucócitos. O Quadro 1, a seguir, resume quais são esses parâmetros e os seus respectivos significados.

Quadro 1. Parâmetros quantitivos obtidos por contadores eletrônicos hematológicos e seus significados

Parâmetro numérico	Unidade de medida	Interpretação
WBC	$10^3/\mu l$	**Contagem global de leucócitos.** A elevação pode ser classificada em: 1) leucocitose fisiológica — geralmente de grau leve, é comum em gestantes, RN, lactantes, após exercícios físicos e em pessoas com febre; 2) leucocitose reativa — estão notadamente relacionadas com o aumento de neutrófilos e se devem a infecções bacterianas, inflamações, necrose tecidual; 3) leucocitose patológica — estão relacionadas a doenças mieloproliferativas (leucemias mielóides, policitemia vera) e linfoproliferativas (leucemias linfóides e alguns linfomas). As leucopenias também podem ocorrer em situações de infecções, leucemias, pacientes com imunossupressão ou uso de quimioteráoicos.
RBC	$10^6/\mu l$	**Contagem global de eritrócitos.** Em casos de diminuição, chama-se eritrocitopenia (anemia). A contagem de eritrócitos, normalmente, tem uma correlação inversa com o VCM, ou seja, indivíduos com VCM elevado têm contagem mais baixa de RBC e vice-versa.
HGB	g/L	**Hemoglobina.** Encontrada no sangue sob várias formas, como, por exemplo, oxihemoglobina e carboxihemoglobina. Sua diminuição também representa um quadro de anemia.

(Continua)

(Continuação)

Quadro 1. Parâmetros quantitivos obtidos por contadores eletrônicos hematológicos e seus significados

Parâmetro numérico	Unidade de medida	Interpretação
HCT	%	**Hematócrito.** Além de confirmar a contagem de RBC, ajuda na estimativa de quadro de anemia. É um parâmetro preferido para técnicas de hemodiluição e se correlaciona bem com viscosidade sanguínea; logo, é um bom parâmetro para acompanhamento de policitemia.
VCM	fL	**Volume Corpuscular Médio.** Quando o paciente apresenta anemia e o VCM diminuído, isso significa que as hemácias se apresentam com microcitose (tamanho diminuído), o que pode estar relacionado, por exemplo, à deficiência de ferro ou a anemias hemolíticas, como a talassemia. Se o valor de VCM estiver acima do valor de referência, isso significa que as hemácias se apresentam com macrocitose, comum em anemia por deficiência de vitamina B12 e/ou ácido fólico. Essas alterações devem ser confirmadas na microscopia (análise qualitativa).
HCM	pg	**Hemoglobina Corpuscular Média.** Reflete a quantidade de hemoglobina de cada eritrócito; por isso, podemos dizer que um eritrócito de tamanho pequeno tem menos hemoglobina do que um eritrócito grande, o que não quer dizer que ele seja hipocrômico por essa razão, pois a quantidade de hemoglobina em seu interior é proporcional ao seu tamanho. Essa situação pode ser vista em alguns tipos de anemias, tais como talassemias e anemias ferropênicas.
CHCM	g/L	**Concentração de Hemoglobina Corpuscular Média.** Nem sempre está diminuído nas anemias, mas pode observar-se sua diminuição em casos graves de hipocromia, como na talassemia beta maior e na anemia ferropênica grave. Por outro lado, a elevação do CHCM quase sempre está relacionada com elevado número de eritrócitos esferócitos, como, por exemplo, na esferocitose hereditária.

(Continua)

(Continuação)

Quadro 1. Parâmetros quantitivos obtidos por contadores eletrônicos hematológicos e seus significados

Parâmetro numérico	Unidade de medida	Interpretação
PLT	$10^3/\mu l$	**Contagem de Plaquetas.** A elevação relaciona-se com casos de trombocitose (trombose, infarto, acidente vascular encefálico) e a diminuição está relacionada com trombocitopenia (hemorragias, dengue, anemia aplásica, quimioterapia).
VPM	fL	**Volume Plaquetário Médio.** Apresenta a média dos volumes de todas as plaquetas contadas e avaliadas volumetricamente em um número de 10.000 células.
PDW	fL	**Amplitude de Distribuição de Plaquetas.** Avalia o grau de variação de tamanho das plaquetas. Deve ser avaliado com o VPM.
RDW-SD	fL	**Amplitude de Distribuição dos Eritrócitos medido como Desvio Padrão.** Avalia o grau de anisocitose, que indica o grau de variação do tamanho dos eritrócitos. Junto ao VCM, auxilia no diagnóstico diferencial de patologias, em especial, alguns tipos de anemias.
RDW-CV	%	**Amplitude de Distribuição dos Eritrócitos medido como Coeficiente de Variação.** Avalia o grau de anisocitose, que indica o grau de variação do tamanho dos eritrócitos. Com o VCM, auxilia no diagnóstico diferencial de patologias, em especial, alguns tipos de anemias.
NEUT	$10^3/\mu l$	**Contagem de Neutrófilos.** Elevação: neutrofilia; diminuição: neutropenia.
LYMPH	$10^3/\mu l$	**Contagem de Linfócitos.** Elevação: linfocitose; diminuição: linfopenia.
MONO	$10^3/\mu l$	**Contagem de Monócitos.** Elevação: monocitose; diminuição: monocitopenia.
EO	$10^3/\mu l$	**Contagem de Eosinófilos.** Elevação: eosinofilia; diminuição: eosinopenia.

(Continua)

(Continuação)

Quadro 1. Parâmetros quantitativos obtidos por contadores eletrônicos hematológicos e seus significados

Parâmetro numérico	Unidade de medida	Interpretação
RET	%	**Percentual de Reticulócitos.** Quando presentes na corrente circulatória, indicam grande atividade medular, com estímulo de produção de células eritrocitárias. É importante para acompanhamento de pacientes em tratamento de anemias.

Fonte: Adaptado de Failace e Fernandes (2016); Silva et al. (2016).

Apesar de os elementos numéricos fornecerem uma grande quantidade de informações acerca do estado clínico do paciente, cabe salientar que esses dados devem ser confrontados com a análise microscópica sempre que necessária, pois é por meio da microscopia, com dados qualitativos, que se pode validar as informações que estão fora do valor de referência na análise quantitativa.

Fique atento

Nem sempre quando o paciente possui níveis de hemoglobina (HGB) abaixo do valor de referência, indicando um quadro anêmico, o hemograma irá apresentar elevação ou diminuição de VCM, HCM e CHCM. Nesses casos, em que o paciente tem HGB baixa e os índices hematimétricos normais, há um caso de anemia normocítica e normocrômica, que é muito comum em casos de doenças crônicas, como, por exemplo, um paciente com doença renal crônica ou um paciente com perda de sangue aguda.

Comparação dos parâmetros quantitativos com a microscopia

Apesar do grande progresso na automação, a análise microscópica ainda é insubstituível em uma série de situações.

A avaliação qualitativa do hemograma depende da confecção de uma adequada lâmina de extensão sanguínea (esfregaço sanguíneo) e de coloração apropriada, que, com o auxílio de um microscópio óptico, permitirá uma avaliação eficiente para a detecção de anormalidades sanguíneas. A contagem de leucócitos e plaquetas pode ser estimada e confrontada com os dados fornecidos pelo contador hematológico, e a contagem diferencial dos subtipos de leucócitos, a identificação de células imaturas, bem como a morfologia dos eritrócitos devem ser realizados por essa técnica.

Fique atento

A indicação da microscopia vai além da presença de *flags* da automação. Alguns dos critérios para indicação de microscopia são:

Hemoglobina (g/dL)	< 11	> 17
VCM (fL)	< 78	> 105
CHCM (%)	< 30	> 36,5
RDW (%)	-	> 18
Leucócitos (/µL)	< 4.000	> 30.000
Neutrófilos (/µL)	< 1.500	> 8.000
Linfócitos (/µL)	< 1.000	> 4.500 (adultos) > 7.000 (< 12 anos)
Monócitos (/µL)	-	>1.500
Eosinófilos (/µL)	-	> 2.000
Basófilos (%)	-	> 3
Plaquetas (/µL)	< 120.000	> 500.000 (adultos)
VPM (fL)	< 6,0	> 12,5
Reticulócitos (/µL)	< 10.000	> 100.000

Fonte: Adaptado de Failace e Fernandes (2016).

Além de valores numéricos abaixo ou acima dos valores de referência, outros parâmetros devem ser observados na microscopia, pois, em equipamentos eletrônicos, passam desapercebidos, tanto no eritrograma quanto no leucograma e no plaquetograma, tais como: policromatofilia, pecilocitose, esferocitose (CHCM elevado pode subentender-se, mas devem ser visualizados), inclusões eritrocitárias, < 5% de eritoblastos, drepanócitos, inclusões neutrofílicas (granulações tóxicas, vacúolos, corpúsculo de Döhle), Pelger-Hüet, linfócitos atípicos, *hairy cells* (que podem aparecer como monócitos na leitura do equipamentos), plasmócitos, satelitismo plaquetário e agregação plaquetária discreta.

> **Saiba mais**
>
> - **Pecilocitose**: eritrócitos com vários formatos em grande quantidade, encontrados em vários distúrbios hematológicos.
> - **Granulações tóxicas**: excesso de granulações neutrofílicas, ficando com tonalidade azurofílica, características de processos infecciosos.
> - **Vacúolos**: presença de vacúolos no citoplasma de neutrófilos, associada a infecções, tratamento com G-CSF e GM-CSF (fatores estimuladores da leucopoiese) e alcoolismo agudo.
> - **Corpúsculo de Döhle**: corpúsculo basofílico em forma de inclusão citoplasmática devido a LMA, SMD e infecções e processos inflamatórios.
> - **Pelger-Hüet**: núcleo hipossegmentados de neutrófilos. Doença rara congênita, denominada anomalia de Pelger-Hüet.
> - **Hairy Cells**: linfócitos com projeções citoplasmáticas, característica atribuída em casos de tricoleucemia.
> - **Satelitismo plaquetário**: plaquetas que se aderem *in vitro* ao redor de neutrófilos. Não tem significado clínico, pois, *in vivo*, as plaquetas não se comportam dessa forma.

Outro parâmetro quantitativo importante para ser utilizado em associação com a microscopia é o RDW, pelo fato de avaliar o grau de anisocitose. Esse parâmetro deve ser observado com o VCM, HCM, CHCM e histogramas (BAIN, 2017). A Figura 3 mostra hemácias normais e, também, com microcitose e hipocromia (VCM e CHCM baixos) e com macrocitose (VCM elevado).

Figura 3. a) Hemácias normais. b) Hemácias microcríticas. c) Hemácias macrocríticas.
Fonte: Adaptada de Bain (2017).

Link

De acordo com um estudo realizado no Hospital Universitário Oswaldo Cruz, o RDW-CV é o mais sensível indicador de anisocitose em casos em que o VCM está diminuído (microcitose), enquanto o RDW-SD é mais sensível para indicar macrocitose (VCM elevado); sendo assim, é melhor avaliar os RDW em conjunto, com o intuito de elevar a sensibilidade de detecção de anisocitose na lâmina.

https://goo.gl/bAQaJD

Relação clínico-laboratorial com os dados hematológicos

Segundo Failace e Fernandes (2016), "[...] o hemograma é a semiologia das células do sangue". De fato, o hemograma é o exame complementar mais solicitado, fazendo parte da triagem de saúde, além de ser indispensável no diagnóstico e controle evolutivo de diferentes doenças. Porém, ele deve ser interpretado levando em consideração características clínicas do paciente somadas aos dados hematológicos. A seguir, você verá exemplos de correlações clínicas e laboratoriais de determinadas patologias.

Anemias

Os sinais e sintomas das anemias agudas podem ser: hipovolemia, queda da pressão arterial, taquicardia, oligúria e sede; e, em casos de anemia crônica, volemia normal. Porém, se a HGB for inferior entre 6 a 9 g/dL, há cansaço aos menores esforços e palidez. De acordo com Stefani e Barros (2013), a anemia pode ser um sinal de presença de doença subjacente e as principais causas são:

- **Anemia pós-hemorrágica**: o hemograma apresenta-se inicialmente normal e, em torno de 7 a 10 dias, há sinais de regeneração medular, ou seja, aparecerá achados como policromatofilia e reticulócitos na análise qualitativa.
- **Anemia por deficiência de ferro**: a HGB está diminuída, juntamente com VCM (microcitose) e CHCM (hipocromia). Pode haver anisocitose (verificar o RDW). As causas podem estar relacionadas à perda crônica de sangue (pelo trato gastrointestinal ou geniturinário, por exemplo), má absorção, ingesta de ferro deficiente e gestação, devido ao aumento da demanda de ferro.
- **Anemia hemolítica**: podem ser hereditárias (eliptocitose, esferocitose, anemia falciforme (HbSS), talassemias, deficiências enzimáticas) ou adquiridas (imunomediadas, microangiopática, por agentes infecciosos). Na avaliação clínica, é importante diferenciar as causas congênitas a partir das adquiridas, bem como considerar o histórico de icterícia (crises hemolíticas) e hemoglobinúrias. Ao exame físico, pode haver esplenomegalia leve e icterícia. A nível laboratorial, além da análise do hemograma (HGB, índices hematimétricos e microscopia: fragmentação de eritrócitos, drepanócitos, células em alvo, esferócitos, eliptócitos, pontilhado basofílico e hipocromia), é importante avaliar reticulócitos, LDH, *coombs* direto e dosagem de bilirrubinas.
- **Anemia megaloblástica**: causada pela deficiência de vitamina B12, deficiência de ácido fólico ou induzida por drogas, como quimioterápicos. Na anamnese, pode-se observar pele e/ou mucosas amareladas e alterações neurológicas. Em relação ao hemograma, observa-se VCM e RDW elevados. A plaquetopenia e a neutropenia podem coexistir. Além do hemograma, pode-se avaliar LDH, que estará elevada, e é importante a dosagem de folato e de B12.
- **Anemia de doenças crônicas**: ocasionada por tuberculose, endocardite, doenças hepáticas crônica, doença renal crônica, insuficiência cardíaca

congestiva, patologias reumáticas, hipotireoidismo, entre outras. A investigação da doença de base ocorre pela anamnese e por exame físico. Quanto à avaliação laboratorial, do ponto de vista do hemograma, a anemia geralmente não é grave e o VCM pode estar normal (normocitose) ou diminuído (microcitose). Como exames complementares, cita-se a ferritina, que pode estar normal ou elevada.

Policitemias

A policitemia ou eritrocitose é a elevação dos níveis de HGB. As causas podem ser: hipóxia, tabagismo, terapia com androgênios, policitemia vera e hemococentração secundária à desidratação. Além do hemograma contendo elevação de HGB, a dosagem de eritropoetina sérica é importante (HOFFBRAND; MOSS, 2018).

Alterações leucocitárias

As alterações leucocitárias podem ser a elevação do número total de leucócitos > 11.000/mm^3 (leucocitoses) ou a sua diminuição < 4.000/mm^3 (leucopenias). Os aumentos recebem sufixo "filia" ou "oses" e a diminuição no número de um tipo leucocitário específico, o sufixo "penias". Veja alguns exemplos:

- **Neutrofilia**: causada, principalmente, em quadros infecciosos, mas também pode ocorrer devido a infarto agudo no miocárdio, doenças mieloproliferativas e induzidas por drogas. No hemograma, ocorre elevação de neutrófilos > 8.000/mm^3.
- **Neutropenia**: quando a contagem absoluta de neutrófilos segmentados e bastões encontra-se abaixo de 1.500/mm^3. Causas: infecções bacterianas, indução por drogas, distúrbios imunológicos (por exemplo, lupus), pós-quimioterapia e hemodiálise.
- **Linfocitose**: contagem absoluta > 4.000/mm^3 devido a infecções virais e bacterianas (coqueluche, tuberculose, sífilis, etc.), reação de hipersensibilidade induzida por drogas e leucemias.
- **Linfopenias**: contagem absoluta de linfócitos < 1.500/mc. Causas: infecções virais e bacterianas (por exemplo, tuberculose, febre tifoide), malária, uso de imunossupressores, radioterapia, etilismo, estresse, trauma, neoplasias.

> **Link**
>
> Os linfócitos que apresentam alterações morfológicas não tão específicas (relativamente inespecíficas) são denominados linfócitos atípicos. Veja o vídeo a seguir, que ilustra as principais patologias em que se pode observar a presença de linfócitos atípicos com mais de 5% no esfregaço sanguíneo.
>
> https://goo.gl/MUZQQZ

> **Link**
>
> Além de alterações quantitativas na série branca, pode haver presença de células imaturas na corrente periférica. Quando há presença de blastos, o quadro clínico pode tratar-se de um caso de leucemia, que pode ser classificada, basicamente, em aguda e crônica. Avaliando-se essas combinações, há 4 tipos principais. Acesse o *link* do Instituto Nacional do Câncer e saiba mais sobre os tipos de leucemias.
>
> https://goo.gl/WPhoKu

Alterações plaquetárias

As alterações quantitativas plaquetárias podem estar relacionadas a um quadro de trombocitopenia (< 150.000/μL). As causas são diversas, mas é importante verificar se houve formação de grumos, caso positivo, deve-se realizar nova coleta sanguínea, acondicionando o sangue num tubo contendo o anticoagulantecitrato de sódio. Descartada essa causa, outras opções são: hipoplasia de megacariócitos, trombocitopoiese ineficaz, trombocitopenias hereditárias, deficiência de vitamina B12, aumento da destruição plaquetária devido a processos imunes, coagulação intravascular disseminada (CIVD), púrpura trombocitopênica trombótica (PTT), síndrome hemolítico-urêmica associada à hipertensão na gestação (síndrome HELLP), válvulas cardíacas estenosadas, queimadura, doenças com acometimento do baço, neoplasias, quimioterapia (STEFANI; BARROS, 2013).

O aumento das contagens (> 450.000/μL) está relacionado a uma trombocitemia. As causas são: infecção grave; doença mieloproliferativas, como leucemia mielóide crônica (LMC); policitemia vera e mielofibrose; doenças cardíacas; insuficiência renal; pós-esplenectomia, entre outras. Além do hemograma completo, são importantes dosagens da função renal, exames de imagem, ferritina, provas de coagulação.

Pancitopenia

A pancitopenia é um quadro de diminuição nos três tipos celulares (eritrócitos, leucócitos e plaquetas). A aplasia de medula, anemia de Fanconi, mielodisplasia, leucemias, mielofibrose e desnutrição severa podem levar a esse quadro. Além de anamnese, exame físico e hemograma, é importante a biópsia de medula óssea.

Exercícios

1. Em consulta médica devido à internação, um paciente adulto de 40 anos, alcoólatra apresenta quadro clínico de palidez acentuada, cansaço e fraqueza. Relata, ainda, episódios de sangramento intestinal e nasal com certa frequência. Não faz uso de nenhuma medicação e aparenta desnutrição. A seguir, estão relacionados os exames solicitados para avaliação clínica do paciente.
Resultados de exames laboratoriais:
Hemograma: Leucócitos: 3.200/μL; N. Segmentados: 52% Bastonetes: 2% Eosinófilos: 2% Linfócitos: 38% Monócitos: 6%. Hemoglobina: 10,3 g/dL; Hematócrito: 34%; Hemácias: 3,0 milhões/μL; VCM: 113 fL; HCM: 34,1,5 pg; CHCM: 31,0%; Plaquetas: 110.000/μL.
Considerando que o paciente em questão é portador de anemia megaloblástica, que alterações no hemograma permitem suspeitar de tal patologia?
   a) Microcitose, hipocromia, hipersegmentação neutrofílica.
   b) Leucopenia, macrocitose, hipersegmentação neutrofílica.
   c) Plaquetopenia, microcitose e hipocromia.
   d) Desvio à esquerda e leucopenia.
   e) Esferocitose, macrocitose e hipocromia.
2. Linfócitos reacionais ("atípicos") no sangue periférico, com núcleo um pouco maior, cromatina mais frouxa e citoplasma abundante e irregular são achados importantes em esfregaço de sangue em:
   a) mieloma múltiplo.
   b) leucemia linfocítica aguda.
   c) monocleose infecciosa.
   d) leucemia mieloide crônica.
   e) anemia aplásica.

3. Observe os histogramas contendo o RBC a seguir e marque a alternativa correta.

Fonte: Adaptada de Silva et al. (2016).

- **a)** No histograma 1, está apontando um quadro de microcitose e a análise quantitativa do VCM, nesse caso deve estar > 100 fL.
- **b)** No histograma 2, está apontando um quadro de microcitose e a análise quantitativa do VCM, nesse caso, deve estar < 80 fL.
- **c)** No histograma 3, está apontando um quadro de microcitose e a análise quantitativa do VCM, nesse caso, deve estar > 100fL.
- **d)** No histograma 1, está apontando um quadro de normocitose e a análise quantitativa do VCM, nesse caso, deve estar 89 ± 9 fL.
- **e)** No histograma 2, está apontando um quadro de normocitose e a análise quantitativa do VCM, nesse caso, deve estar 89 ± 9 fL.

4. Observe o resultado a seguir, emitido por um contador hematológico, e marque a alternativa correta.

- **a)** O histograma apresentado mostra que há presença de células microcíticas, nesse caso, corroborando o resultado do VCM e RDW elevados.
- **b)** O histograma apresentado mostra que há presença de células microcíticas puras, nesse caso, corroborando o resultado do VCM diminuído.
- **c)** O histograma apresentado mostra que há presença de células macrocíticas, nesse caso, corroborando o resultado do VCM e RDW elevados.
- **d)** O histograma apresentado mostra que há presença de células microcíticas e normocíticas, uma vez que o RDW revela presença de anisocitose.
- **e)** O histograma apresentado mostra que há presença de células de dupla população eritrocitária, corroborando o resultado do VCM diminuído e do RDW elevado.

5. Considere as seguintes características e selecione a anemia à qual se referem: pode ser causada pela deficiência de vitamina B12, ácido fólico ou pode ser induzida por drogas, tais como quimioterápicos; o paciente pode apresentar pele amarelada; no hemograma, VCM e RDW estão elevados; na microscopia, pode haver neutrófilos hipersegmentados e as hemácias são macrocíticas.
a) Anemia megaloblástica.
b) Anemia ferropênica.
c) Anemia hemolítica.
d) Anemia de doença crônica.
e) Anemia falciforme.

Referências

BAIN, B. J. *Células Sanguíneas*: um guia prático. 5. ed. Porto Alegre: Artmed, 2017.

FAILACE, R.; FERNANDES, F. *Hemograma*: manual de interpretação. 6. ed. Porto Alegre: Artmed, 2016.

HOFFBRAND, A. V.; MOSS, P. A. H. *Fundamentos em Hematologia de Hoffbrand*. 7. ed. Porto Alegre: Artmed, 2018.

SILVA, P. H. et al. *Hematologia Laboratorial*: teoria e procedimentos. Porto Alegre: Artmed, 2016.

STEFANI, S.; BARROS, E. (Org.). *Clínica Médica* – Consulta Rápida. 4. ed. Porto Alegre: Artmed, 2013.

Fisiologia da hemostasia sanguínea

Objetivos de aprendizagem

Ao final deste texto, você deve apresentar os seguintes aprendizados:

- Reconhecer os objetivos da hemostasia sanguínea e a estrutura das plaquetas.
- Caracterizar as fases da hemostasia.
- Descrever os processos de hemostasia primária e hemostasia secundária.

Introdução

Hemostasia é o processo pelo qual o organismo procura controlar a perda sanguínea por um vaso lesado, evitando o prolongamento desse sangramento. A resposta hemostática normal ao dano vascular depende da interação íntima entre a parede vascular, as plaquetas e os fatores de coagulação sanguínea. Para garantir o equilíbrio funcional de um organismo, dentre outros fatores, é necessário um mecanismo rápido e eficiente para estancar o sangramento. Porém, a resposta deve ser muito controlada, a fim de evitar a formação excessiva de coágulos e também que estes sejam desfeitos após o reparo de um sangramento. Dessa forma, deve-se ter um equilíbrio entre substâncias pró-coagulantes, anticoagulantes e sistema fibrinolítico. Nesse processo, há os seguintes componentes atuando de forma organizada e equilibrada: vasos sanguíneos, plaquetas, fatores da coagulação sanguínea, inibidores da coagulação e fatores fibrinolíticos.

Hemostasia e estrutura das plaquetas

A hemostasia, processo de controle do sangramento, requer o funcionamento adequado e controlado de elementos que atuam de forma sincronizada, num processo relativamente complexo e equilibrado, de forma a garantir a formação do coágulo e sua "dissolução" após o estancamento do sangramento. A integridade do **endotélio vascular** é o elemento essencial que permite a fluidez do sangue. A constrição dos vasos arteriais mantém a velocidade do fluxo sanguíneo normal e evita a estase (diminuição do fluxo sanguíneo), que, por sua vez, pode facilitar o aparecimento de trombose. Em condições normais, as **plaquetas e os fatores da coagulação** circulam sob a forma não ativada e só exercem a função hemostática ou coagulante quando essas condições se alteram.

As plaquetas são as células que atuam de forma fundamental e integrada aos elementos vasculares e às proteínas (fatores da coagulação). São produzidas na medula óssea por fragmentação das extremidades do citoplasma dos megacariócitos, de forma que cada megacariócito dá origem de 1.000 a 5.000 plaquetas. O intervalo entre a diferenciação da célula-tronco humana e a produção de plaquetas é de, em média, 10 dias. A trombopoetina (TPO), produzida principalmente pelo fígado, é o principal regulador da produção de plaquetas (plaquetogênese). Atua aumentando o número e o ritmo de maturação dos megacariócitos e estimulando a produção das plaquetas. Os níveis de TPO são altos na trombocitopenia resultante de aplasia da medula, mas são baixos em pacientes com trombocitose. Adicionalmente, a TPO tem seus níveis regulados em resposta à destruição plaquetária: quando envelhecem, as plaquetas perdem ácido siálico e, por consequência, expõem resíduos de galactose, sinalizando a produção de TPO.

As plaquetas são células pequenas, com forma variável (discoide ou elipsoide), e consideradas "células incompletas" (carecem de material nuclear), pois são formadas apenas por porções do citoplasma dos megacariócitos. O valor médio de referência para a contagem de plaquetas é de $250 \times 10^3/\mu L$ (limites $150 - 400 \times 10^3/\mu L$) e a sobrevida plaquetária normal é de 9 a 10 dias. A sobrevida é determinada pela relação das proteínas apoptótica BAX e antiapoptótica BCL-2 na célula. A contagem de plaquetas inicia sua elevação em seis dias depois do início do tratamento, no caso do uso de TPO. Embora a própria TPO não esteja ainda disponível para uso clínico, há agentes trombomiméticos que são usados clinicamente para aumentar a contagem de plaquetas (SILVA *et al.*, 2016; HOFFBRAND; MOSS, 2018).

Estrutura das plaquetas

Vistas ao microscópio eletrônico, percebe-se a constituição complexa que corresponde à função tanto variada quanto importante desempenhada por essas células. As plaquetas são muito pequenas, com diâmetros de 3,0 × 0,5 mm. A ultraestrutura das plaquetas está representada na Figura 1. Três zonas integram a estrutura plaquetária: zona externa ou periférica, zona sol--gel (citosol) e zona das organelas (LORENZI, 2006).

Zona periférica: corresponde à superfície externa, de limites imprecisos (atmosfera plaquetária), na qual se encontram antígenos, glicoproteínas (GPs) e vários tipos de enzimas. Por meio dela a plaqueta interage com outras células e com a parede dos vasos. Muitas proteínas plasmáticas e fatores da coagulação (V, XI e fibrinogênio) se ligam a essa superfície. Mais internamente, existe a membrana plaquetária, formada por proteínas (57%), lipídeos (35%) e carboidratos (8%), com organização semelhante às demais membranas celulares. As proteínas, em sua maioria, são GPs, interdigitadas entre os lipídeos, com a porção hidrofílica livre, projetada para a zona periférica.

As GPs da superfície são particularmente importantes nas reações de adesão e agregação de plaquetas, que são os eventos iniciais que levam à formação do tampão plaquetário durante a hemostasia. Dentre as GPs, são citadas GPI, II, III e IV. A GPIa reage com o colágeno na fase inicial da adesão plaquetária ao endotélio vascular; a GPIb é o receptor para o fator de von Willebrand (vWF) e trombina, atuando na fixação da plaqueta ao endotélio vascular; as GPs IIb e IIIa formam um complexo (GPIIb-IIIa) que atua na agregação plaquetária; a GPIII se liga a fibrinogênio (importante na agregação plaqueta-plaqueta), fibronectina e vWF; enquanto a GPIV é o receptor para a tromboplastina e atua nas interações da superfície de contato. A adesão ao colágeno é facilitada pela GPIa (Figura 2). As GPs Ib (defeituosas na síndrome de Bernard-Soulier) e IIb/IIIa – também designadas αIIb e b3 (defeituosas na trombastenia de Glanzmann) – são importantes na ligação de plaquetas ao vWF e, em seguida, ao subendotélio vascular (Figura 2) (HOFFBRAND; MOSS, 2018).

Figura 1. Ultraestrutura das plaquetas.
Fonte: Hoffbrand e Moss (2018, p. 269).

Várias proteínas da superfície das plaquetas são antígenos importantes na autoimunidade plaqueta-específica e costumam ser designados antígenos plaquetários humanos (HPA). Na maioria dos casos, há dois alelos diferentes, chamados a ou b (por exemplo, HPA-1a). As plaquetas também expressam antígenos ABO e antígenos leucocitários humanos (HLA) classe I e receptores para adenosina difosfato (ADP) e adenosina trifosfato (ATP) (nucleotídeos presentes nos corpos densos e que são secretados quando a plaqueta está ativada) (SILVA *et al.*, 2016).

A membrana plasmática invagina-se na plaqueta formando um sistema de membrana aberto (canalicular) que constitui uma superfície reativa, na qual as proteínas plasmáticas da coagulação podem ser seletivamente absorvidas. Os fosfolipídeos na membrana (antes conhecidos como fator plaquetário 3) têm importância particular nas conversões do fator X em Xa (ativado) e da protrombina (fator II) em trombina (fator IIa) (HOFFBRAND; MOSS, 2018).

Zona citosol: contém microtúbulos que contornam a circunferência plaquetária. Esses microtúbulos (formados pela proteína tubulina) se conectam com microfilamentos (formados pela actina), formando o citoesqueleto plaquetário. O citoesqueleto orienta os movimentos da célula para a eliminação de produtos secretados e para a retração do coágulo (aparelho contrátil da plaqueta). Essas proteínas contráteis atuam em processos vitais importantes, como a trombocitopoiese (plaquetogênese), e em funções plaquetárias, como a emissão de pseudópodes. A contração dessas proteínas é responsável pela mudança de forma da plaqueta e retração do coágulo, processo este que requer energia (ATP) e cálcio (LORENZI, 2006).

Zona das organelas: nela são encontrados vários tipos de estruturas, dentre elas os corpos densos, os grânulos, os lisossomos, as mitocôndrias, as partículas de glicogênio, o aparelho de Golgi, o sistema tubular denso e o sistema de canalículos abertos. Durante a reação de liberação, o conteúdo dos grânulos é liberado para dentro do sistema canalicular aberto (HOFFBRAND; MOSS, 2018). Nessa zona são observadas as seguintes estruturas:

- Corpos densos: ricos em cálcio, ADP e ATP. Contém ainda serotonina e antiplasmina. Em razão da diminuição do número de corpos densos ocorre alteração da agregação plaquetária.
- Grânulos específicos α: mais numerosos, contêm diversas proteínas como fatores de coagulação (fibrinogênio e fator VIII), vWF, fator de crescimento derivado das plaquetas, β-tromboglobulina e outras proteínas de adesão (fibronectina, trombosopondina, etc.).
- Lisossomos: contêm enzimas hidrolíticas, fosfatase ácida, glucosaminidase, galactosidade e catalase.
- Mitocôndrias: sintetizam a ATP, necessária para o funcionamento plaquetário.
- Glicogênio: constitui material de reserva energética.

Sobre o sistema de membranas internas plaquetárias, as plaquetas têm membranas internas que interagem quando a plaqueta é ativada: o sistema tubular denso, local de síntese da prostaglandina e do tromboxano, e o sistema de canalículos abertos, que correspondem a invaginações da membrana celular e por eles o endoplasma se comunica com o meio externo, promovendo a passagem de substâncias secretadas (para o meio externo) e de estímulos para a ativação celular (para o meio interno). O aparelho de Golgi integra esse sistema.

A principal função das plaquetas é a formação do tampão mecânico durante a resposta hemostática normal à lesão vascular, de forma que, na ausência de plaquetas, costuma ocorrer vazamento espontâneo de sangue dos pequenos vasos.

As plaquetas ativadas e aderidas ao endotélio vascular liberam várias substâncias, com diversas funções: promover a agregação das plaquetas aderidas, ativar o mecanismo de coagulação, diminuir a permeabilidade vascular e manter o tônus da rede vascular. Nesse contexto, a função plaquetária pode se dividir em reações de adesão, agregação, liberação e amplificação. A imobilização das plaquetas nos sítios de lesão vascular requer interações específicas plaqueta-parede vascular (adesão) e plaqueta-plaqueta (agregação), ambas parcialmente mediadas pelo vWF (Figura 2) (HOFFBRAND; MOSS, 2018).

Figura 2. Adesão e agregação de plaquetas.
Fonte: Hoffbrand e Moss (2018, p. 269).

Fases da hemostasia

Didaticamente, a hemostasia é dividida em duas etapas/fases que ocorrem sucessivamente. A hemostasia primária ocorre a pós a lesão do vaso sanguíneo, formando um tampão instável, decorrente da adesão plaquetária ao local lesado, e a hemostasia secundária que compreende fenômenos que se destinam à formação de um coágulo consistente (malha de fibrina), com agregação plaquetária e decorrente ativação do mecanismo da coagulação sanguínea.

Completada a hemostasia, o vaso sanguíneo deve permitir o reestabelecimento do fluxo normal. Assim, a última etapa da hemostasia compreende o mecanismo da fibrinólise, ou seja, a dissolução da fibrina formada, evitando as complicações tromboembólicas.

Hemostasia primária

Os mecanismos da hemostasia primária são ativados por lesões pequenas nos vasos sanguíneos (por exemplo, uso de agulhas, fluxo sanguíneo turbulento ou descamação das células endoteliais dos vasos sanguíneos, etc.) que parecem ser defeitos triviais mas que podem causar transtornos hemorrágicos crônicos debilitantes, algumas vezes fatais (RODAK, 2005). Na hemostasia primária o vaso sanguíneo se contrai para selar o local lesado e as plaquetas preenchem o espaço aberto, formando um tampão hemostático. As plaquetas não ativadas circulam isoladamente ou agrupadas, sem aderirem à parede vascular, embora estejam cercadas por fatores da coagulação sanguínea, localizados no plasma.

Processos envolvidos na hemostasia primária

Quando um vaso é lesado, o subendotélio, com colágeno subjacente, é exposto e as plaquetas se ativam, iniciando uma série de fenômenos que tem por finalidade evitar a hemorragia. As plaquetas ativadas se ligam ao colágeno diretamente, ou por meio do vWF. O primeiro sinal de ativação plaquetária é sentido na sua membrana externa, onde os fatores capazes de promover essa ativação (fatores agonistas) se ligam aos seus receptores específicos. Como consequência, a plaqueta modifica sua forma, que passa de discoide a irregular, graças à emissão de pseudópodes.

> **Saiba mais**
>
> O revestimento mais profundo dos vasos sanguíneos é formado por uma camada contínua de células chamadas endoteliais. Estas formam uma superfície lisa, sem solução de continuidade, que favorece a passagem do sangue em forma líquida e impede a turbulência que pode ativar as plaquetas e as enzimas plasmáticas. Uma membrana basal com alto conteúdo de colágeno e uma camada de tecido conectivo (fibroblastos) dão sustentação às células endoteliais. As células endoteliais secretam o vWF, uma proteína necessária para que as plaquetas possam se aderir ao colágeno subendotelial. As células musculares lisas dos vasos se interconectam com os fibroblastos, formando o "fator tissular", e contraem-se (vasoconstrição) durante a hemostasia primária, a fim de diminuir o fluxo sanguíneo no local lesionado.

Várias GPs de membrana atuam como receptores. A GPIb atua como receptor para o vWF, que se fixa à superfície plaquetária, formando uma ponte ou ligação entre as plaquetas e o subendotélio vascular, onde as células têm receptores para esse fator. A ligação das plaquetas aos receptores das GPs Ib/IX/V permite a imobilização do vWF no local do vaso lesado. A união do vWF à GPIb forma um canal na membrana plaquetária, permitindo o fluxo de cálcio do exterior para o interior da célula, ativando a GPIIB/IIIa e promovendo a ligação com o vWF, levando à agregação plaquetária.

A ativação plaquetária ativa moléculas como a GPIIB/IIIa e com isso há estabilização da adesão das plaquetas no vaso lesado, por aumento da afinidade da GPIIb/IIIa pelos seus ligantes (colágeno e fibronectina). Em razão da capacidade de ligação do fibrinogênio às integrinas plaquetárias ativadas, ocorre aumento da ativação, com recrutamento de novas plaquetas.

O fibrinogênio se liga aos receptores específicos da membrana plaquetária (GPIIb/IIIa), permitindo que as plaquetas permaneçam ligadas entre si. Essa ligação é facilitada pelo cálcio plasmático e plaquetário. O aumento dos íons cálcio no interior das plaquetas promove alteração da forma da plaqueta, emissão de pseudópodes pela membrana plaquetária, movimentação dos grânulos para o interior do citoplasma, secreção dos grânulos e aumento da aderência das plaquetas entre si (agregação), por modificação física da própria membrana externa.

A terceira etapa da ativação plaquetária é a da secreção plaquetária, que consiste na liberação (ao meio externo) do conteúdo dos grânulos plaquetários (grânulos alfa e corpos densos) e requer a reorganização do citoesqueleto plaquetário. A secreção inicia quando um agonista (como trombina ou colágeno) se liga à membrana celular ao mesmo tempo em que a agregação plaquetária é estimulada. A secreção plaquetária depende de modificações das proteínas do aparelho contrátil (actina-miosina), de modificações das proteínas da membrana, da síntese de prostaglandinas e, ainda, do aumento do cálcio intracitoplasmático (HOFFBRAND; MOSS, 2018).

Saiba mais

Enquanto os vasos sanguíneos lesionados têm propriedades pró-coagulantes, as camadas intactas da íntima vascular previnem a trombose intravascular por diversos mecanismos que envolvem, principalmente, as células endoteliais: formam uma camada contínua que forma uma superfície lisa; sintetizam prostaciclina (inibidor da ativação plaquetária); sintetizam o óxido nítrico (regula a vasoconstrição); e sintetizam o inibidor da via metabólica do fator tissular (TFPI, do inglês *tissue fator pathway inhibitor*) que controla a via extrínseca da coagulação. Por fim, as membranas da superfície endotelial contêm trombomodulina, uma proteína que ativa a via da proteína C (regula a cascata da coagulação, digerindo os fatores V e VIII ativados).

Hemostasia secundária

A hemostasia secundária se ativa pelos mecanismos da hemostasia primária e é necessária para controlar o sangramento das lesões grandes, produzidas por traumatismos, cirurgia ou procedimentos dentais. O sistema de coagulação, formado por proteínas e cofatores enzimáticos, realiza a hemostasia secundária mediante a produção de um trombo de fibrina. A íntima vascular e as plaquetas se associam com a hemostasia primária, já a coagulação e a fibrinólise se associam com a hemostasia secundária. Todos os sistemas interatuam nos acontecimentos hemostáticos (HOFFBRAND; MOSS, 2018; LORENZI, 2006).

> **Fique atento**
>
> A hemostasia primária é desencadeada por descamação e pequenas lesões nos vasos sanguíneos, envolvendo a íntima vascular e as plaquetas, e constitui uma resposta rápida e de curta duração. A hemostasia secundária se relaciona a grandes lesões nos vasos sanguíneos e outros tecidos, envolve as plaquetas e o sistema plasmático da coagulação (fatores da coagulação, enzimas e cofatores enzimáticos) e constitui uma resposta mais tardia, em longo prazo.

Após a adesão e a agregação plaquetária, há exposição na superfície plaquetária de fosfolipídeos carregados negativamente, liberação de fator V e liberação de micropartículas plaquetárias pró-coagulantes. Desse modo, ocorre a interação entre as plaquetas e os fatores de coagulação (SILVA *et al.*, 2016).

O plasma sanguíneo transporta GPs, com ação enzimática, semelhante à tripsina (denominadas de serinoproteases), que atuam juntas para formar um coágulo de fibrina. O sistema de coagulação é complexo porque deve traduzir um estímulo físico ou químico em um acontecimento vital.

A coagulação do sangue envolve um sistema de amplificação biológica, no qual relativamente poucas substâncias de iniciação ativam em sequência, por proteólise, uma cascata de proteínas precursoras circulantes (os fatores enzimáticos da coagulação, mostrados no Quadro 1), culminando na geração de trombina (Figura 3). Esta, por sua vez, converte o fibrinogênio solúvel do plasma em fibrina. A fibrina infiltra os agregados de plaquetas nos locais de lesão vascular e converte os tampões primários e instáveis de plaquetas em tampões hemostáticos firmes, definitivos e estáveis (HOFFBRAND; MOSS, 2018). A ausência de somente uma substância pró-coagulante provoca hemorragias recorrentes.

Quadro 1. Fatores de coagulação sanguínea

Número do fator	Nome descritivo	Forma ativa
I	Fibrinogênio	Subunidade de fibrina
II	Protrombina	Serina-protease
III	Fator tecidual	Receptor/cofator*
V	Fator lábil**	Cofator
VII	Proconvertina**	Serina-protease
VIII	Fator anti-hemofílico**	Cofator
IX	Fator Christmas***	Serina-protease
X	Fator Stuart-Prower***	Serina-protease
XI	Antecedente de tromboplastina plasmática**	Serina-protease
XII	Fator Hageman*** (contato)	Serina-protease
XIII	Fator estabilizador da fibrina	Transglutaminase
	Pré-calicreína (fator Fletcher)***	Serina-protease
	HMWK (fator Fitzgerald)***	Cofator*

HMWK, quininogênio de alto peso molecular.

*Ativo sem modificação proteolítica.

**N. de T. Estes nomes descritivos estão em desuso; usam-se os números romanos, pronunciados como numerais (p. ex., fator VIII = "fator oito").

***N. de T. Os sobrenomes são os de pacientes (ou famílias) em que as deficiências respectivas foram descritas pela primeira vez.

Fonte: Adaptado de Hoffbrand (2018).

O plasma contém alguns fatores pró-coagulantes (fatores da coagulação), que são, em sua maioria, GPs sintetizadas pelo fígado (em minoria, pelos monócitos, células endoteliais e megacariócitos). Alguns são enzimas que circulam na forma inativa (pró-enzimas), outros são cofatores que se unem e estabilizam as enzimas. Pelo menos seis dessas GPs atuam como anticoagulantes (regulando o processo de coagulação).

Saiba mais

Em 1958, o Comitê Internacional para a Padronização de Nomenclatura dos Fatores da Coagulação Sanguínea denominou oficialmente os pró-coagulantes plasmáticos com números romanos em ordem de acordo com sua descrição inicial ou descobrimento. Quando um pró-coagulante se ativa, é acrescentada uma letra minúscula (exemplo: fator VII ativado é fator VIIa).

Figura 3. Sistema de coagulação sanguíneo (via extrínseca, via intrínseca e via comum).
Fonte: Adaptada de Hoffbrand e Moss (2018).

O funcionamento dessa cascata (denominada *cascata da coagulação sanguínea*) necessita de uma concentração dos fatores de coagulação nos sítios de lesão. As reações mediadas por superfície ocorrem no colágeno exposto, no fosfolipídio plaquetário e no fator tecidual (TF) — ou fator tissular. Com exceção do fibrinogênio (que é a subunidade do coágulo de fibrina), os fatores de coagulação são precursores de enzimas ou cofatores (Quadro 1 anterior). Todas as enzimas, exceto o fator XIII, são serinoproteases (isto é, sua capacidade de hidrolisar ligações peptídicas depende do aminoácido serina como centro ativo). Uma importante escala da ampliação do sinal é atingida nesse sistema (HOFFBRAND; MOSS, 2018).

As reações de coagulação se produzem na superfície da plaqueta, ou nos fosfolipídeos da membrana celular endotelial (e não na fase líquida – sangue). As serinoproteases se unem às superfícies dos fosfolipídeos (carga negativa), por meio dos íons cálcio (carga positiva). Assim, o cálcio participa na maioria das reações de coagulação (RODAK, 2005).

Processos envolvidos na hemostasia secundária

A geração de trombina *in vivo* é uma complexa rede de alças de amplificação e retroalimentação negativas, que assegura uma produção localizada e limitada. A geração de trombina é dependente de três complexos enzimáticos, cada um constituído de protease, cofator, fosfolipídeos e cálcio.

Os íons cálcio desempenham papel importante na atividade plaquetária. São necessários também para a atividade de vários fatores da coagulação, em especial os fatores vitamina K dependentes. O cálcio participa da composição de complexos formados com fatores das vias intrínseca e extrínseca, servindo de ligação entre eles (LORENZI, 2006). Os complexos são:

- I – Xase extrínseca (VIIa, TF, PL e Ca2+), gerando fator Xa.
- II – Xase intrínseca (IXa, VIIIa, PL e Ca2+), também gerando fator Xa.
- III – Complexo protrombinase (Xa, Va, PL e Ca2+), gerando trombina.

A geração de trombina que segue a lesão vascular ocorre em duas ondas de diferente magnitude. Durante a fase inicial, são geradas pequenas quantidades (concentrações picomolares). Essa trombina dá origem a uma segunda produção de trombina, explosivamente amplificada, milhões de vezes maior.

Iniciação: a coagulação se inicia após lesão vascular, pela interação do TF ligado à membrana, exposto e ativado pela lesão, com fator VII plasmático. O TF está expresso em fibroblastos da adventícia e nos pequenos músculos da parede vascular, em micropartículas na corrente sanguínea e em outras células não vasculares. O complexo fator VIIa-TF (Xase extrínseca) ativa tanto o fator IX quanto o fator X. O fator Xa, na ausência de seu cofator, transforma pequenas quantidades de protrombina em trombina. Isso é insuficiente para iniciar uma significativa polimerização de fibrina. Há necessidade de amplificação.

Amplificação: a via inicial, ou Xase extrínseca, é rapidamente inativada pelo TFPI, que forma um complexo quaternário com VIIa, TF e Xa. A geração ulterior de trombina passa agora a ser dependente da tradicional via intrínseca (Figura 4 a seguir). Os fatores VIII e V são convertidos em VIIIa e Va pelas pequenas quantidades de trombina geradas durante a iniciação. Nessa fase de amplificação, a Xase intrínseca, formada por IXa e VIIIa na superfície de fosfolipídio e na presença de Ca^{2+}, ativa Xa o suficiente, que, em combinação com Va, PL e Ca^{2+}, forma o complexo protrombinase, resultando na geração explosiva de trombina, que atua no fibrinogênio para formar o coágulo de fibrina (HOFFBRAND; MOSS, 2018).

Aparentemente, o fator XI não tem papel na iniciação fisiológica da coagulação. Ele tem um papel suplementar na ativação do fator IX, que pode ser importante em locais de traumatismo relevante e no campo cirúrgico, pois nessas situações os pacientes deficientes em fator XI sangram excessivamente. Também está envolvido na via de contato. A trombina hidrolisa o fibrinogênio, liberando fibrinopeptídeos A e B para formar monômeros de fibrina. Os monômeros de fibrina se unem espontaneamente por meio de ligações de hidrogênio para formar um polímero frouxo e insolúvel de fibrina. O fator XIII também é ativado por trombina e, uma vez ativado, estabiliza os polímeros de fibrina, com a formação de ligações covalentes cruzadas (maior estabilidade). O fibrinogênio consiste em duas subunidades idênticas, cada uma contendo três cadeias polipeptídicas dissimilares (α, β e γ), ligadas por ligações dissulfeto. Depois da clivagem (pela trombina) de pequenos fibrinopeptídeos A e B das cadeias α e β, o monômero de fibrina se constitui de três cadeias pareadas α, β e γ, que rapidamente polimerizam. A atividade dos fatores II, VII, IX e X depende da vitamina K, responsável pela carboxilação de vários resíduos terminais de ácido glutâmico em cada uma de suas moléculas (HOFFBRAND; MOSS, 2018; SILVA *et al.*, 2016).

Vias extrínseca, intrínseca e comum da coagulação sanguínea

Existem diferentes modelos que explicam como o processo de coagulação sanguínea ocorre, e o mais clássico é o da **cascata da coagulação**. O modelo da cascata foi proposto em 1964 por Macfarlane, Davie e Ratnoff e, até os dias atuais, é bastante divulgado, apesar de ter limitações. Esse modelo afirma que o processo de coagulação é possível por causa de eventos que ocorrem de maneira sequencial, podendo a coagulação ser dividida em duas vias: a extrínseca e a intrínseca. A **via extrínseca** inclui elementos do sangue e aqueles que também não são encontrados com frequência no espaço intravascular. A via intrínseca se inicia com componentes que estão no espaço intravascular. Ambas convergem para a via comum da coagulação.

Antes de 1992, se postulava que a ativação do fator XII era o passo primário na coagulação, em razão do fato de este poder ser encontrado no sangue, enquanto o fator tissular não era aí localizado. Por consequência, o sistema de reação que começa com o fator XII e culmina na polimerização da fibrina se denominou "via intrínseca". Os fatores da via intrínseca da coagulação sanguínea, em ordem de reação, são: XII, pré-calicreína, HMVK, XI, IX, VIII, X, V, protrombina e fibrinogênio.

A via do fator tissular foi denominada "via extrínseca" e compreende os fatores VII, X, V, protrombina e fibrinogênio. Os fatores VIII e IX não estão incluídos na via extrínseca, pois se omitia sua contribuição na prova de coagulação, denominada "tempo de protrombina", a prova utilizada para mediar a integridade da via extrínseca. As duas vias têm em comum os fatores X, V, protrombina e fibrinogênio (LORENZI, 2006).

As expressões *via intrínseca* e *via extrínseca* não correspondem aos conhecimentos atuais, porém se utilizam amplamente para identificar os fatores da coagulação (RODAK, 2005).

Figura 4. Esquema básico da cascata de coagulação sanguínea.
Fonte: Katzung (2017, p. 586).

Mecanismos reguladores da coagulação sanguínea

A coagulação descontrolada do sangue causaria oclusão perigosa de vasos sanguíneos (trombose), caso mecanismos protetores, inibição dos fatores de coagulação, diluição pelo fluxo sanguíneo e fibrinólise não estivessem operantes.

Inibidores dos fatores da coagulação: é importante que o efeito da trombina seja limitado ao local da lesão. O primeiro inibidor a agir é o TFPI, que inibe os fatores Xa, VIIa e TF, para limitar a principal via *in vivo*. Há inativação direta da trombina e de outras serinoproteases por outros inibidores circulantes, dos quais a antitrombina é o mais potente, sendo que a heparina (anticoagulante) potencializa muito sua ação. Outra proteína, o cofator II da heparina, também inibe a trombina. α2-Macroglobulinas, α2-antiplasmina, inibidor de C1-esterase e α1-antitripsina também exercem efeitos inibidores nas serinoproteases circulantes.

Proteínas C e S: são inibidores dos cofatores de coagulação V e VIII. A trombina se liga ao receptor trombomodulina da superfície da célula endotelial. O complexo formado ativa a proteína C (uma serinoprotease dependente de vitamina K), que é capaz de destruir os fatores V e VIII ativados, evitando, assim, mais geração de trombina. A ação da proteína C é amplificada por outra proteína dependente de vitamina K, a proteína S, que liga a proteína C à superfície da plaqueta. Um receptor endotelial de proteína C localiza-a na superfície endotelial e promove sua ativação pelo complexo trombina-trombomodulina. Além disso, a proteína C ativada estimula a fibrinólise. A Figura 5 mostra a ativação e as ações da proteína C. Como as demais serinoproteases, a proteína C ativada está sujeita à inativação pelos inativadores de serinoproteases ("serpinas", de *serine-protease inhibitors*), como a antitrombina (HOFFBRAND; MOSS, 2018).

Figura 5. Ativação e ações da proteína C.
Fonte: Hoffbrand e Moss (2018, p. 275).

Exercícios

1. A hemostasia compreende uma série de mecanismos interdependentes que culminam na formação de um tampão estável que será responsável por evitar sangramentos excessivos. Porém, deve ocorrer um equilíbrio entre os mecanismos coagulantes e anticoagulantes, de forma que não aconteçam sangramentos excessivos. Alguns elementos são fundamentais para que ocorra o processo de formação do coágulo. Dentre os elementos a seguir, identifique aqueles que participam do processo de hemostasia:
   I. Células sanguíneas (plaquetas)
   II. Proteínas (fatores pró--coagulantes e anticoagulantes)
   III. Vaso sanguíneo (componente vascular)
   IV. Anticorpos circulantes
   V. Substâncias externas, como microrganismos (bactérias, vírus ou fungos)
   a) Somente as afirmativas I e II estão corretas.
   b) Somente as afirmativas I, II e III estão corretas.
   c) Somente as afirmativas I, II, III e IV estão corretas.
   d) Somente as afirmativas II, III e V estão corretas.
   e) As afirmativas I, II, III, IV e V estão corretas.

2. As plaquetas são células sanguíneas que apresentam uma ultraestrutura complexa e têm participação fundamental no processo de coagulação sanguínea. Analise o exposto a seguir e assinale a alternativa correta.

   As reações de coagulação que ocorrem na hemostasia primária (adesão plaquetária) se produzem nas camadas profundas dos vasos sanguíneos a partir de elementos liberados para o exterior da plaqueta, ou nos fosfolipídios da membrana celular endotelial (e não na fase líquida — sangue).
   PORQUE
   Muitas proteínas plasmáticas e fatores de coagulação (V, XI e fibrinogênio) ligam à zona periférica da plaqueta na qual se encontram antígenos, GPs e vários tipos de enzimas. Por meio dela, a plaqueta interage com outras células e com a parede dos vasos.
   a) As duas asserções são proposições verdadeiras e a segunda é uma justificativa correta da primeira.
   b) As duas asserções são proposições verdadeiras, mas a segunda não é uma justificativa correta da primeira.
   c) A primeira asserção é uma proposição verdadeira e a segunda é falsa.
   d) A primeira asserção é uma proposição falsa e a segunda é verdadeira.
   e) As duas asserções são proposições falsas.

3. A hemostasia é um processo complexo e coordenado que garante ao sangue permanecer na forma líquida e que protege o organismo da ocorrência de sangramentos. Em relação às hemostasias primária e secundária,

classifique as afirmativas a seguir como verdadeiras (V) ou falsas (F).
( ) A íntima vascular e as plaquetas se associam com a hemostasia primária e a coagulação e a fibrinólise se associam com a hemostasia secundária.
( ) A hemostasia primária constitui uma resposta rápida e de curta duração.
( ) A hemostasia secundária se relaciona a grandes lesões nos vasos sanguíneos e outros tecidos.
( ) A hemostasia secundária é desencadeada por descamação e pequenas lesões nos vasos sanguíneos.
( ) As plaquetas são células que participam das hemostasias primária e secundária.
( ) Na hemostasia primária, participam as vias intrínseca e extrínseca da coagulação sanguínea.
Qual alternativa apresenta a sequência correta?
a) V, V, F, V e F.
b) V, V, V, V e F.
c) V, F, F, V e F.
d) F, V, V, F e F.
e) F, F, F, V e V.

4. Didaticamente, a coagulação (hemostasia secundária) pode ser dividida em duas vias (extrínseca e intrínseca), nas quais participam ativamente proteínas séricas denominadas de fatores de coagulação sanguínea. A via extrínseca inclui elementos do sangue e aqueles que também não são encontrados com frequência no espaço intravascular. A via intrínseca se inicia com componentes que estão no espaço intravascular. Ambas convergem para a via comum da coagulação. Quais fatores de coagulação participam da via comum?
a) X, V, protrombina e fibrinogênio.
b) XII, pré-calicreína, HMVK, XI, IX, VIII, X, V, protrombina e fibrinogênio.
c) VII, X, V, protrombina e fibrinogênio.
d) XII, pré-calicreína, HMVK, XI, IX e VIII.
e) VII e X.

5. Um processo de coagulação exacerbada do sangue pode levar à formação de trombos. Para tanto, mecanismos protetores simultâneos à coagulação devem atuar constantemente, permitindo um equilíbrio entre fatores pró e anticoagulantes, de forma que não ocorra obstrução dos vasos sanguíneos. Avalie as substâncias citadas a seguir e identifique aquelas que são consideradas inibidores da coagulação sanguínea.
I. Proteína C
II. Proteína S
III. TFPI
IV. Antitrombina
V. Protrombina
a) Apenas as afirmativas I e II estão corretas.
b) Apenas as afirmativas I, II e III estão corretas.
c) Apenas as afirmativas I, II, III e IV estão corretas.
d) Apenas as afirmativas II, III e IV estão corretas.
e) Apenas as afirmativas I, III e V estão corretas.

Referências

HOFFBRAND, A. V.; MOSS, P. A. H. *Fundamentos em hematologia de Hoffbrand*. 7. ed. Porto Alegre: Artmed, 2018.

LORENZI, T. *Manual de hematologia:* propedêutica e clínica. 4. ed. Rio de Janeiro: Guanabara Koogan, 2006.

RODAK, B. F. *Hematología:* fundamentos y aplicaciones clínicas. 2. ed. Buenos Aires: Editora Médica Panamericana, 2005.

SILVA, P. H. da. *et al. Hematologia laboratorial: teoria e procedimentos*. Porto Alegre: Artmed, 2016.

Leitura recomendada

KATZUNG, B. G.; TREVOR, A. J. *Farmacologia básica e clínica*. 13. ed. Porto Alegre: AMGH, 2017. (Lange)

Sistema fibrinolítico

Objetivos de aprendizagem

Ao final deste texto, você deve apresentar os seguintes aprendizados:

- Reconhecer os objetivos do sistema fibrinolítico.
- Identificar o mecanismo de ação do sistema fibrinolítico.
- Descrever os testes laboratoriais de avaliação do sistema fibrinolítico.

Introdução

A hemostasia é o processo que garante a fluidez sanguínea e que um organismo, após uma lesão, não sangre excessivamente. Nesse processo, são necessários mecanismos pró e anticoagulantes atuando em equilíbrio a fim de que não ocorra uma coagulação excessiva (levando à formação de trombos) nem um sangramento (levando à hemorragia). Nesse sentido, o processo hemostático ocorre em fases sequenciais denominadas hemostasia primária, hemostasia secundária e fibrinólise. A fibrinólise, objeto de estudo deste capítulo, constitui o último passo da coagulação sanguínea. É uma resposta hemostática normal à lesão vascular, em que ocorre a dissolução enzimática do coágulo formado após a lesão do endotélio vascular e sobre o qual se deposita a rede de fibrina, ou seja, a fibrinólise é o processo de degradação do coágulo de fibrina quando este já não se faz mais necessário, garantindo que o fluxo sanguíneo seja reestabelecido.

Fibrinólise

Os sistemas fisiológicos que controlam a fluidez do sangue são complexos e sofisticados. O sangue deve permanecer líquido no interior da vasculatura e, mesmo assim, coagular rapidamente quando exposto a superfícies subendoteliais, em locais de lesão vascular. Quando há formação de trombos intravasculares, a rápida ativação de um sistema fibrinolítico restaura a fluidez. Em circunstâncias normais, ocorre um delicado equilíbrio entre a coagulação e a fibrinólise, para impedir tanto a trombose quanto as hemorragias. A alteração neste equilíbrio da coagulação leva à trombose (BRUNTON; CHABNER; KNOLLMANN, 2016).

A finalidade da coagulação sanguínea é formar um coágulo no local em que o vaso sanguíneo foi lesado e esse coágulo funciona como um tampão para evitar a hemorragia. Essa ação pró-coagulante deve ficar restrita ao local da lesão, não podendo disseminar pelo sistema circulatório. Ações anticoagulantes devem ser desencadeadas no local com a finalidade de restringir a ação pró-coagulante. Assim, no momento em que ocorre a lesão vascular também é desencadeada a ação do sistema fibrinolítico e dos inibidores fisiológicos da coagulação.

A célula endotelial tem um papel fundamental no controle das ações anticoagulante e pró-coagulante. A cascata da coagulação sanguínea refere-se apenas aos fatores plasmáticos da coagulação, mas está associada a um conjunto de ações que envolve plaquetas, células endoteliais, sistema fibrinolítico, inibidores fisiológicos da coagulação e mecanismos antifibrinolíticos (Figura 1).

Figura 1. Fatores que concorrem para o equilíbrio hemostático.
Fonte: Silva *et al.* (2016, p. 318).

A fibrinólise representa o último passo do sistema de coagulação sanguínea. Esse processo inicia tempos após ocorrer a polimerização da fibrina e a formação das fibras cruzadas, ou seja, o processo fibrinolítico consiste em um mecanismo de dissolução do coágulo formado. Importante lembrar que ocorre fibrinólise fisiológica sempre que na circulação houver formação de coágulo.

A fibrinólise permite a recanalização do vaso lesado e tamponado, a fim de que o fluxo sanguíneo seja reestabelecido. Ela também ajuda a prevenir a formação do coágulo além do local do vaso lesado (HOFFBRAND; MOSS, 2018).

Mecanismo de ação do sistema fibrinolítico

O processo fibrinolítico consiste na digestão enzimática do coágulo e tem a plasmina como enzima responsável pela lise do coágulo. A plasmina se forma a partir de um precursor, o plasminogênio (HOFFBRAND; MOSS, 2018; SILVA et al., 2016; ZAGO; FALCÃO; PASQUINI, 2013).

Plasminogênio

O plasminogênio é uma glicoproteína (790 aminoácidos) de síntese hepática, cujo gene está localizado no braço longo do cromossomo 6. Além do plasma, é encontrada em alguns líquidos biológicos como saliva, lágrima, líquido seminal e líquido prostático. Sua molécula é formada por uma cadeia pesada (cadeia A) e uma cadeia leve (cadeia B), na qual se situa a porção ativa. O plasminogênio é um zimogênio que somente adquire atividade enzimática quando convertido à plasmina (serinoprotease) pelos ativadores do plasminogênio. Essa cisão pode ser mediada por uma enzima, a uroquinase, ou por outros ativadores do plasminogênio. A forma ativa do plasminogênio (clivado na posição arginina560-valina561), separando as cadeias A e B, é a plasmina, que degrada a fibrina, gerando os produtos de degradação da fibrina (LORENZI, 2006).

A ativação do plasminogênio pode ocorrer por três vias (Figura 2):

- **via intrínseca:** por ativadores da parede vascular;
- **via extrínseca:** por ativadores teciduais;
- **via exógena:** por agentes farmacológicos, como medicamentos trombolíticos.

```
        Ativação                    Ativação
        intrínseca                  extrínseca
        Fator XIIa  ⎫           ⎧ TPA
        Calicreína  ⎭           ⎩ Ativador semelhante à uroquinase

                                                    Fibrina
        Plasminogênio  ──▶  Plasmina  ──▶
                              ▲                      │
                              │                      ▼
                        Estreptoquinase        Produtos de degradação
                                                  da fibrina (FDPs)
```
Figura 2. Sistema fibrinolítico. (TPA: ativador tecidual do fibrinogênio.)
Fonte: Hoffbrand e Moss (2018, p. 276).

A via intrínseca está relacionada com a fase de contato da coagulação sanguínea. Quando substâncias estranhas ao plasma são expostas, ocorre a ativação do fator XII, que converte o plasminogênio em plasmina. Substâncias como a pré-calicreína (que é convertida em calicreína) e os cininogênios de alto peso molecular, gerados a partir da fase contato, também são capazes de ativar o plasminogênio. A fase de contato (intrínseca) contribui com cerca de 15% da atividade fibrinolítica.

A via extrínseca é representada por dois ativadores: o ativador tecidual do plasminogênio (t-PA) e o ativador tipo uroquinase (u-PA) (SILVA et al., 2016). A via mais importante é desencadeada pela liberação de ativador tecidual do plasminogênio (t-PA) das células endoteliais (HOFFBRAND; MOSS, 2018).

O sistema fibrinolítico é regulado de modo que os trombos desnecessários de fibrina são removidos, enquanto a fibrina é preservada nas feridas para manter a hemostasia (BRUNTON; CHABNER; KNOLLMANN, 2016).

O **t-PA** é uma serinoprotease (530 aminoácidos) e o gene que o codifica está localizado no cromossomo 8. É produzido pelas células endoteliais, células musculares dos vasos sanguíneos, megacariócitos, mastócitos, monócitos e fibroblastos (Figura 3).

Sistema fibrinolítico

Tecido conectivo subendotelial	Célula endotelial	Sangue	
Colágeno		Fator tecidual	Inicia a coagulação
Membrana basal		Prostaciclina	Vasodilatação / Inibição da agregação plaquetária
		Óxido nítrico	Adesão plaqueta-colágeno
Fator von Willebrand		Fator von Willebrand	
Microfibrilas		Fator VIII	Transporte de fator VIII
Elastina		Antitrombina / Inibidor da via do fator tecidual, Proteína S	Inibição da coagulação
Mucopolissacarídios	Receptor de proteína C	Ligação de proteína C	
	Trombomodulina	Ativação da proteína C	
Fibronectina		Ativador tecidual do plasminogênio	Fibrinólise

Figura 3. A célula endotelial forma uma barreira entre as plaquetas, os fatores plasmáticos da coagulação e os tecidos conectivos subendoteliais. As células endoteliais produzem substâncias que podem iniciar a coagulação, causar vasodilatação, inibir a agregação plaquetária e a hemostasia e ativar a fibrinólise.
Fonte: Hoffbrand e Moss (2018, p. 274).

O t-PA é liberado das células endoteliais em resposta a diversos estímulos, incluindo a estase que ocorre quando os trombos obstruem os vasos. A secreção do t-PA a partir do endotélio é regulada por mediadores da coagulação sanguínea e da resposta inflamatória, como trombina, histamina, acetilcolina, bradicinina, epinefrina, interleucinas, alterações do fluxo sanguíneo e vasoclusão. No plasma, circula complexado com o inibidor do ativador do plasminogênio 1 (PAI-1). O t-PA tem sua ação enzimática bastante aumentada em presença de fibrina e transforma o plasminogênio em plasmina, com consequente degradação da rede de fibrina – fibrinólise (SILVA *et al.*, 2016) (Figura 4).

Essa dependência da ação do t-PA por fibrina localiza e restringe a geração de plasmina, por t-PA, à fibrina do coágulo. Ou seja, a geração de plasmina nos sítios de lesão limita a extensão do trombo em formação. A liberação de t-PA ocorre depois de estímulos, como traumatismos, exercícios e estresse emocional (HOFFBRAND; MOSS, 2018).

Sistema fibrinolítico **339**

Células endoteliais

Células musculares lisas/macrófagos

Figura 4. Fibrinólise. As células endoteliais secretam o t-PA nos locais de lesão. O t-PA se liga à fibrina e converte o plasminogênio em plasmina, responsável pela digestão de fibrina. Os inibidores do ativador do plasminogênio 1 e 2 (PAI-1 e PAI-2) inativam o t-PA; a α2-antiplasmina (α2-AP) inativa a plasmina.

Fonte: Brunton, Chabner e Knollmann (2016, p. 851).

A proteína C ativada estimula a fibrinólise por destruir os inibidores plasmáticos de t-PA (PAI-1 e PAI-2) (Figura 5).

```
                    Célula endotelial
                    ┌──────────────┐
                    │ Trombomodulina│
                    │   ┌─────────┐ │
                    │   │Trombina │ │
                    │   └─────────┘ │
                         │
                         ▼
        Proteína C ──────► Proteína C ativada (PCA)
                                 + Proteína S
                         │
        ┌────────────────┼────────────────┐
        ▼                ▼                ▼
    VIIIa ──► VIIIa inativo    Va ──► Va inativo
                         │
                         ▼
                Inativa inibidor do ativador de
                plasminogênio tecidual (t-PA)
                         │
                         ▼
        Plasminogênio ──────► Plasmina
                                 │
                                 │ Trombina
                                 │ t-PA, u-PA
                                 ▼
                            Lise da fibrina
```

Figura 5. Inibição.
Fonte: Barrett *et al.* (2014, p. 568).

O t-PA liberado é depurado rapidamente do sangue, ou inibido pelo PAI-1 e pelo PAI-2, exercendo, portanto, pouco efeito sobre o plasminogênio circulante na ausência de fibrina.

A clivagem de ligações peptídicas na fibrina e no fibrinogênio gera vários produtos de degradação que também são inibidores competitivos da trombina e da polimerização da fibrina. A plasmina pode degradar fibrina, fibrinogênio e outras moléculas. A plasmina também é capaz de ativar o fator XII, o fator VII e os componentes C1 e C2 do sistema complemento — o **sistema complemento** é composto por proteínas da membrana plasmática e solúveis no sangue, que participam das defesas inatas (natural) e adquiridas, induzindo uma série apropriada de respostas inflamatórias que auxiliam no combate à infecção.

A atividade da plasmina deve ser regulada para que não se estabeleça um quadro de fibrinogenólise (degradação do fibrinogênio) sistêmica (SILVA *et al.*, 2016).

> **Saiba mais**
>
> Grandes quantidades dos fragmentos menores podem ser detectadas no plasma de pacientes com coagulação intravascular disseminada (CIVD). Agentes fibrinolíticos são amplamente usados na prática clínica. O t-PA recombinante, o agente bacteriano estreptoquinase e a uroquinase, isolada de urina humana, estão disponíveis (HOFFBRAND; MOSS, 2018).

Já o **u-PA** foi descrito pela primeira vez na urina, na qual apresenta uma concentração bastante elevada, daí o nome uroquinase. Posteriormente, foi identificado em células renais, endoteliais e malignas, em tumores e no plasma. O gene que codifica o u-PA está localizado no cromossomo 10 e gera uma glicoproteína com 411 aminoácidos. Sua síntese ocorre principalmente em resposta a estímulos inflamatórios, promovendo a fibrinólise extravascular (BRUNTON; CHABNER; KNOLLMANN, 2016).

Inibidores do sistema fibrinolítico

Existem substâncias que são ativadoras do plasminogênio e outras que são inibidoras, de modo que, como acontece com a coagulação, na fibrinólise também deve haver um equilíbrio entre esses dois tipos de substâncias.

Os inibidores fisiológicos do sistema fibrinolítico estão localizados no sangue circulante, em células sanguíneas, em tecidos e na matriz extracelular. Eles podem inibir a plasmina diretamente ou impedir a ativação do plasminogênio. São descritos quatro inibidores do sistema fibrinolítico:

- PAI-1;
- PAI-2;
- α2-antiplasmina;
- inibidores fibrinolíticos ativados pela trombina (TAFI) (SILVA; HASHIMOTO; ALVES, 2009).

O PAI-1 é uma glicoproteína (379 aminoácidos) que está presente no sangue circulante e tem ação sobre o u-PA e o t-PA, sendo o principal inibidor fisiológico do u-PA e do t-PA. É sintetizado no fígado, no baço, no tecido adiposo e nas células do sistema vascular (células endoteliais, células musculares lisas, macrófagos e megacariócitos) e é encontrado em maior concentração nos grânulos alfa das plaquetas. A secreção do PA-1 é estimulada por citocinas, fatores de crescimento e proteínas da resposta inflamatória. As deficiências do PAI-1 são raras e, no estado de homozigose, causam sangramento anormal após traumas ou cirurgias. O PA-1 forma um complexo com o t-PA e o u-PA, inibindo a ação destes.

O PAI-2 é uma α-globulina (393 aminoácidos) e o gene que o codifica está localizado no braço longo do cromossomo 18. É sintetizado e secretado por monócitos, macrófagos, células epiteliais, como queratinócitos, certas células tumorais e placenta humana.

A α2-antiplasmina é o inibidor da plasmina. É uma glicoproteína (500 aminoácidos) de síntese hepática e renal cujo gene está localizado no braço curto do cromossomo 17. Tem como função a inibição da plasmina e previne a degradação sistêmica do fibrinogênio (SILVA; HASHIMOTO; ALVES, 2009). A α2-antiplasmina se une à plasmina livre com rapidez e de forma irreversível. Também forma ligações cruzadas com a fibrina durante a polimerização e assim a fibrina permanece resistente à digestão pela plasmina (HOFFBRAND; MOSS, 2018).

O TAFI é um zimogênio de síntese hepática. O gene está localizado no cromossomo 13 e circula complexado ao plasminogênio. É ativado pelos complexos trombina-trombomodulina, meizo-trombina-trombomodulina, pela plasmina e pela trombina, sendo que o complexo trombina-trombomodulina é o mais eficiente na ativação do TAFI (SILVA; HASHIMOTO; ALVES, 2009).

Saiba mais

O t-PA humano é produzido atualmente por técnicas de DNA recombinante para uso clínico em infarto do miocárdio e acidente vascular encefálico. A estreptocinase ou estreptoquinase, uma enzima bacteriana, também é usada no tratamento do infarto do miocárdio em fase inicial (BARRETT et al., 2014).

Quando os trombos obstruem a maioria das artérias e veias, são administradas doses terapêuticas de ativadores de plasminogênio para degradar a fibrina e restaurar rapidamente o fluxo sanguíneo. Em altas doses, esses ativadores de plasminogênio promovem a geração de tanta plasmina que os controles inibitórios são sobrepujados. A plasmina é uma protease relativamente inespecífica; não digere apenas a fibrina, ela também degrada outras proteínas plasmáticas, incluindo vários fatores de coagulação. A redução nos níveis dessas proteínas plasmáticas prejudica a capacidade de geração de trombina, que pode contribuir para o sangramento. Além disso, a plasmina, sem obstáculo, tende a dissolver a fibrina nos tampões hemostáticos, assim como nos trombos patológicos, um fenômeno que também aumenta o risco de sangramento. Dessa forma, os fármacos fibrinolíticos podem ser tóxicos, produzindo a hemorragia como seu principal efeito colateral (BRUNTON; CHABNER; KNOLLMANN, 2016).

Regulação do sistema fibrinolítico

A célula endotelial apresenta dois fenótipos com relação ao sistema fibrinolítico: pró-fibrinolítico e antifibrinolítico (em situação fisiológica a célula está intacta).

O fenótipo antifibrinolítico é mantido pelo PAI-1, inibindo a geração de plasmina. Outra maneira de manter o fenótipo antifibrinolítico é que, para haver a geração da plasmina, deve primeiro ser formada a fibrina, isso porque o principal ativador plasmático do plasminogênio, o t-PA, adquire sua máxima eficácia diante da fibrina e, enquanto não houver formação de fibrina, não há ativação do plasminogênio.

Quando a célula endotelial se torna ativada (normalmente em situações patológicas), duas situações ocorrem: a primeira é a exposição do fator de von Willebrand que ativa as plaquetas; a segunda é a exposição do fator tissular com consequente ativação da cascata da coagulação e formação de trombina e, então, de fibrina. A partir desse ponto, o fenótipo passa a ser pró-fibrinolítico e a célula endotelial passa a secretar t-PA e u-PA-1.

O t-PA age sobre o plasminogênio, gerando a plasmina. Essa ação é mais eficiente quando o plasminogênio e o t-PA estão ligados a receptores celulares. Vários tipos de células apresentam receptores para o plasminogênio, como plaquetas, monócitos, fibroblastos e células endoteliais, e quando o plasminogênio está ligado a essas células a formação de plasmina (ação do t-PA sobre o plasminogênio) é mais rápida e fica localizada no sítio de formação da fibrina, em que há lesão vascular.

Existem dois tipos de receptores para o t-PA: os de ativação e os de *clearence* (depuração). Os receptores de ativação são celulares e ligam o t-PA à superfície da célula a fim de promover a ativação do plasminogênio. Esses receptores são anexina II, heparan-sulfato, condroitin-sulfato, citoqueratina 8 e 18 e tubulina e estão expressos em monócitos, plaquetas, células renais e células endoteliais. Os receptores de *clearence* têm a função de retirar da circulação e degradar o plasminogênio, controlando o nível plasmático de t-PA e do complexo t-PA/PA-1. O *clearence* ocorre principalmente no tecido hepático e envolve os receptores de α2-macroglobulina e de manose (SILVA *et al.*, 2016).

As plaquetas também têm seu papel no sistema fibrinolítico, pois se ligam ao t-PA e ao plasminogênio e geram plasmina, que, na superfície da plaqueta, fica protegida da ação da α2-antiplasmina. As plaquetas também podem inibir o sistema fibrinolítico, pois, quando ativadas, liberam PAI-1 e α2-antiplasmina, que inibem os ativadores do plasminogênio e a plasmina. A trombocitose (elevação no número de plaquetas) promove um estado pró-trombótico com inibição da fibrinólise (HOFFBRAND; MOSS, 2018; SILVA *et al.*, 2016).

A plasmina não se acumula no plasma em razão da ação da α2-antiplasmina. Ela degrada tanto o fibrinogênio quanto a fibrina.

> **Saiba mais**
>
> Fibrinogenólise é o termo usado para designar a degradação do fibrinogênio e fibrinólise é o termo usado para designar os produtos de degradação da fibrina. A diferença molecular entre as duas situações é que na fibrinólise existem as ligações cruzadas que estabilizam os monômeros de fibrina e permitem a formação da rede de fibrina.

O fibrinogênio é inicialmente convertido a um fragmento chamado de X, posteriormente convertido a fragmentos Y e D. O fragmento Y é convertido em fragmentos D e E (Figura 6). Na fibrinólise, são gerados vários fragmentos: XXD, YXY, XX, YXD, DXD, XY, XD, YY, DY e DD. A ordem em que estão descritos indica do maior tamanho (o primeiro: XXD) para o menor tamanho (o último: DD). O D-dímero (fragmento DD) pode ser dosado e é um marcador de doença trombótica (SILVA *et al.*, 2016).

Figura 6. Degradação da molécula de fibrinogênio. (A: apêndices terminais.)
Fonte: Adaptada de Lorenzi (2006).

Testes de avaliação do sistema fibrinolítico

Há vários métodos para estudo da atividade fibrinolítica, tais como técnicas globais da atividade basal e do potencial fibrinolítico após estímulo adequado, dosagem funcional e imunológica das moléculas livres e em complexo (Quadro 1). A atividade fibrinolítica plasmática global pode ser medida por meio do tempo de lise do coágulo de sangue total ou da fração euglobulina. A euglobulina é obtida após precipitação de algumas proteínas plasmáticas em meio ácido, dentre elas o plasminogênio, o fibrinogênio e o t-PA, que ficam relativamente livres dos inibidores — o PAI-1 e a α2-antiplasmina. A atividade da fração euglobulina pode ser medida por meio da determinação do tempo de lise após sua coagulação pela trombina.

Quadro 1. Testes que avaliam o sistema fibrinolítico

Teste	Princípio	O que avalia
Tempo de lise da euglobulina	Imunológico-nefelometria	Avaliação global da fibrinólise
Plasminogênio	Amidolítico (cromogênico)	Atividade plasmática do plasminogênio
Ativador tecidual do plasminogênio: t-PA	Amidolítico (cromogênico)	Atividade plasmática do t-PA
Resistência à proteína C ativada	Coagulométrico	Efeito da proteína C no fator V
Inibidor do ativador tecidual do plasminogênio: PAI-1	Imunológico ELISA	Qualificação da proteína
α2-antiplasmina	Amidolítico (cromogênico)	Atividade plasmática da α2-antiplasmina
Produtos de degradação da fibrina D-dímero	Imunológico ELISA	Quantificação da proteína

Fonte: Adaptado de Zago, Falcão e Pasquini (2013).

A determinação do potencial fibrinolítico consiste em avaliar a capacidade de resposta do indivíduo em liberar ativadores do plasminogênio, diante de estímulos como exercício físico, oclusão venosa e administração de drogas como o acetato de desmopressina – antidiurético (DDAVP). Esses estímulos atuam de maneira similar, isto é, promovendo a liberação de t-PA e PAI-1 armazenados nas células endoteliais. Podem ser dosados os componentes isolados do sistema fibrinolítico como o plasminogênio, o t-PA, o PAI-1 e a α2-antiplasmina por métodos funcionais, usando substratos cromogênicos específicos, ou por métodos imunológicos, que não estimam sua função.

A medida da concentração de produtos de degradação de fibrina (PDFs) é um ótimo marcador de atividade fibrinolítica, sendo útil em situações clínicas como a coagulação intravascular disseminada (CIVD) e trombose venosa. O D-dímero é o único que deriva exclusivamente da fibrina e não do fibrinogênio, sendo então específico para mostrar a atividade fibrinolítica secundária à formação de fibrina, que ocorre em situações como a trombose venosa e a CIVD (Figura 7). Nos pacientes com tratamento trombolítico, a quantidade de D-dímero é muito pequena, predominando os produtos de degradação do fibrinogênio (ZAGO; FALCÃO; PASQUINI, 2013).

Figura 7. Diagrama simplificado da degradação da fibrina (A) e do fibrinogênio (B) — fibrinólise.
Fonte: Adaptada de Henry (2008).

Produtos de degradação da fibrina

A trombina catalisa a conversão do fibrinogênio em fibrina, por cisão ou clivagem de pontos específicos na sua molécula (ligações arginina-glicina). Assim formam duas moléculas do fibrinopeptídeo, denominadas de fibrinopeptídeos A e B, que são liberados da molécula do fibrinogênio. Após sofrer a ação de enzimas, em especial da plasmina, dá origem a fragmentos denominados fragmentos X, Y, D e E.

Desse modo, a molécula de fibrina com as mesmas cadeias α, β e γ, mas sem os fibrinopeptídeos A e B, é formada. Essa ação expõe os sítios de polimerização sobre a porção remanescente da molécula de fibrinogênio, que, nesta fase, é conhecido como monômero de fibrina. Os monômeros de fibrina sofrem agregação espontânea formando um gel de fibrina.

A trombina também ativa o fator XIII, que ajuda a introduzir ligações cruzadas entre os monômeros de fibrina, formando o polímero de fibrina insolúvel estabilizado. O polímero de fibrina constitui o esqueleto sobre o qual se forma o coágulo sanguíneo (HOFFBRAND; MOSS, 2018; SILVA *et al.*, 2016). As fibrinolisinas (como a plasmina) podem atacar o fibrinogênio ou a fibrina, resultando na separação de PDFs, que, por sua vez, são desdobrados em fragmentos menores que podem formar um complexo com os monômeros de fibrina, interferindo na polimerização. Os PDFs podem ser produzidos pela ação da fibrinolisina primária sobre o fibrinogênio, bem como pela ação da plasmina sobre o fibrinogênio e os monômeros de fibrina ou coágulos de fibrina formada numa variedade de condições normais e anormais.

A plasmina ataca os coágulos intravasculares formados como parte da hemostasia normal (traumatismo ou cirurgias), bem como coágulos sanguíneos que produzem doença (trombose e embolia). Além disso, os PDFs podem estar associados a coágulos intravasculares constituídos de fibrina (CIVD) e algumas condições parcialmente extravasculares (neoplasias extensas, necrose, infecção e inflamação) (RAVEL, 2009).

Para a medida do PDF são usados métodos imunológicos e anticorpos com diferentes especificidades, de modo que podem detectar diferentes fragmentos de fibrina ou de fibrinogênio degradados pela plasmina. Há vários métodos disponíveis para a dosagem de PDF, alguns quantitativos, os melhores, e outros semiquantitativos ou qualitativos.

Teste do sulfato de protamina

O sulfato de protamina, em baixa concentração, libera monômeros de fibrina do complexo de produtos de desdobramento, permitindo a polimerização dos monômeros. O resultado é positivo nas condições que produzem fibrinolisina secundária, sendo negativas na presença de fibrinolisina primária (não induz a reação do sulfato de protamina), visto que o produto final desse teste depende da presença de monômeros de fibrina produzidos pela ação da trombina. A fibrinolisina primária não está habitualmente associada à ativação do mecanismo de coagulação da trombina.

Como a CIVD é o principal distúrbio associado à produção significativa de fibrinolisina secundária, vários estudos consideram o sulfato de protamina uma prova de triagem apropriada. Qualquer distúrbio que esteja envolvido no desenvolvimento da CIVD pode produzir fibrinolisina secundária (embolia pulmonar, trombose venosa, infartos e coágulos sanguíneos operatórios) (RAVEL, 2009).

Pesquisa de D-dímeros

Os D-dímeros são um PDF, formado apenas pela degradação da fibrina induzida pela plasmina, e não pela degradação do fibrinogênio intacto pela plasmina. Assim, a presença dos D-dímeros indica que a fibrina foi formada (SILVA et al., 2016). Em razão da ocorrência de ligação cruzada, os fragmentos de degradação também exigem certo grau de ligação cruzada residual e são denominados PDFs de ligação cruzada ou D-dímero (fragmento D é o principal constituinte).

A determinação do D-dímero fornece resultados anormais em quase todas as mesmas condições em que o sulfato de protamina estão normais. Todavia, o D-dímero apresenta-se normal na presença de fibrinolisinas primárias, uma vez que os D-dímeros só podem ser produzidos após a formação da fibrina e ligação cruzada (RAVEL, 2009).

O teste pode ser feito em plasma citratado na mesma amostra da qual são feitos os testes de coagulabilidade rotineiros (tempo de protrombina, tempo de tromboplastina parcial ativado, dentre outros). Há muitas causas de aumento de D-dímeros, incluindo infecção, câncer, gravidez e, principalmente, tromboembolismo venoso. Os níveis plasmáticos são muito elevados em pacientes com CIVD (HOFFBRAND; MOSS, 2018). Pelos níveis plasmáticos de D-dímeros se pode monitorar a diminuição do tamanho do trombo e a eficácia da heparinoterapia. Atualmente, com o uso de anticorpos monoclonais, o

D-dímero pode ser dosado diretamente no sangue total, pode ser medido por aglutinação de látex e por ELISA (SILVA *et al.*, 2016).

> **Saiba mais**
>
> Os testes tradicionais para hiperfibrinólise, como o tempo de lise das euglobulinas, estão em desuso. Um estado hiperfibrinolítico significativo, como o que ocorre durante transplante de fígado, pode ser evidenciado pela medida "viscoelástica" da estabilidade do coágulo, usando trombelastografia ou trombelastometria (HOFFBRAND; MOSS, 2018).

Exercícios

1. A hemostasia é um processo complexo que decorre do equilíbrio entre mecanismos pró e anticoagulantes. A fibrinólise é um processo que compreende:
   a) adesão e agregação plaquetária.
   b) ativação das vias extrínseca e intrínseca da coagulação sanguínea.
   c) conversão da protrombina em trombina.
   d) conversão do fibrinogênio em fibrina.
   e) degradação do coágulo de fibrina.

2. No processo fibrinolítico, várias substâncias participam ativando o processo de degradação da fibrina. Dentre as substâncias que favorecem o processo fibrinolítico, podemos citar:
   I. t-PA
   II. u-PA
   III. Proteína C
   IV. PAI-1
   V. α2-antiplasmina
   Estão corretos:
   a) Somente I e II.
   b) Somente I, II e III.
   c) Somente I, II, III e V.
   d) Somente II, III e V.
   e) I, II, III, IV, e V.

3. A ativação do plasminogênio pode ocorrer por três vias: a via intrínseca ou de contato (ativadores da parede vascular), a via extrínseca (por ativadores teciduais) e a via exógena (agentes farmacológicos, como medicamentos trombolíticos). São substâncias que participam da via intrínseca:
   I. Pré-calicreína
   II. Cininogênios de alto peso molecular
   III. t-PA
   IV. u-PA
   V. Protrombina
   Estão corretos:
   a) Somente I e II.
   b) Somente I, II e III.
   c) Somente I, II, III e V.
   d) Somente II, III e V.

e) I, II, III, IV e V.
4. Analise as sentenças a seguir em relação às plaquetas e ao processo fibrinolítico.
  I. As plaquetas também têm seu papel no sistema fibrinolítico
  II. PORQUE
  III. Se ligam ao t-PA e ao plasminogênio e geram plasmina, que, na superfície da plaqueta, fica protegida da ação da α2-antiplasmina.

Considerando o exposto, marque a alternativa correta.
  a) As duas asserções são proposições verdadeiras e a segunda é uma justificativa correta da primeira.
  a) As duas asserções são proposições verdadeiras, mas a segunda não é uma justificativa correta da primeira.
  b) A primeira asserção é uma proposição verdadeira e a segunda é uma asserção falsa.
  c) A primeira asserção é uma proposição falsa e a segunda é uma asserção verdadeira.
  d) As duas asserções são proposições falsas.

5. A avaliação laboratorial da hemostasia envolve testes que avaliam o sistema de coagulação e o sistema fibrinolítico. Dentre as provas utilizadas para avaliação específica da fibrinólise, EXCLUI-SE:
  a) tempo de protrombina.
  b) PDFs.
  c) D-dímeros.
  d) tempo de lise da euglobulina.
  e) dosagem de antiplasmina.

Referências

BARRETT, E. *et al*. *Fisiologia médica de Ganong*. 24. ed. Porto Alegre: McGraw-Hill, 2014. (Série Lange).

BRUNTON, L. L.; CHABNER, B. A.; KNOLLMANN, B. C. *As bases farmacológicas da terapêutica de Goodman & Gilman*. 12. ed. Porto Alegre: AMGH, 2016.

HENRY, J. B. *Diagnósticos clínicos e tratamento por métodos laboratoriais*. 20. ed. Barueri: Manole, 2008.

HOFFBRAND, A. V.; MOSS, P. A. H. *Fundamentos em hematologia de Hoffbrand*. 7. ed. Porto Alegre: Artmed, 2018.

LORENZI, T. *Manual de hematologia*: propedêutica e clínica. 4. ed. Rio de Janeiro: Guanabara Koogan, 2006.

RAVEL, R. *Laboratório clínico*: aplicações clínicas dos dados laboratoriais. 6. ed. Rio de Janeiro: Guanabara Koogan, 2009.

SILVA, P. H.; HASHIMOTO, Y.; ALVES, H. B. *Hematologia laboratorial*. Rio de Janeiro: Revinter, 2009.

SILVA, P. H. *et al. Hematologia laboratorial:* teoria e procedimentos. Porto Alegre: Artmed, 2016.

ZAGO, M. A.; FALCÃO, R. P.; PASQUINI, R. *Tratado de hematologia*. São Paulo: Atheneu, 2013.

Avaliação da coagulação sanguínea e do sistema fibrinolítico

Objetivos de aprendizagem

Ao final deste texto, você deve apresentar os seguintes aprendizados:

- Descrever os testes de avaliação da coagulação sanguínea e do sistema fibrinolítico.
- Reconhecer o princípio dos testes de coagulação sanguínea e do sistema fibrinolítico.
- Realizar a correlação clínica dos resultados das provas de coagulação sanguínea e de sistema fibrinolítico.

Introdução

A avaliação laboratorial da hemostasia é de fundamental importância para verificar a presença de distúrbios relacionados com a presença de doenças hemorrágicas, trombóticas e também orientar em relação à monitorização terapêutica. Este capítulo abordará os testes laboratoriais (seus princípios metodológicos e aplicações clínicas) que permitem a avaliação do funcionamento do processo integral de coagulação, bem como os testes que podem ser utilizados nas fases que integram o processo hemostático permitindo a segmentação da avaliação, ou seja, testes de avaliação da hemostasia primária, da homeostasia secundária e do sistema fibrinolítico.

Testes de avaliação da hemostasia

O objetivo da avaliação laboratorial da coagulação sanguínea é identificar as causas e definir a intensidade do defeito da hemostasia, responsável tanto por doenças hemorrágicas como trombóticas, além de ser útil na monitorização de terapêutica antitrombótica. A avaliação da hemostasia requer uma avaliação clínica e laboratorial. A abordagem clínica envolve a investigação de tendência hemorrágica. A avaliação laboratorial é realizada *in vitro*, o que a torna distante do processo fisiológico, mas útil do ponto de vista prático (ZAGO; FALCÃO, 2013).

A exatidão do diagnóstico laboratorial depende da qualidade do laboratório que realiza os exames e é recomendável que seja um laboratório especializado em hemostasia, no qual existam pessoal e rotina voltados para o diagnóstico de monitorização de doenças hemorrágicas ou trombóticas. A evolução tecnológica vem proporcionando o desenvolvimento de novas metodologias e, principalmente, assegurando melhor qualidade dos testes, com aparelhos automatizados que eliminam muitos erros em razão da manipulação da amostra ou mesmo interpretação do resultado.

Assim, existem os testes de primeira linha, que são usados como primeiro passo na investigação dos pacientes com hemorragia súbita, pacientes com suspeita clínica de tendência hemorrágica ou como precaução antes de efetuar um procedimento invasivo. É importante que se oriente o diagnóstico, evitando solicitar coagulograma completo, mas escolhendo os testes para avaliar com precisão o tipo de doença hemorrágica ou trombótica que o paciente apresenta. As técnicas que podem ser divididas de acordo com o processo que avaliam: hemostasia primária, coagulação propriamente dita, sistemas reguladores da coagulação e fibrinólise. Os testes usados na avaliação da hemostasia podem ser classificados em funcionais ou imunológicos. Os funcionais levam em conta a atividade da proteína a ser testada, enquanto os imunológicos detectam sua presença com base em anticorpos específicos, independentemente de sua função. Entre os métodos funcionais, podem ser citados os métodos coagulométricos e os métodos amidolíticos que usam substratos cromogênicos. Os métodos imunológicos são a imunoeletroforese e a enzimaimunoensaio (ELISA) (ZAGO; FALCÃO, 2013).

Em todos os casos deve ser feita uma ampla avaliação clínica, com histórico do paciente e da família, do local, da frequência e das características das manifestações hemorrágicas (púrpura, equimoses, hematomas, hemartroses, etc.) para o estabelecimento do diagnóstico. Se esses dados clínicos forem considerados em conjuntos com os exames laboratoriais, serão evitadas interpretações equivocadas. É recomendável, também, fazer nova série de testes de triagem, pois estes, aliados aos dados clínicos, orientam quanto aos procedimentos mais específicos a escolher.

É fundamental a realização de exames exatos e reprodutíveis. Isso requer atenção à colheita sanguínea, à escolha e ao armazenamento dos reagentes, cuidado com os equipamentos e realização de controle de qualidade.

A observação das variáveis pré-analíticas nos testes de coagulação é extremamente importante para que se obtenha confiabilidade e qualidade em todos os resultados dos testes de hemostasia. Para a coleta de amostras de exames de coagulação, o paciente deve estar em jejum mínimo de 4 horas e as amostras deverão ser coletadas por meio da utilização de seringa e/ou sistema a vácuo que permita uma coleta rápida, sempre em tubos de vidro siliconizados ou tubos de poliestireno. As amostras não resultantes de punção imediata devem ser descartadas, pois o material colhido para realização de testes de coagulação deve advir de coleta não traumática e o garroteamento não deve ultrapassar 1 minuto. Para a determinação da dosagem do fator VII, do fator VIII e do fator de von Willebrand (FVW), as amostras deverão permanecer em temperatura ambiente, para evitar ativação da coagulação por baixa temperatura. Na colheita sanguínea com seringa, e utilizando-se sistema aberto (seringa com agulha), a agulha deverá ser sempre retirada ao se transferir o sangue para o tubo contendo o anticoagulante, para que não haja hemólise da amostra, o que inviabiliza os resultados. A homogeneização deve ser feita por meios da inversão do tubo (cinco vezes), delicadamente, sendo essa medida importante para impedir a hemólise.

Coletas com seringa e sistemas a vácuo não poderão ser utilizados conjuntamente. A amostra deve ser armazenada em tubo adequado imediatamente após o armazenamento do sangue em tubo sem aditivos, ou seja, utilizando-se o sistema fechado (a vácuo), o tubo azul deve sequencialmente ser utilizado após tubo com tampa amarela ou vermelha. O tubo para coleta deverá conter citrato de sódio (0,109 mol/L – tubos com tampa azul clara) 3,2% tamponado. A solução de citrato de sódio é tamponada para prevenir aumento no pH, o que pode afetar os resultados. As amostras de sangue acondicionadas em tubos contendo citrato de sódio a 3,2% podem ser armazenadas por até 24 horas em temperatura ambiente (21 °C) ou em geladeira (4 °C), havendo deterioração da amostra em tempos superiores (temperatura ambiente) ou ativação do fator VII (4 °C). A proporção sangue/anticoagulante deve ser exatamente de 9:1 (p. ex., 4,5 ml de sangue para 0,5 ml de citrato) (RODAK, 2005; BRASIL, 2010).

> **Fique atento**
>
> A concentração de citrato de sódio deverá ser ajustada em pacientes com valores de hematócrito acima de 55%. Em amostras com hematócrito elevado, a relação sangue/anticoagulante (9:1) não é mantida, podendo causar excesso de citrato para o volume de sangue presente no tubo. Isso pode levar à falsa elevação do tempo de coagulação. Deve-se, por isso, ajustar o volume de citrato por meio da seguinte fórmula:
>
> $$C = (1{,}85 \times 10 - 3)(100 - HCT)(V_{sangue})$$
>
> onde:
> - C = volume de citrato;
> - HCT = hematócrito do paciente;
> - V = volume de sangue adicionado (se o tubo for de 5 ml, então o volume será 4,5 ml).
>
> Para hematócrito abaixo de 20% não há informações disponíveis que sustentem recomendação específica (BRASIL, 2010).

Testes de avaliação da hemostasia primária

A hemostasia primária envolve a interação das plaquetas com componentes do endotélio vascular e com proteínas plasmáticas como o FVW. Os testes relacionados à hemostasia primária são: tempo de sangramento (TS), contagem de plaquetas e avaliação da função plaquetária (Quadro 1).

Quadro 1. Testes que avaliam a hemostasia primária

Teste	O que avalia
TS (sangria)	Avaliação geral de hemostasia primária
Contagem de plaquetas	Número de plaquetas e volume plaquetário
Agregação plaquetária	Resposta plaquetária a agentes agonistas
Dosagem do FVW	Diagnóstico da doença de von Willebrand
Citometria de fluxo	Trombopatias congênitas e agregação plaquetária

Fonte: Adaptado de Zago e Falcão (2013).

Contagem de plaquetas

A contagem de plaquetas geralmente é feita em sangue total anticoagulado, ácido etilenodiamino tetra-acético (EDTA), usando-se contadores automatizados, que apresentam melhor exatidão e precisão quando comparados à contagem manual. Esses aparelhos avaliam a distribuição do volume plaquetário, observando a presença de plaquetas grandes e regenerativas. A observação das plaquetas em lâmina corada com derivados de Romanowski (p. ex., May Grunwald Giemsa), pelo método de Fônio (menor precisão), permite a análise da morfologia plaquetária e também descartar a falsa trombocitopenia (aglutinação plaquetária que ocorre *in vitro*, induzida pela presença do EDTA, com a participação de proteínas plasmáticas). O número normal de plaquetas varia entre 150.000 a 400.000/mm^3 (LORENZI, 2006; HOFFBRAND; MOSS, 2018).

Tempo de sangramento (sangria)

É um teste que mede a função plaquetária *in vivo*, mas, para que tenha valor clínico, deve ser feito com bastante rigor técnico. Perfura-se a pele cerca de 1 mm de profundidade (uso de lanceta), lesando apenas pequenos vasos (onde atuam os processos envolvidos na hemostasia primária). É um teste atualmente em desuso, em razão da falta de padronização, da baixa sensibilidade e da variabilidade em características individuais (p. ex., espessamento da pele) (ZAGO; FALCÃO, 2013). O valor de referência, na literatura, varia entre 1 a 7 minutos. O procedimento correto é que cada laboratório estabeleça o valor de referência para a população que atende (SILVA *et al.*, 2016).

O TS de Duke é realizado preferencialmente no lóbulo da orelha, pois a polpa digital é mais sujeita a variações determinadas pelo tônus vascular. É importante lembrar que a sensibilidade da técnica de Duke é baixa, eventualmente não detectando alterações da hemostasia primária. Para melhorar a sensibilidade do teste, desenvolveu-se a técnica de Ivy, feita no antebraço, com o manguito de esfingnomanômetro insuflado a 40 mmHg, realizando um corte padronizado, com lâmina especial. O objetivo é tornar o método mais sensível e útil nos estudos de alteração da função plaquetária, como trombopatias e doença de von Willebrand (ZAGO; FALCÃO, 2013).

O TS está aumentado nas alterações plaquetárias quantitativas e qualitativas, podendo estar alterado nas púrpuras vasculares (SILVA *et al.*, 2016). Esse prolongamento é proporcional à plaquetopenia (redução do número de plaquetas). Entretanto, em pacientes com plaquetopenia autoimune, o TS é desproporcionalmente curto, refletindo a função exacerbada das plaquetas jovens em circulação. Uma das limitações do teste é que ele não diferencia as alterações plaquetárias das vasculares. Deve ser feito no pré-operatório ou na pesquisa de púrpura ou coagulopatia (especificamente doença de von Willebrand).

Cuidados a serem observados durante o procedimento técnico: toda a parte perfurante da lanceta deve penetrar a pele durante a incisão. Quando, em duas incisões, o sangue para de fluir e na terceira não, pode-se ter "pego" uma veia e deve ser considerado o valor das duas que pararam de sangrar. Quando realizado em polpa digital ou lobo da orelha, o TS não tem valor diagnóstico, por serem locais de difícil padronização técnica. O teste realizado no lóbulo da orelha (método de Duke) não é sensível ao tratamento com ácido acetilsalicílico (SILVA *et al.*, 2016). Pacientes com púrpura ou que fazem uso de antiagregantes plaquetários podem apresentar sangramento excessivo.

Teste de agregação plaquetária

Útil na avaliação da função das plaquetas, por meio da exploração de diferentes vias de ativação plaquetária *in vitro*. A curva de agregação plaquetária deve ser utilizada para monitorar os medicamentos antiagregantes plaquetários, com a finalidade de saber se o medicamento utilizado está inibindo adequadamente a atividade plaquetária (SILVA *et al.*, 2016).

O método é baseado na medida da formação de agregados de plaquetas após sua exposição a um agente agregante. Colhe-se o sangue do paciente para obter um plasma rico em plaquetas e coloca-se no agregômetro (aparelho que mede a agregação plaquetária). Pelo tubo em que está o plasma rico em plaquetas passa um feixe de luz cuja transmitância vai ser medida por uma fotocélula. Quando as plaquetas estão em suspensão (plasma), a transmitância é baixa; quando se adiciona o agente agregante (colágeno, adenosina difosfato, adrenalina, ácido araquidônico e trombina), se houver agregação, os grumos plaquetários tendem a sedimentar e a transmitância aumenta (Figura 1). O aparelho emite uma curva a partir da porcentagem de transmissão de luz pelo tempo transcorrido. A análise da curva permite a avaliação da função plaquetária. O resultado do teste é habitualmente expresso em porcentagem de agregação, que traduz a quantidade de transmissão de luz e, portanto, da formação de agregados (SILVA *et al.*, 2016).

A ristocetina não é agente agregante plaquetário, pois produz apenas aglutinação das plaquetas na presença de FVW e da glicoproteína Ib da membrana plaquetária, sendo útil na investigação da doença de von Willebrand e na púrpura de Bernard-Soulier.

A utilidade do TAP é identificar o local do defeito da hemostasia primária, já detectado por meio de história clínica e prolongamento do TS. Embora muito pesquisado, o papel da hiperagregação plaquetária no diagnóstico de doenças trombóticas é precário. O aparecimento da citometria de fluxo permitiu aprofundar o estudo das plaquetas, usando anticorpos contra glicoproteínas que são expostas apenas na plaqueta ativada (como a P-selectina), além de permitir o diagnóstico das trombopatias por deficiência de determinadas glicoproteínas da membrana plaquetária, como a IIbIIa (na púrpura de Glanzmann) e o complexo IbIX (na púrpura de Bernard-Soulier). A citometria de fluxo permite ainda a numeração de plaquetas recém-lançadas na circulação, as plaquetas reticuladas, usando corante específico, o que possibilita estimar o ritmo de produção das plaquetas (ZAGO; FALCÃO, 2013).

Fique atento

O TAP requer muito cuidado na fase pré-analítica: a colheita sanguínea não pode ser traumática; o sangue deve ser coletado com *scalp* e os primeiros 3 ml devem ser desprezados. O tubo que receberá o sangue deve ser siliconado ou de plástico; o anticoagulante é o citrato de sódio (proporção de uma parte de anticoagulante para nove de sangue); e valores de volume globular abaixo de 20% ou acima de 55% devem ter a quantidade de anticoagulante corrigida. O teste deve ser realizado a 37 °C, em até 4 horas após a colheita; a amostra não pode ser refrigerada. Amostras lipêmicas e hemolisadas interferem na transmitância. O plasma rico em plaquetas (PRP) é obtido por centrifugação (1.000 rpm) em temperatura ambiente e a quantidade de plaquetas no PRP deve ser padronizada para 250.000/mm^3. O profissional que realiza o TAP deve conversar com o paciente para saber se faz uso de algum medicamento que possa influenciar o resultado e qual o motivo de realização do teste. Saber o motivo da solicitação é importante para definir qual agente agregante será utilizado no teste. Muitas vezes, para definir uma situação clínica, mais de um agente pode ser utilizado (SILVA *et al.*, 2016).

Figura 1. Curvas de agregação plaquetária utilizando a adenosina difosfato como agregante: % de agregação: escala da esquerda; transmitância — escala da direita.
Fonte: Silva et al. (2016).

O aparecimento da citometria de fluxo permitiu aprofundar o estudo das plaquetas, usando-se anticorpos contra glicoproteínas que são expostas apenas na plaqueta ativada, como a P-selectina, além de permitir o diagnóstico das trombopatias por deficiência de determinadas glicoproteínas da membrana plaquetária, como a IIbIIa na púrpura de Glanzmann e o complexo IbIX na púrpura de Bernard-Soulier. A citometria de fluxo permite, ainda, a numeração de plaquetas recém-lançadas na circulação, as plaquetas reticuladas, usando corante específico, o que possibilita estimar o ritmo de produção das plaquetas (ZAGO; FALCÃO, 2013).

Testes de avaliação da hemostasia secundária

Para o estudo dos componentes plasmáticos, utiliza-se o plasma livre de hemácias, de glóbulos brancos e de plaquetas, ou o chamado "plasma pobre em plaquetas", obtido a partir do sangue total colhido na presença de um anticoagulante. A colheita de sangue deve ser a menos traumática possível, com o mínimo de estase venosa, pois a própria punção venosa leva à exposição de fator tecidual, capaz de ativar a coagulação.

O anticoagulante utilizado é o citrato de sódio e a proporção entre o volume de anticoagulante e o volume de sangue total é padronizada, pois os testes coagulométricos são baseados no tempo que o plasma leva para coagular, a partir do momento em que se adiciona o cloreto de cálcio, o qual vai repor o cálcio que é quelado pelo anticoagulante. A proporção padronizada entre o sangue e o anticoagulante é de 9:1 (4,5 ml de sangue em 0,5 ml de citrato). O sangue citratado é centrifugado para obtenção do plasma pobre em plaquetas, a 3.000 rpm/15 minutos. A demora no processamento da amostra de sangue total ou na realização dos testes com o plasma é sempre prejudicial à boa qualidade do exame, especialmente naqueles pacientes que recebem heparina, pois a ativação *in vitro* das plaquetas leva à liberação do fator IV plaquetário (tem ação anti-heparina) e pode falsear os resultados dos testes, levando a erros no controle do tratamento. Ainda que fisiologicamente a ativação da coagulação não se dê pelas vias intrínseca ou extrínseca, essa designação ainda é útil na avaliação laboratorial da hemostasia, pois os testes coagulométricos são sensíveis a determinados fatores, o que os torna úteis na detecção das doenças hemorrágicas e na monitorização de tratamento antitrombótico.

Os métodos coagulométricos baseiam-se na formação do coágulo de fibrina, que pode ser visualizado no tubo, nas técnicas manuais ou detectado fotometricamente, por meio dos aparelhos denominados coagulômetros. Os métodos coagulométricos são: tempo de protrombina (TP), tempo de tromboplastina parcial ativado (TTPA), tempo de trombina (TT), pesquisa de anticoagulante circulante, dosagem de fibrinogênio e dosagem de fatores da coagulação (Quadro 2) (ZAGO, 2013).

Quadro 2. Testes de avaliação da hemostasia secundária

Teste	O que avalia
TP	Fatores VII, X, II e fibrinogênio (via extrínseca e comum)
TTPA	Fatores XII, XI, IX, VIII, X, II e fibrinogênio (via intrínseca e comum) Calicreína e cininogênio de alto peso molecular
TT	Fibrinogênio e polimerização da fibrina
Dosagem de fibrinogênio	Fibrinogênio
Dosagem de fatores da coagulação	Atividade plasmática de fatores específicos
Pesquisa de anticoagulante lúpico	Distingue deficiência de fator da presença de inibidor
Fragmento 1 + 2 da protrombina Fibrinopeptídeo A	Detecta ativação da coagulação

Fonte: Adaptado de Zago e Falcão (2013).

O TP e o TTPA são considerados testes de *screening* que orientam em relação aos possíveis fatores da coagulação que estão com sua concentração alterada, porém, deficiências de fatores específicos devem ser investigadas (HENRY, 2008; HOFFBRAND; MOSS, 2018).

Veja a Figura 2 a seguir.

Figura 2. Fatores da coagulação avaliados pelo TT, TP e TTPA.
Fonte: Adaptada de Zago e Falcão (2013).

O **TP** avalia o tempo de formação do coágulo de fibrina após a adição de tromboplastina tecidual (fator III) e de cálcio, que promove a ativação do fator VII, seguida da ativação do fator X, iniciando a via comum da coagulação (Figura 2). Assim, o TP mede os fatores envolvidos na via extrínseca e na via comum, sendo independente da via intrínseca. O TP depende do nível dos fatores de vitamina K dependentes (II, VII e X), sendo o teste usado no controle de pacientes em uso de anticoagulantes orais (ZAGO; FALCÃO, 2013).

O TP pode ser expresso pela relação (R) do tempo obtido com o plasma do doente e o tempo de um *pool* de plasmas de indivíduos normais. O TP pode ainda ser expresso em atividade de protrombina. Em pacientes recebendo drogas antivitamina K, o nível de anticoagulação é medido de forma diversa por diferentes reagentes e é preciso padronizar os resultados, de modo a estabelecer uma zona terapêutica comum e utilizável por todo o mundo (HOFFBRAND; MOSS, 2018; ZAGO; FALCÃO, 2013). Alterações na dieta, especialmente aumentando o consumo de alimentos ricos em vitamina K, podem provocar alteração no resultado do TP.

Em 1982 se demonstrou que os reagentes (tromboplastina) utilizados para a realização do teste não tinha a mesma sensibilidade, com tromboplastinas menos sensíveis à redução da atividade dos fatores vitamina K dependentes. Assim, o monitoramento com anticoagulante oral (p. ex., varfarina) passou a ser feito pelo valor da relação normatizada internacional (RNI). Quando um *kit* para a realização do TP é adquirido, a primeira preocupação deve ser com o valor do índice de sensibilidade internacional, porque a partir dele, será calculado o valor da RNI e corresponde à relação do TP do doente com o TP do normal, caso se houvesse utilizado a tromboplastina de referência. Outra preocupação é com o controle normal, que será utilizado para avaliar a atividade da tromboplastina (reativo do TP) e como o resultado do TP será liberado. Assim, qualquer que seja a sensibilidade do reagente utilizado, o nível de anticoagulação, avaliado pelo RNI, é sempre o mesmo. Por fim, deve-se conhecer o princípio do teste para saber quais os fatores da coagulação que são medidos pelo TP (ZAGO; FALCÃO, 2013; SILVA *et al.*, 2016).

O TP é utilizado para avaliação pré-cirúrgica, na investigação de coagulopatias e na monitorização de medicação anticoagulante oral (teste de escolha). Não tem valor para monitoramento da insulinoterapia. Durante o monitoramento do anticoagulante oral, é importante observar o horário de colheita sanguínea, que deve ser padronizado tendo em vista que o pico de inibição da vitamina K e o consequente aumento do TP se dão entre 4 e 8 horas e o pico mais baixo de inibição se dá entre 18 e 24 horas (HENRY, 2008; SILVA *et al.*, 2016; LORENZI, 2006).

- **Princípio do teste:** o reagente é a tromboplastina cálcica, que faz o papel do fator tissular (fator III). O cálcio foi adicionado à tromboplastina, pois ele foi retirado pela ação do anticoagulante (contido no tubo onde o sangue foi armazenado) e sem cálcio o coágulo não é formado. A tromboplastina ativa, exclusivamente, o fator VII (dependente de vitamina K), que ativado ativará o fator X, o qual converte a protrombina em trombina. A trombina atua sobre o fibrinogênio, formando a fibrina.

O resultado é expresso em segundos, junto com o valor do controle normal (referência: controle normal ± 2 segundos) e o valor da RNI. O valor do TP em percentual é considerado obsoleto. Quanto maior o RNI, mais anticoagulado está o paciente (SILVA *et al.*, 2016).

O TTPA, também denominado *kaolin activated partial thromboplastin time* ou tempo de tromboplastina parcial, consiste na determinação do tempo de coagulação do plasma (formação do coágulo de fibrina) após adição de um ativador (ácido elágico; anteriormente era utilizado kaolin) da fase de contato da coagulação, e de cefalina (substitui o fosfolipídeo da membrana plaquetária). Atualmente o reagente (cefalina) é comercializado já acoplado ao ativador. O TTPA é utilizado para avaliação da via intrínseca e da via comum, relacionando-se aos fatores nelas presentes (Figura 2). Ele é bastante sensível à presença de heparina, sendo o teste de escolha para a monitorização do seu uso.

A técnica consiste em deixar o reativo (cefalina + ativador), o plasma do paciente, o controle normal e o cloreto de cálcio em banho-maria por cerca de 3 minutos (para adquirir a temperatura de 37 °C). Posteriormente, adicionar plasma ao reativo e marcar o tempo de 3 minutos. Após, adicionar o cloreto de cálcio e marcar o tempo que leva para a formação do coágulo de fibrina. Tanto o TP quanto o TTPA devem podem ser realizados manualmente ou por automação. Os procedimentos automatizados têm melhor exatidão e minimizam a falta de acurácia do examinador.

Os cuidados pré-analíticos são os mesmos relatados para o TP. O resultado é fornecido em segundos e deve ser comparado ao controle normal, sendo este o valor de referência (± 5 segundos) (SILVA et al., 2016). Algumas vezes o resultado é expresso pela relação entre o tempo obtido para o doente e o tempo do controle normal (ZAGO; FALCÃO, 2013).

O TTPA é utilizado como teste pré-operatório, para a investigação de coagulopatias e monitoramento de insulinoterapia (no caso do uso de heparina de alto peso molecular, não sendo indicado no uso de heparina de baixo peso molecular).

- **Princípio do teste:** os fatores da fase de contato (XII, XI, cininogênico de alto peso molecular – HK e pré-calicreína – PK) são ativados pelo ativador e, por sua vez, ativam o fator IX. O fator IXa vai atuar sobre o fator X, ativando-o e assim atuará sobre a protrombina, transformando-a em trombina. A quantidade de trombina gerada não sustenta a formação de coágulo, mas é suficiente para ativar os fatores VIII, V e XI. O VIIIa se complexa com o fator IX sobre a cefalina, que faz o papel das plaquetas. Esse complexo VIIIa+IXa+cefalina ativa definitivamente o fator X. O fator Xa se complexa com o Va sobre a cefalina e ativa a protrombina de tal modo que a cascata da coagulação se torna autocatalítica. O coágulo não é formado porque o cálcio não está presente e no momento em que se acrescenta o cálcio, posteriormente aos fatores serem ativados, o coágulo é formado (HENRY, 2008; SILVA et al., 2016).

O **TT** é obtido após adição de trombina em baixa concentração ao plasma puro, de maneira que o tempo de coagulação é influenciado pela concentração de fibrinogênio e pela presença de inibidores da formação de fibrina, tais como a heparina.

O tempo de coagulação é rápido, o controle normal é cerca de 10 a 15 segundos. O TT permite avaliar as deficiências de fibrinogênio e a presença de anticoagulantes como heparina, que é uma antitrombina. O TT também pode estar prolongado quando há ativação do sistema fibrinolítico (a plasmina cliva o fibrinogênio e a fibrina) (Figura 2) (ZAGO; FALCÃO, 2013).

O fibrinogênio pode ser medido pelo método de Clauss (**dosagem de fibrinogênio**), no qual deve-se diluir o plasma com um tampão e acrescentar uma solução de trombina, que promoverá a formação do coágulo, com turvação da solução (medida em espectrofotômetro), proporcionalmente à concentração de fibrinogênio.

Os valores da medida pelo método coagulométrico são em geral menores que aqueles obtidos pela avaliação da densidade óptica, mas ambos os métodos se correlacionam bem (ZAGO; FALCÃO, 2013). Os valores de referência são de 150 a 400 mg/dl, podendo ser medido de forma manual ou automatizada, dando-se preferência para o último.

No coagulograma de rotina (pré-operatório) não é solicitado, mas se pode ter ideia da concentração de fibrinogênio pela observação do coágulo no TP e no TTPA (coágulo firme e bem formado relaciona-se com concentração normal de fibrinogênio).

A dosagem de fibrinogênio é importante em situações de consumo dos fatores da coagulação, como na coagulação intravascular disseminada (CIVD), ou na ativação do sistema fibrinolítico. O fibrinogênio é uma proteína de fase aguda, que se eleva em situações inflamatórias e na gestação, e relaciona-se com a formação de *rouleaux* (empilhamento das hemácias, aumentado os valores da velocidade de hemossedimentação) por diminuir o potencial zeta das hemácias (força de repulsão estabelecida pela carga eletronegativa da superfície celular). Esse não é um teste ideal para desfibrinogenemias, pois mostrará uma concentração reduzida de fibrinogênio. Nas desfibrinogenemias a concentração de fibrinogênio é normal, mas a molécula é alterada. Assim, para diferenciar a desfibrinogenemia da hipo ou afibrinogenemia, as técnicas imunológicas são melhores. O ideal é associação dos dois métodos (atividade e antigenicidade).

Assim, os testes de triagem fornecem avaliação dos sistemas "extrínseco" e "intrínseco" da coagulação do sangue e da conversão central de fibrinogênio em fibrina (Quadro 3).

Quadro 3. Testes de triagem usados no diagnóstico de distúrbios da coagulação

Testes de triagem	Anormalidades indicadas pelo alongamento	Causa mais comum do distúrbio de coagulação
TT	Deficiência ou anormalidade do fibrinogênio ou inibição da trombina por heparina ou produtos de degradação da fibrina (PDFs)	CIVD Tratamento com heparina
TP	Deficiência ou inibição de um ou mais dos seguintes fatores de coagulação: VII, X, V, II e fibrinogênio	Doença hepática Tratamento com varfarina CIVD
TTPA	Deficiência ou inibição de um ou mais dos seguintes fatores de coagulação: XII, XI, IX (doença de Christmas), VIII (hemofilia), X, V, II e fibrinogênio	Hemofilia, doença de Christmas (+ condições acima)
Dosagem de fibrinogênio	Deficiência de fibrinogênio	CIVD Doença hepática

Nota: A contagem de plaquetas e os testes de função plaquetária também são usados como testes de triagem em pacientes com síndromes hemorrágicas.
Fonte: Adaptado de Hoffbrand e Moss (2018).

A **dosagem de fatores da coagulação** pode ser feita individualmente, utilizando-se um plasma deficiente apenas no fator que se quer determinar. Esse plasma tem um tempo de coagulação (TP ou TTPA) bastante prolongado por causa da ausência de um único fator, mas ele contém níveis normais dos demais fatores, de modo que a adição de um plasma normal vai encurtar o tempo de coagulação, proporcionalmente à concentração do fator presente no plasma normal. O plasma deficiente no fator em questão pode ser obtido de indivíduo congenitamente deficiente ou artificialmente pela imunoadsorção. Os plasmas deficientes disponíveis no mercado, em sua maioria, são obtidos pela depleção artificial do fator a ser dosado (ZAGO; FALCÃO, 2013).

Pode-se também utilizar a técnica do TP ou do TTPA (dependendo de qual fator se queira dosar) (Quadro 4). O plasma do paciente é misturado a um plasma deficiente somente em fator que se queira dosar (adquirido comercialmente). A coagulação ocorrerá em função da presença do fator a ser dosado no plasma do paciente. A dosagem específica pode ser feita por método manual ou automatizado (preferencial).

> **Fique atento**
>
> Na dosagem de fatores da coagulação, vamos observar o exemplo da dosagem do fator VIII: um plasma deficiente em fator VIII (hemofilia A) e com os demais fatores normais, quando ele for misturado ao plasma do paciente, a concentração de fator VIII na mistura é dependente da concentração de fator VIII no plasma do paciente. Uma curva de concentração de fator VIII é obtida a partir de um plasma de referência (obtido comercialmente) e mede-se a concentração de fator VIII no plasma do paciente a partir da realização do TTPA (SILVA *et al.*, 2016).

Na presença de um teste de coagulação prolongado, deve-se repetir o teste em questão (TP, TTPA ou TT) usando mistura em partes iguais do plasma do doente com o plasma normal (1:1). O prolongamento do tempo de coagulação causado pela presença do inibidor não é corrigido pela adição de plasma normal, o que o diferencia da deficiência de fator, quando o tempo é corrigido pela adição de plasma normal. No caso de deficiência de fator, o tempo de coagulação da mistura deve ser totalmente corrigido, caindo para um valor dentro da faixa normal para o teste. Na presença de um inibidor ou anticoagulante circulante, o tempo de coagulação da mistura permanecerá prolongado, além da faixa considerada normal no laboratório. Alguns inibidores, como o inibidor do fator VIII, que ocorre em hemofílicos, têm ação lenta e progressiva e, nesses casos, pode ocorrer a correção imediata do TTPA a despeito da presença do inibidor. Por esse motivo é importante a realização do TTPA da mistura também após a incubação dessa mistura por 2 horas a 37 °C, o que permitirá que a ação inibidora seja evidenciada (HOFFBRAND; MOSS, 2018; ZAGO; FALCÃO, 2013).

Quadro 4. Fatores medidos no TP e no TTPA

Fatores medidos pelo TP	Fatores medidos pelo TTPA	Fatores medidos pelo TP e pelo TTPA
VII	HK	X
	PK	V
X	XII	II
V	XI	I
II	IX	
I	VIII	
	X	
	V	
	II	
	I	

Fonte: Adaptado de Silva *et al.* (2016, p. 386).

O **anticoagulante lúpico** é um anticorpo dirigido contra proteínas que se ligam a fosfolipídeos e interfere com o reagente utilizado nos testes *in vitro*, como a cefalina, prolongando o TTPA, embora não haja inibição da coagulação *in vivo*. Existem algumas técnicas que visam a aumentar a sensibilidade do teste para a pesquisa de anticoagulante lúpico, usando-se fosfolipídeos especialmente desenhados para melhorar o reconhecimento pelo anticorpo. Assim, alguns reagentes para TTPA são mais sensíveis à sua presença. O TTPA com o veneno da víbora Russel, diluído, contém um ativador de fator X, sendo bastante sensível à presença de anticoagulante lúpico, mas não detecta inibidores de fatores VIII e IX.

O **teste da reptilase** é um teste sanguíneo utilizado para verificar deficiência ou anormalidades no fibrinogênio, especialmente em casos de contaminação com heparina. A reptilase é uma enzima encontrada no veneno da cobra Bothrops e tem atividade similar à trombina. Ao contrário da trombina, a reptilase é resistente à inibição pela antitrombina III. Assim, o tempo de reptilase não é prolongado em amostras de sangue contendo heparina, hirudina ou inibidores diretos da trombina, enquanto o tempo de trombina será prolongado nessas amostras. Outras causas do tempo prolongado de reptilase incluem a presença de PDFs, que interferem na polimerização da fibrina.

Fragmentos (peptídeos) da coagulação: a identificação da ativação *in vivo* da coagulação permite identificar indivíduos expostos a maior risco de trombose, sendo melhor aplicar medidas profiláticas. Desse modo, foi necessário desenvolver métodos altamente específicos e sensíveis para detecção de peptídeos que são liberados durante o processo de ativação dos zimogênios. Assim foram desenvolvidos métodos imunológicos para a quantificação de: **fragmento 1+2 da protrombina (F1+2)**, resultante da ação do fator Xa sobre a molécula de protrombina; **fibrinopeptídeo A**, resultante da ação da trombina sobre a molécula do fibrinogênio. Em condições como coagulação intravascular disseminada e trombose, grandes quantidades desses "marcadores" são formadas e seus níveis estão substancialmente elevados.

Sistemas reguladores da coagulação sanguínea: a dosagem das proteínas envolvidas nos sistemas de inibidores que regulam a ativação da coagulação (antitrombina, proteína C e proteína S) é útil na avaliação de pacientes com quadro de trombose venosa para identificação de trombofilia (Quadro 5). O nível dessas proteínas também está reduzido por consumo em outras condições, como a CIVD.

Quadro 5. Sistemas reguladores da coagulação sanguínea

Teste	Princípio	O que avalia
Antitrombina	Imunológico — nefelometria	Quantificação da proteína
	Cromogênico (amidolítico)	Atividade plasmática da antitrombina
Proteína C	Cromogênico (amidolítico)	Atividade plasmática da proteína C
	Imunológico	Quantificação da proteína
Proteína S	Imunológico	Quantificação da proteína (total e livre)
	Coagulométrico	Atividade plasmática da proteína S
Resistência à proteína C ativada	Coagulométrico	Efeito da proteína C no fator V

Fonte: Adaptado de Zago e Falcão (2013).

A determinação de **antitrombina** no plasma pode ser feita por método funcional, usando substrato cromogênico, ou por método imunológico, geralmente por nefelometria. O método funcional deve ser preferido na investigação de trombofilia, pois o método imunológico não detecta deficiência funcional da proteína. O nível de antitrombina está reduzido em pacientes em uso de heparina, de modo que o diagnóstico de deficiência congênita não pode ser firmado nessa situação.

A dosagem de **proteína C** pode ser feita por método imunológico ou por métodos funcionais, que se baseiam na ativação da proteína C pelo veneno de víbora *Agkidostrom contorcilium*. A ação da proteína C ativada é medida sobre um substrato cromogênico específico ou sobre a coagulação do plasma, uma vez que ela prolonga o TTPA por inativar os fatores Va e VIIIa.

A **proteína S** circula livremente no plasma ou formando um complexo com a proteína carregadora da fração C4 do sistema complemento (C4bp) e é a forma livre que funciona como cofator da proteína C ativada. Atualmente está disponível um enzimoimunoensaio que emprega um anticorpo monoclonal (reconhece apenas a proteína S livre), sendo o método de escolha para identificação da deficiência de proteína S. Há também métodos funcionais, em que a atividade de cofator da proteína S presente na amostra de plasma é testada na presença de proteína C ativada e fator V purificados, em um sistema de coagulação. Porém, sua reprodutibilidade é muito baixa. A resistência à proteína C ativada é causada pela presença de uma molécula anormal do fator V, que está associada à trombose. A sua medida é feita adicionando-se proteína C purificada ao plasma, o que provoca prolongamento do TTPA em indivíduos normais, mas não naqueles com a alteração. A quase totalidade de pacientes com resistência à proteína C ativada apresenta a mutação do fator V.

> **Saiba mais**
>
> A **tromboelastografia**, um exame junto ao paciente, é uma técnica para avaliação global da função hemostática em uma única amostra de sangue, na qual a relação das plaquetas com as proteínas da cascata da coagulação é estabelecida a partir do tempo da interação inicial entre fibrina e plaquetas por meio da agregação de plaquetas, do fortalecimento do coágulo e da ligação cruzada de fibrina até que ocorra eventual lise do coágulo. É adequada para monitoração da hemostasia em cirurgias do fígado e do coração associadas a defeito hemostático. Sangue fresco é colocado em uma cuba oscilante, sendo o movimento transferido para um estilete, o qual transmite a deflexão para um detector fotoelétrico com captura computadorizada de dados. À medida que se forma, o coágulo de fibrina afeta o movimento do estilete. O traçado normal mostra a velocidade da formação inicial de fibrina (tempo de coagulação), o fortalecimento do coágulo de fibrina e o índice de lise ou de retração do coágulo. Há padrões típicos de resultados na fibrinólise, na hipercoagulabilidade, na hemofilia e na trombocitopenia (HOFFBRAND; MOSS, 2018).

Testes de avaliação do sistema fibrinolítico

A fibrinólise é o processo de degradação do coágulo de fibrina. O processo é iniciado pelo ativador do plasminogênio tecidual (t-PA) ou do ativador de plasminogênio semelhante à uroquinase (u-PA) e ambos convertem o plasminogênio em plasmina, que degrada o coágulo de fibrina e o fibrinogênio intacto, formando fragmentos PDFs. A plasmina também inativa os fatores Va e VIIIa. Os D-dímeros são um PDF específico formado apenas pela degradação da fibrina induzida por plasmina, e não pela degradação do fibrinogênio intacto. A presença dos D-dímeros indica que a fibrina foi formada.

Vários sistemas reguladores impedem a fibrinólise excessiva, que resultaria em sangramento. Esses sistemas incluem a antiplasmina (que inibe a plasmina) e o inibidor 1 do ativador de plasminogênio (PAI-1), que inibe o t-PA e u-PA.

Os métodos e objetivos associados às determinações dos testes de avaliação do sistema fibrinolítico envolvem técnicas globais da atividade basal e do potencial fibrinolítico após estímulo adequado, dosagem funcional e imunológica das moléculas livres e em complexo. A atividade fibrinolítica plasmática global pode ser medida por meio do tempo de lise do coágulo de sangue total ou da fração euglobulina. A atividade da fração euglobulina pode ser medida por meio da determinação do tempo de lise após sua coagulação pela trombina.

A medida da concentração de PDFs é um ótimo marcador de atividade fibrinolítica, sendo útil em situações clínicas que podem estar associadas a coágulos intravasculares constituídos de fibrina (CIVD), trombose venosa e algumas condições parcialmente extravasculares (neoplasias extensas, necrose, infecção e inflamação) (RAVEL, 2009).

O teste de sulfato de protamina baseia-se no fato de o sulfato de protamina liberar monômeros de fibrina do complexo de produtos de desdobramento, permitindo a polimerização dos monômeros. O resultado é positivo nas condições que produzem fibrinolisinas secundária, sendo negativo para fibrinolisinas primárias (o teste depende da presença de monômeros de fibrina produzidos pela ação da trombina) e estas não estão habitualmente associadas à ativação do mecanismo de coagulação pela trombina. Como a CIVD é o principal distúrbio associado à produção significativa de fibrinolisina secundária, esse teste consiste numa prova de triagem e resultados negativos constituem evidência contra a presença dessa doença (RAVEL, 2009).

A determinação do D-dímero fornece resultados anormais em quase todas as mesmas condições em que o sulfato de protamina estão normais. Todavia, o D-dímero apresenta-se normal na presença de fibrinolisinas primárias, uma vez que os D-dímeros só podem ser produzidos após a formação da fibrina e a ligação cruzada. Há muitas causas de aumento de D-dímeros, incluindo infecção, câncer, gravidez e, principalmente, tromboembolismo venoso; os níveis plasmáticos são muito elevados em pacientes com CIVD (HOFFBRAND; MOSS, 2018). Pelos níveis plasmáticos de D-dímeros se pode monitorar a diminuição do tamanho do trombo e a eficácia da heparinoterapia (SILVA et al., 2016).

Podem ser dosados os componentes isolados do sistema fibrinolítico, como o plasminogênio, o t-PA, o PAI-1 e a $\alpha 2$-antiplasmina por métodos funcionais, usando-se substratos cromogênicos específicos, ou por métodos imunológicos que não estimam sua função (ZAGO; FALCÃO, 2013). O Quadro 6 resume os testes laboratoriais utilizados para avaliação do sistema fibrinolítico.

Quadro 6. Testes que avaliam o sistema fibrinolítico

Teste	Princípio	O que avalia
Tempo de lise da euglobulina	Imunológico-nefelometria	Avaliação global da fibrinólise
Plasminogênio	Amidolítico (cromogênico)	Atividade plasmática do plasminogênio
Ativador tecidual do plasminogênio: t-PA	Amidolítico (cromogênico)	Atividade plasmática do t-PA
Resistência à proteína C ativada	Coagulométrico	Efeito da proteína C no fator V
Inibidor do ativador tecidual do plasminogênio: PAI-1	Imunológico ELISA	Quantificação da proteína
2-antiplasmina	Amidolítico (cromogênico)	Atividade plasmática da 2-antiplasmina
Produtos de degradação da fibrina D-dímero	Imunológico ELISA	Quantificação da proteína

Fonte: Adaptado de Zago e Falcão (2013, p. 587).

Exercícios

1. As provas de avaliação da hemostasia secundária são rotineiramente utilizadas como testes de *screening* para doenças associadas à hemostasia. Dentre as provas de hemostasia sinalizadas a seguir, indique aquela que avalia o funcionamento do sistema extrínseco da coagulação sanguínea.
a) TP.
b) TTPA.
c) TT.
d) Dosagem de fibrinogênio.
e) Dosagem de anticoagulante lúpico.

2. A etapa pré-analítica em provas de avaliação da hemostasia constitui uma etapa fundamental que requer a observação de vários fatores a fim de que o resultado dos testes sejam fidedignos à condição do paciente. Dentre esses cuidados, cita-se a observação de volume sanguíneo armazenado nos tubos. O que ocorre com um tubo utilizado para armazenamento de sangue no qual

foi inserido um volume sanguíneo menor que o recomendado?
a) Os resultados das provas baseadas na formação do coágulo estarão falsamente prolongados.
b) Os resultados das provas baseadas na formação do coágulo estarão falsamente encurtados.
c) A amostra coagulará e não se prestará para a realização dos testes.
d) A amostra apresentará hemólise.
e) O TS estará anormalmente encurtado.

3. Um paciente portador de hemofilia A apresenta deficiência do fator VIII da coagulação sanguínea. Observando o esquema que ilustra as vias da coagulação sanguínea, identifique, dentre os testes citados adiante, quais poderão estar alterados em decorrência dessa patologia (para observar em detalhe, vá até a Figura 2 do capítulo).

Fonte: Adaptada de Zago e Falcão (2013).

I. TP
II. TTPA
III. TT
IV. Dosagem de proteína C
V. Dosagem de α2-antitrombina
a) Somente I.
b) Somente II.
c) Somente II e V.
d) Somente II e IV.
e) Somente IV e V.

4. Muitos testes laboratoriais são utilizados com o objetivo de monitorar o uso de fármacos. Os testes de eleição para o monitoramento da heparinoterapia e do uso de anticoagulantes orais (cumarínicos e varfarina) são, respectivamente:
I. TP
II. TTPA
III. TT
IV. Dosagem de proteína C
V. Dosagem de α2-antitrombina
Estão corretas:
a) I e II.
b) II e III.
c) II e I.
d) III e V.
e) IV e V.

5. Relacione as colunas, observando as provas laboratoriais da hemostasia e sua associação com as fases do processo hemostático.
1 – Teste de avaliação da hemostasia primária
2 – Teste de avaliação da hemostasia secundária
3 – Teste de avaliação do sistema fibrinolítico

A – TP – secundária
B – PDFs – fibrinolítico
C – Dosagem de D-dímeros – fibrinolítico

D – Contagem de plaquetas – primária
E – Dosagem de fibrinogênio – secundária
F – TS – primária
G – TT – secundária

A alternativa que relaciona corretamente é:
a) 1E/D, 2A/C e 3G/B.
b) 1F/E, 2D/G e 3A/C.
c) 1F/G, 2A/E e 3D/B.
d) 1A/G, 2D/F e 3B/E.
e) 1D/F, 2A/G e 3B/C.

Referências

BRASIL. Ministério da Saúde. *Manual de diagnóstico laboratorial das coagulopatias hereditárias e plaquetopatias*. Brasília, DF, 2010. Disponível em: http://bvsms.saude.gov.br/bvs/publicacoes/manual_diagnostico_laboratorial_coagulopatias_plaquetopatias.pdf. Acesso em: 14 jul. 2019.

HENRY, J. B. *Diagnósticos clínicos e tratamento por métodos laboratoriais*. 20. ed. Barueri, SP: Manole, 2008.

HOFFBRAND, A. V.; MOSS, A. H. *Fundamentos em hematologia de Hoffbrand*. 7. ed. Porto Alegre: Artmed, 2018.

LORENZI, T. *Manual de hematologia*: propedêutica e clínica. 4. ed. Rio de Janeiro: Guanabara Koogan, 2006.

RAVEL, R. *Laboratório clínico*: aplicações clínicas dos dados laboratoriais. 6. ed. Rio de Janeiro: Guanabara Koogan, 2009.

RODAK, B. F. *Hematología*: fundamientos y aplicaciones clínicas. Espanha: Editora Médica Panamericana, 2005.

SILVA, P. H. da *et al*. *Hematologia laboratorial*: teoria e procedimentos. Porto Alegre: Artmed, 2016.

ZAGO, M. A.; FALCÃO, R. P. *Tratado de hematologia*. São Paulo: Atheneu, 2013.

Patologias da coagulação sanguínea e do sistema fibrinolítico

Objetivos de aprendizagem

Ao final deste texto, você deve apresentar os seguintes aprendizados:

- Identificar as principais patologias associadas ao processo de coagulação.
- Reconhecer as principais patologias associadas ao sistema fibrinolítico.
- Associar os testes de avaliação às patologias da coagulação sanguínea e ao sistema fibrinolítico.

Introdução

As doenças que acometem a hemostasia podem envolver os seus componentes (leito vascular, plaquetas, fatores e inibidores da coagulação), tanto de forma quantitativa quanto qualitativamente, podendo ser hereditárias ou adquiridas. Nesse contexto, uma gama de condições patológicas é decorrente e pode levar a quadros de hipo ou de hipercoagulabilidade, condições que ocasionam sangramentos ou formação de trombos. Ambas as condições requerem diagnóstico, tratamento e monitoramento apropriados, pois representam condições clínicas importantes e requerem vigilância.

Distúrbios causados por alterações plaquetárias

No mecanismo hemostático, as plaquetas participam tanto na hemostasia primária (adesão, agregação e secreção) quanto na hemostasia secundária, fornecendo fosfolípides de membrana para uma maior ativação dos fatores de coagulação. Alterações de função ou do número de plaquetas causam desequilíbrio nas fases iniciais do sistema hemostático, resultando em manifestações hemorrágicas ou trombóticas de variável gravidade na dependência do grau e do tipo de alteração (BRASIL, 2016). Alterações plaquetárias quantitativas são plaquetopenias (redução no número) e plaquetoses (aumento no número). As plaquetopenias são classificadas de acordo como o número de plaquetas circulantes, leve, moderada e grave, se a contagem for acima de 50 mil/mm^3, entre 20 mil e 50 mil/mm^3 e abaixo de 20 mil/mm^3, respectivamente.

Púrpuras plaquetárias

As púrpuras são doenças plaquetárias que se caracterizam por sangramentos mucocutâneos causados por deficiência das plaquetas (funcional ou numérica) e dos vasos sanguíneos. O sangramento é evidenciado pela presença de petéquias, equimoses, epistaxes (sangramento nasal), gengivorragias, sangramento no trato gastrintestinal e no sistema nervoso central, geralmente com história familiar negativa.

Púrpuras trombocitopênicas

Três causas podem explicar as trombocitopenias: diminuição na produção plaquetária (causa está na medula óssea), aumento da destruição plaquetária ou consumo (a causa está no sangue periférico ou no baço) e retenção de uma quantidade maior de plaquetas pelo baço (órgão responsável pela retirada de plaquetas senescentes da circulação sanguínea). Cerca de um terço do total das plaquetas produzidas são retidas pelo baço em situação fisiológica, compondo o *pool* plaquetário esplênico. Na esplenomegalia, o número de plaquetas pode cair proporcionalmente ao aumento do baço, causando trombocitopenia periférica, mas o número total de plaquetas produzidas não se altera (SILVA *et al.*, 2016).

As púrpuras trombocitopênicas podem ser classificadas em hereditárias ou adquiridas, conforme podemos ver a seguir.

Púrpuras trombocitopênicas hereditárias

Embora raras, as plaquetopenias hereditárias são classificadas tendo como base o tamanho das plaquetas ou a mutação genética que ocasionou a diminuição de produção. Além de apresentarem número reduzido, algumas plaquetopenias também apresentam função alterada (BRASIL, 2016).

Anemia de Fanconi: doença de herança autossômica recessiva que se caracteriza por aplasia (falência) da medula óssea, com incidência de 1 em cada 100 mil nascidos vivos. É caracterizada citogeneticamente por quebras, deleções e figuras cromossômicas. A aplasia medular tem como defeito básico uma lesão na célula-tronco com diminuição das colônias de CFU-E, BFU-E e CFU-GM. A característica da anemia de Fanconi é uma falência gradual da medula óssea que inicia na infância. A primeira alteração hematológica é a trombocitopenia seguida de granulocitopenia e anemia. Com a evolução da doença, o mielograma mostra um quadro de hipoplasia medular e o hemograma mostra pancitopenia. O diagnóstico pode ser feito por biologia molecular ao se pesquisar as mutações genéticas, a FA-D e a FA-E, e, por citogenética, ao se pesquisar as alterações cromossômicas (sendo o primeiro o método de escolha). Cerca de 50% dos pacientes evoluem para síndrome mielodisplásica ou leucemia mieloide aguda (SILVA *et al.*, 2016).

Síndrome de Wiskott-Aldrich: herança ligada ao X caracterizada por apresentar trombocitopenia com plaquetas de pequeno tamanho e anomalia imunológica. O defeito primário é uma mutação no gene *Wiskott-Aldrich syndrome protein* e que causa alteração na função plaquetária e linfocitária (trombocitopenia e imunodeficiência). Esses pacientes estão predispostos a um alto risco de contrair septicemia. A causa da trombocitopenia é uma trombopoiese ineficaz associada a uma sobrevida diminuída. A contagem de plaquetas é de 5.000 a 100.000/ml e, morfologicamente, as plaquetas se caracterizam por serem pequenas. O tempo de sangria está prolongado e a agregação plaquetária é anormal (LORENZI, 2006; SILVA *et al.*, 2016).

Síndrome de Bernard-Soulier: é uma desordem constitucional, de herança autossômica recessiva. O principal sintoma clínico são as hemorragias mucocutâneas. É caracterizada por disfunção plaquetária (alteração qualitativa, funcional), tempo de sangria elevado (superior a 20 minutos), plaquetas gigantes (volume plaquetário médio aumentado) e trombocitopenia (discreta). O sangramento e a disfunção plaquetária são ocasionados por a uma deficiência ou disfunção do receptor GPIb-IX-V ou GPIa/IIa, que impede a ligação das plaquetas ao fator de von Willebrand (FVW). Os heterozigotos são assintomáticos, mas têm plaquetas gigantes e níveis reduzidos de GPIb/IX/V. A agregação plaquetária não mostra resposta diante de ristocetina em razão da ausência de ligação com o FVW. Uma maneira de diferenciar a doença de von Willebrand (DVW) da síndrome de Bernard-Soulier é a adição de plasma normal, que corrige a agregação na DVW; já na síndrome, não há correção. A agregação plaquetária, nessa síndrome, ocorre normalmente com adenosina difosfato, colágeno e epinefrina. Os pacientes apresentam sangramento característico de púrpura: equimoses, epistaxe e gengivorragias, desde a infância. Outras manifestações são menorragia e sangramento pós-parto, gastrintestinal e pós-trauma (LORENZI, 2006; SILVA et al., 2016).

Púrpuras trombocitopênicas adquiridas

Ao contrário das plaquetopatias hereditárias, que são raras, as doenças de função plaquetária adquiridas são comumente encontradas na prática hematológica. Algumas doenças sistêmicas e várias drogas podem estar envolvidas. Dentre as doenças destacam-se mieloma múltiplo, insuficiência renal, doenças mieloproliferativas, cirrose, lúpus eritematoso sistêmico e situações como a circulação extracorpórea. Quanto às drogas, citam-se os anti-inflamatórios não esteroidais, como o ácido acetilsalicílico, o ibuprofeno e o acetaminofeno, anti-inflamatórios esteroidais, clopidogrel, ticlopidina, prasugrel, antibióticos em altas doses, anestésicos, tranquilizantes fenotiazínicos e outros. Os principais mecanismos associados à disfunção plaquetária induzida por medicamentos são a inibição da síntese das prostaglandinas, aumento dos níveis de adenosina de monofosfato cíclico plaquetário e interferência com a função receptora da membrana plaquetária. Porém, a disfunção plaquetária secundária a doenças sistêmicas está mais relacionada à presença de proteínas plasmáticas anormais (paraproteínas do mieloma), proteínas como produtos de degradação da fibrina (PDFs) e diminuição do conteúdo intragranular (BRASIL, 2016).

Aplasia megacariocítica: doença rara caracterizada pela ausência/hipoplasia megacariocítica com consequente trombocitopenia grave em sangue periférico. A causa provável é o desenvolvimento de autoanticorpos contra os megacariócitos ou trombopoietina. Nos processos de etiologia viral (citomegalovírus, Epstein-Barr, vírus da dengue, hantavírus e HIV), a trombocitopenia pode ocorrer por invasão do vírus no megacariócito, impedindo a produção plaquetária, induzindo a fagocitose ou aumentando a destruição plaquetária pelo baço em razão da deposição de partículas virais sobre a plaqueta. Nas infecções bacterianas, a trombocitopenia está associada à septicemia causada por bactérias Gram-negativas e Gram-positivas, podendo ser um quadro de coagulação intravascular disseminada (CIVD). A trombocitopenia também pode ser causada por uma ação direta da toxina bacteriana. Pacientes com infecção bacteriana e trombocitopenia devem ser avaliados quanto à possibilidade de um quadro clínico de CIVD. A trombocitopenia também está associada às infecções por malária (HOFFBRAND; MOSS, 2018; SILVA *et al.*, 2016).

Deficiência de vitamina B12 ou ácido fólico: associadas à anemia megaloblástica. Uma das características da anemia megaloblástica é a pancitopenia (diminuição dos eritrócitos, leucócitos e plaquetas) pela incapacidade de duplicar o DNA (em razão da deficiência de folato e vitamina B12). A trombocitopenia é uma das características hematológicas e também está presente nas síndromes mielodisplásicas e nas neoplasias hematológicas (leucemias, linfomas e mielomas) (SILVA *et al.*, 2016).

Púrpuras trombocitopênicas por aumento da destruição ou consumo

Púrpura trombocitopênica trombótica (PTT) e síndrome hemolítico--urêmica (SHU): nas duas situações, ocorrem anemia hemolítica microangiopática e trombocitopenia, podendo haver ainda alterações neurológicas, renais e febre. A PTT e a SHU podem ser classificadas em genética e adquirida. A genética é chamada de microangiopatia trombótica familiar, que pode ser uma deficiência do fator H (presente na SHU) ou deficiência da enzima ADAMTS13 (presente na PTT), que cliva os multímeros de alto peso molecular do FVW (que podem induzir a agregação plaquetária), e na SHU não ocorre deficiência dessa enzima.

Na SHU o mecanismo básico é a ativação das células endoteliais, por disseminação via intestinal da toxina bacteriana, dos capilares glomerulares, das arteríolas renais e de outros vasos. A anemia frequentemente é grave e acompanhada de leucocitose (neutrofilia). A extensão sanguínea mostra policromatofilia, esquizócitos e esferócitos. Outros achados laboratoriais incluem: contagem de reticulócitos aumentada, teste de Coombs direto negativo e bilirrubina indireta, ureia e creatinina aumentadas. O exame comum de urina apresenta hemoglobinúria, hemossiderinúria, proteinúria, hematúria, leucocitúria e cilindrúria. O tempo de protrombina (TP), o tempo de tromboplastina parcialmente ativada (TTPA) e PDFs estão discretamente elevados. A trombocitopenia pode ser intensa, com cerca de 30.000 plaquetas/ml. A SHU adquirida pode ser classificada em SHU da infância e SHU de adultos. A SHU da infância está associada a *Escherichia coli* 0157:H7, sendo que a causa da hemólise não está bem estabelecida; provavelmente é devida à ação direta do agente infeccioso sobre os eritrócitos.

Na PTT adquirida, o paciente apresenta anemia hemolítica microangiopática (pode não apresentar anemia, somente hemólise), trombocitopenia, sintomas neurológicos, febre e disfunção renal. A PTT é mais comum em mulheres e tem um pico de incidência na quarta década de vida. Cerca de 40% dos pacientes apresentou um quadro de infecção do trato respiratório superior ou de gripe semanas antes do diagnóstico. A trombocitopenia pode ser grave, sendo que cerca de 25% dos pacientes apresentou uma contagem de plaquetas abaixo de 25.000 plaquetas/ml e 90% têm sangramento mucocutâneo. Os testes de coagulação (TP, TTPA e dosagem do fibrinogênio) são normais ou discretamente elevados; 50% dos pacientes apresentam aumento discreto dos PDFs. Os dados laboratoriais demonstram que não há uma ativação da cascata da coagulação, os trombos formados são ricos em FVW e plaquetas com pouca deposição de fibrina. No plasma de pacientes com PTT são identificados, com frequência, grandes multímeros do FVW (LORENZI, 2006). A insuficiência renal é revelada por hematúria, proteinúria, presença de cilindros e elevação discreta da ureia. A tríade laboratorial característica da PTT são: sinais de hemólise com presença de esquizócitos e trombocitopenia. Esse quadro laboratorial é explicado pela deposição de trombos plaquetários (trombocitopenia de consumo) nos vasos, que diminuem o lúmen vascular fazendo com que os eritrócitos se rompam ao passarem por esses locais, causando hemólise e presença de esquizócitos. Outro achado é o aumento da desidrogenase láctica em razão da hemólise eritrocitária, podendo apresentar reticulocitose e eritroblastos no sangue periférico, e o teste de Coombs direto é negativo (SILVA et al., 2016).

Púrpuras trombocitopênicas secundárias à destruição das plaquetas com mecanismo imunológico: são várias desordens imunológicas que podem causar púrpura plaquetopênica, dentre elas: lúpus eritematoso sistêmico e outras doenças do colágeno, anemia hemolítica autoimune, infecção viral, doenças linfoproliferativas (leucemias, linfomas), reação a drogas e plaquetopenia pós-transfusional. Também se inclui nesse grupo a púrpura trombocitopênica idiopática (PTI), que pode evoluir com quadro clínico agudo ou crônico. Na PTI há produção de anticorpos IgG antiplaquetas (autoanticorpos) por órgãos linfoides e medula óssea. Os anticorpos se fixam aos antígenos na superfície plaquetária e em megacariócitos (medula óssea), as plaquetas são fagocitadas por macrófagos e ocorre inibição da produção de megacariócitos. Esse fato é observado pelo medulograma em casos de plaquetopenia secundária à presença de anticorpos circulantes (LORENZI, 2006).

Outras situações de plaquetopenia

Púrpura por hiperesplenismo: é uma síndrome caracterizada por esplenomegalia associada a uma citopenia (trombocitopenia) ou à bicitopenia, ou à pancitopenia, e essas citopenias são corrigidas após esplenectomia. A esplenomegalia está presente no hiperesplenismo, mas nem todo paciente com esplenomegalia tem hiperesplenismo. Várias doenças produzem hiperesplenismo e esplenomegalia: infecções agudas (septicemia, hepatite e toxoplasmose), subagudas e crônicas (endocardite e tuberculose), inflamações (lúpus eritematoso sistêmico e febre reumática), esplenomegalia congestiva (cirrose hepática), doenças hematológicas e neoplasias.

Plaquetopenias fictícias

Pseudoplaquetopenia: agregação plaquetária *in vitro* que, pela formação de grumos plaquetários, leva a uma falsa trombocitopenia (os equipamentos contam um grupo como uma plaqueta). Os aparelhos mostram um volume plaquetário médio e uma variação no tamanho das plaquetas aumentados (SILVA *et al.*, 2016).

Satelitismo plaquetário: adesão das plaquetas à superfície leucocitária, e os contadores eletrônicos deixam de contar as plaquetas aderidas, causando diminuição da contagem.

Outras situações: sangue com presença de coágulo no tubo de armazenamento, presença de crioaglutininas, plaquetas gigantes, etc. (LORENZI, 2006).

As plaquetopenias adquiridas podem também estar presentes em doenças autoimunes, CIVD, esplenomegalia, doenças que levam à supressão da medula óssea por infecções (virais e bacterianas), drogas e infiltração medular, (leucemia, linfoma e neoplasia metastática) e doenças que levam à redução de produção de plaquetas pela medula óssea (anemia aplástica), por efeito dilucional (após transfusão de grande volume de concentrado de hemácias ou sangue total), entre outras (BRASIL, 2016).

Púrpura plaquetária hereditária

Tromboastenia de Glanzmann: disfunção plaquetária relacionada à agregação plaquetária. A herança é autossômica recessiva (os heterozigotos são assintomáticos) e o sangramento é devido a anomalias quali e quantitativas da glicoproteína GPIIb-IIIa (sítio de ligação da plaqueta ao fibrinogênio, à fibronectina, à vitronectina e ao FVW). Pode ser classificada em tipo 1 (menos de 5%), tipo 2 (10 a 20% de GPIIb-IIIa) ou tipo variante (mais de 50% de GPIIb-IIIa). Laboratorialmente caracteriza-se por tempo de sangria prolongado e deficiência de agregação plaquetária diante de adenosina difosfato, colágeno e epinefrina. A agregação diante de trombina, a agregação induzida pela ristocetina e os testes de coagulação são normais, bem como a contagem e a morfologia plaquetária. Na extensão sanguínea realizada sem anticoagulante, não são evidenciados pequenos grumos plaquetários (resultantes da agregação plaquetária), como vistos em extensões sanguíneas de indivíduos normais (HOFFBRAND; MOSS, 2018).

Coagulopatias hereditárias

As doenças hemorrágicas relacionadas aos fatores da coagulação são chamadas de coagulopatias hereditárias e caracterizam-se por história familiar positiva, sangramentos do tipo hematoma e hemartroses (extravasamento sanguíneo nas articulações). Podem, ainda, estar relacionadas ao sexo.

Deficiência do fator VIII (hemofilia A) e do fator IX (hemofilia B): caracterizam-se por serem uma herança ligada ao X. Os genes que codificam os fatores VIII e IX estão localizados no cromossomo X e, dessa forma, a doença afeta quase exclusivamente indivíduos do sexo masculino, enquanto a mulher portadora é habitualmente assintomática. Até um terço dos pacientes não têm história familiar, e a doença resulta de mutação recente (de novo). A diferença entre as duas está no fator deficiente: o modo de se fazer o diagnóstico e o quadro clínico apresentado pelos pacientes são idênticos, mas o tratamento é diferente. A hemofilia A é a mais comum das deficiências hereditárias de fatores de coagulação e representa aproximadamente 75% dos casos, enquanto a hemofilia B representa 25% dos casos (HOFFBRAND; MOSS, 2018; BRASIL, 2016).

A apresentação clínica é semelhante para as duas deficiências, caracterizada por sangramento intra-articular (hemartrose) e hemorragia muscular, em outros tecidos ou cavidades e sistema nervoso central. De acordo com os níveis circulantes dos fatores VIII ou IX, a hemofilia é classificada como grave, moderada ou leve, respectivamente (BRASIL, 2016).

Observe a seguir o Quadro 1.

Quadro 1. Principais achados clínicos e laboratoriais na hemofilia A, na deficiência do fator IX e na doença de von Willebrand

	Hemofilia A	**Deficiência de fator IX**	**Doença de von Willebrand**
Herança	Ligada ao sexo	Ligada ao sexo	Dominante (incompleta)
Principais locais de hemorragia	Músculos, articulações, pós-traumatismo ou pós-operatório	Músculos, articulações, pros-traumaismo ou pós-operatório	Mucosas, cortes da pele, pós-traumatismo ou pós-operatório
Contagem de plaquetas	Normal	Normal	Normal
PFA-100	Normal	Normal	Prolongado
TP	Normal	Normal	Normal
TTP	Prolongado	Prolongado	Prolongado ou normal
Fator VIII	Baixo	Normal	Poder ser moderadamente diminuídos
Fator IX	Normal	Baixo	Normal
FVW	Normal	Normal	Baixo ou função anormal
Agregação de plaquetas induzida por ristocetina	Normal	Normal	Diminuída

Fonte: Adaptado de Silva *et al.* (2016).

A deficiência do fator IX (dependente de vitamina K) causa a hemofilia B (doença de Christmas), sendo que 1 a cada 25.000-30.000 homens são afetados. Conforme o tipo de mutação que ocorre no fator IX, pode-se manifestar na forma da hemofilia B de Leyden e hemofilia Bm ("m" é a designação do nome Martin). O fator IX de Leyden é uma forma de hemofilia B caracterizada por um sangramento grave na infância. A atividade e o nível antigênico do fator IX estão abaixo de 1% e, no início da puberdade ou com a administração de terapia com andrógenos, os níveis de fator IX elevam-se e os sinais clínicos desaparecem. A hemofilia Bm, além do aumento do TP, apresenta deficiência da atividade coagulante do fator IX (SILVA et al., 2016).

Uma complicação que pode ser decorrente do tratamento da hemofilia é o desenvolvimento de anticorpos neutralizantes da função coagulante do fator VIII ou fator IX. A presença desses anticorpos, conhecidos como inibidores, dificulta a indução da hemostasia terapêutica com concentrado de fatores, prejudicando o tratamento. A prevalência de inibidores varia entre 1 e 5% nos pacientes com hemofilia B e entre 10 e 30% nos pacientes com hemofilia A. Pacientes com hemofilia e inibidor apresentam sangramento mais duradouro e potencialmente de maior gravidade. A quantificação dos inibidores deve ser realizada em todos os pacientes com diagnóstico de hemofilia, antes e depois de procedimentos cirúrgicos e com periodicidade mínima a cada seis meses caso o paciente esteja em tratamento com reposição de concentrado de fator ou pelo menos uma vez ao ano (BRASIL, 2016).

O diagnóstico laboratorial das hemofilias A e B se inicia com os testes de triagem TP e TTPA e determinação de fator VIII e/ou fator IX. Após a identificação do tipo da hemofilia, é importante a investigação do desenvolvimento de inibidor neutralizante da função coagulante do fator, com o auxílio de método quantitativo de inibidor. O TTPA terá um resultado anormal para os pacientes portadores de hemofilias A e B (os fatores VIII e IX participam da via intrínseca), enquanto o teste TP, que avalia a via extrínseca, será normal (BRASIL, 2016). O tempo de sangramento e a contagem de plaquetas devem ser realizados para afastar a possibilidade de DVW, que está associada à deficiência do fator VIII (HOFFBRAND; MOSS, 2018).

A determinação dos níveis dos fatores (VIII e IX) permite o diagnóstico adequado das hemofilias e a classificação da doença, além de orientar o acompanhamento do paciente ao longo do tratamento. O diagnóstico laboratorial de qual fator está deficiente deve ser feito porque o tratamento das hemofilias A e B são distintos (SILVA et al., 2016). Para a determinação desses fatores da coagulação, dois métodos são disponíveis: o método de um estágio, conhecido como coagulométrico, e o método de dois estágios, atualmente substituído pelo método cromogênico. De acordo com as recomendações do International Standard of Thromboses and Haemostasis, o método cromogênico é o mais recomendado para o diagnóstico da hemofilia A, em razão de sua melhor especificidade (BRASIL, 2016).

Quantificação de inibidor de fator de coagulação: para determinar se o paciente desenvolveu um anticorpo de função inibitória do fator de coagulação, que seja de baixa ou alta resposta, é importante a quantificação de inibidor, no mínimo a cada seis meses. Essa conduta é particularmente importante quando o tratamento do paciente envolve a infusão de concentrado de fator VIII ou IX. Para aumentar a especificidade de detecção do inibidor, é recomendado que o plasma teste citratado seja incubado por 30 minutos a 56 °C. O aquecimento da amostra propicia o rompimento de qualquer tipo de ligação do anticorpo presente no plasma além de degradar todos os fatores presentes, inclusive fatores VIII ou IX residuais. Esse procedimento possibilita que a amostra do paciente seja analisada mesmo em vigência de tratamento com concentrado de fator (BRASIL, 2016).

DVW: é o distúrbio hemorrágico hereditário mais comum em que há diminuição do nível plasmático ou função anormal do FVW resultante de uma variedade de mutações. Em geral, a herança é autossômica dominante. A incidência dessa doença é de 35 a 100 afetados para cada 1 milhão de pessoas (incidência comparada com a da hemofilia A). A gravidade do sangramento é muito variável, dependendo do tipo de mutação e dos processos genéticos epistáticos (um gene que sofre influência de outro gene em sua expressão fenotípica) (SILVA *et al.*, 2016; HOFFBRAND; MOSS, 2018).

O FVW é produzido em células endoteliais e megacariócitos e é sintetizado como uma proteína grande de 600 kDa, que forma multímeros de alto peso molecular (são as maiores moléculas do plasma). Tem dois papéis: promove adesão de plaquetas ao subendotélio em condições de fluxo tumultuado e é a molécula portadora do fator VIII, protegendo-o de destruição prematura. Essa última propriedade explica a diminuição ocasional de fator VIII encontrado na doença. Elevação persistente do FVW é parte da resposta de fase aguda a lesões, inflamação, neoplasia ou gravidez (RODAK, 2005).

Foram descritos três tipos de DVW (tipos 1, 2 e 3). O tipo 2 é dividido em quatro subtipos (2A, 2B, 2M e 2N) dependendo do defeito funcional. O tipo 1 corresponde a 65 a 75% dos casos o tipo 2 corresponde à maioria dos demais. O tipo 1 é caracterizado pela diminuição parcial da concentração do

FVW, mas a molécula tem função normal. A concentração do fator VIII cai proporcionalmente à concentração do FVW.

O diagnóstico da doença é feito em três etapas: identificação do paciente com possível DVW, baseado na história clínica, nos sinais e nos sintomas e em testes laboratoriais; 2) diagnóstico e definição do tipo da doença; e 3) caracterização do subtipo da doença.

Achados laboratoriais: o painel de triagem para o diagnóstico consiste da determinação do FVW antígeno (FVW:Ag) que avalia a quantidade presente no plasma e a determinação da atividade FVW (cofator da ristocetina ou FVW:Atividade) para avaliar a capacidade da proteína em se ligar às plaquetas. Como o FVW transporta o fator VIII:C, a atividade do fator coagulante deve ser também determinada.

- **TTPA:** é utilizado por ser sensível à diminuição do fator VIII. Na DVW o TTPA pode estar normal ou prolongado, depende dos níveis plasmáticos de fator VIII. Nas formas mais graves do tipo 1, do tipo 3 e do subtipo 2N ocorre o prolongamento do teste.
- **Determinação do fator VIII (FVIIIC):** na DVW tipo 3, os níveis plasmáticos do fator VIII são muito baixos (1 a 5%) em razão da grande redução ou ausência da sua proteína transportadora. Na DVW tipo 1, os níveis de fator VIII são ligeiramente mais elevados em relação ao FvW:Ag. No tipo 2 (exceto o tipo 2N com fator VIII diminuído), os níveis de fator VIII:C são duas a três vezes maior que a atividade do FVW.
- **Determinação da concentração plasmática do FvW:Ag:** essencial para o diagnóstico da DVW. A determinação deve ser acurada, para permitir a distinção entre os defeitos quantitativos e qualitativos. Diferentes métodos imunológicos estão disponíveis, com diferentes sensibilidade e especificidade; recomenda-se o teste de enzimaimunoensaio (ELISA) – padrão ouro. Na DVW do tipo 1, o nível plasmático do FvW:Ag pode estar leve ou moderadamente reduzido, do tipo 3 é indetectável ou inferior a 5%, enquanto os subtipos 2A, 2B e 2M apresentam níveis reduzidos ou normais. Situações como estresse, cirurgia, exercício físico, processo inflamatório, gravidez e uso contraceptivos orais podem aumentar os níveis plasmáticos do FVW, mascarando os valores basais. Foi também demonstrado que os níveis de FVW variam com o

ciclo menstrual (valores mais baixos são detectados entre o primeiro e o quarto dia do ciclo (BRASIL, 2016).
- **Determinação da função do FVW (FVW:RCo; FVW:Ativ; FVW:CB)**: O primeiro método desenvolvido para a avaliação da função do FVW foi o cofator de ristocetina (FvW:RCo). O teste baseia-se na aglutinação de plaquetas normais, lavadas e formolizadas na presença do antibiótico ristocetina, que promove mudanças de conformação na molécula do FVW para melhor ligar à plaqueta. A aglutinação das plaquetas pode ser detectada com o auxílio de agregômetro (leitura óptica ou visualmente). As principais limitações do FVW:RCo incluem o tempo, a complexidade de execução e a imprecisão. O coeficiente de variação do teste é de 10 a 40%.

Importante salientar que o diagnóstico laboratorial da DVW é realizado com os testes descritos, porém a diferenciação dos subtipos 2A, 2B, 2M e 2N requer testes adicionais: agregação plaquetária com ristocetina em baixas doses, ligação FVW ao fator VIII, distribuição dos multímeros do FVW e sequenciamento do gene do FVW (BRASIL, 2016).

Na DVW, os níveis de fator VIII muitas vezes estão baixos. Se isso ocorrer, é necessário fazer a dosagem da ligação VIII/FVW. O teste PFA-100 é anormal (esse teste substituiu o teste de tempo de sangramento); o TTPA pode estar prolongado; os níveis de FVW geralmente são baixos; a agregação de plaquetas pelo plasma do paciente na presença de ristocetina (FVW:Rco) é defeituosa; a agregação com outros agentes (adenosina difosfato, trombina e adrenalina) geralmente é normal; a função de ligação ao colágeno (VWF:CB) geralmente está reduzida (mas raramente é medida); a análise dos multímeros é útil para o diagnóstico dos diferentes subtipos; e a contagem de plaquetas é normal (exceto no tipo 2B, no qual é baixa) (HOFFBRAND; MOSS, 2018).

Deficiência hereditária de outros fatores da coagulação

Todas as demais deficiências genéticas de fatores de coagulação (deficiências de fibrinogênio, protrombina, fatores V e VII, combinação V e VIII, fatores X, XI e XIII ou mutações da trombomodulina) são raras. A herança é autossômica recessiva em todas, menos na deficiência de fator XI, que pode ser de herança autossômica dominante ou recessiva, além de apresentar penetrância variável. O fator VII recombinante está disponível para tratamento da deficiência. A deficiência de fator XI é vista principalmente em judeus asquenaze e ocorre em ambos os sexos. O risco de hemorragia correlaciona-se incompletamente com a gravidade da deficiência, isto é, com a dosagem plasmática do fator XI; só há sangramento exagerado após traumatismo, como cirurgia. O tratamento é feito com antifibrinolíticos e concentrado de fator XI ou plasma fresco congelado. A deficiência de fator XIII produz tendência hemorrágica grave, caracteristicamente com sangramento do coto umbilical ao nascimento. Concentrados específicos (Fibrogammina® e CSL Behring, importado) e preparações recombinantes de fator XIII estão disponíveis (HOFFBRAND; MOSS, 2018).

Coagulopatias adquiridas

Deficiência de vitamina K: a vitamina K lipossolúvel é obtida de vegetais verdes e da síntese bacteriana no intestino. A deficiência pode apresentar-se ao nascimento (doença hemorrágica do recém-nascido) ou na vida ulterior. A deficiência pode ser causada por dieta inadequada, má absorção ou inibição de vitamina K por fármacos que agem como antagonistas da vitamina K, como varfarina (no Brasil, também se usa femprocumona – Marcoumar®). A varfarina está relacionada com diminuição na atividade funcional dos fatores II, VII, IX e X e das proteínas C e S, pois métodos imunológicos mostram níveis normais desses fatores. As proteínas presentes, não funcionais, são chamadas de *proteins formed in vitamin K absence* (PIVKA). A conversão de fatores PIVKA em suas formas biologicamente ativas é um evento pós-translacional, envolvendo carboxilação de resíduos de ácido glutâmico. O ácido glutâmico gamacarboxilado liga íons cálcio, induzindo uma alteração reversível de forma nas proteínas dependentes de vitamina K. Isso expõe resíduos hidrofóbicos que se ligam ao fosfolipídeo. No processo de carboxilação, a vitamina K é convertida em epóxido de vitamina K, o qual é reciclado à forma reduzida por uma redutase (VKORC-1). A varfarina interfere na ação da redutase do epóxido de vitamina K, levando à sua deficiência funcional (HOFFBRAND; MOSS, 2018; RODAK, 2005).

Doença hemorrágica do recém-nascido: os fatores dependentes de vitamina K são escassos no plasma ao nascimento e diminuem ainda mais nas crianças com aleitamento materno nos primeiros dias de vida. Imaturidade das células hepáticas, falta de bactérias intestinais para a síntese de vitamina K e baixa quantidade no leite materno contribuem para uma deficiência que pode causar hemorragia, ocasionalmente durante os primeiros dois meses. Os testes de coagulabilidade de rotina mostram-se prolongados (TP mais significativamente que o TTPA). A contagem de plaquetas e o fibrinogênio são normais, com ausência de PDFs (HOFFBRAND; MOSS, 2018).

Deficiência de vitamina K em crianças e adultos: é resultante de icterícia obstrutiva, de doença pancreática ou do intestino delgado. Ocasionalmente causa manifestações hemorrágicas em crianças e adultos. Como a vitamina K é lipossolúvel e requer sais biliares para sua absorção, a atresia biliar, a má absorção de lipídeos e a diarreia crônica podem induzir à deficiência. Antibióticos de amplo espectro e que alteram a flora bacteriana intestinal podem causar menor absorção da vitamina. O TP e o TTPA são prolongados. Os níveis plasmáticos dos fatores II, VII, IX e X são baixos, porém as dosagens específicas não são rotineiramente feitas (RODAK, 2005).

Hepatopatias: hepatopatias graves podem causar normalidades hemostáticas múltiplas que contribuem para a tendência hemorrágica e podem exacerbar hemorragias de varizes esofágicas. A obstrução das vias biliares resulta em diminuição da absorção de vitamina K, diminuindo a síntese dos fatores II, VII, IX e X pelas células parenquimatosas do fígado. Em doença hepatocelular grave, além da deficiência desses fatores, quase sempre há diminuição dos níveis de fator V e fibrinogênio e aumento dos níveis de ativador do plasminogênio. Em muitos pacientes desenvolve-se anormalidade funcional do fibrinogênio (disfibrinogenemia). A diminuição da produção de trombopoietina pelo fígado contribui para a trombocitopenia. O hiperesplenismo associado à hipertensão portal frequentemente causa trombocitopenia. A CIVD pode ser relacionada à liberação de tromboplastina das células hepáticas lesadas e a concentrações baixas de antitrombina, proteína C e α2-antiplasmina. Além disso, há diminuição da remoção de fatores de coagulação ativados e aumento da atividade fibrinolítica. O balanço hemostático final nas hepatopatias avançadas pode ser protrombótico em vez de hemorrágico (HOFFBRAND; MOSS, 2018). Como consequência do exposto, nas hepatopatias, várias provas de avaliação da coagulação sanguínea podem estar alteradas: TP, TTPA e TT, dependendo da intensidade da doença (comprometimento hepático).

CIVD: caracteriza-se por deposição intravascular inapropriada e disseminada de fibrina, com consumo de fatores de coagulação (também fibrinogênio) e plaquetas, que ocorre como consequência de muitas doenças que liberam materiais coagulantes na circulação ou causam lesão endotelial disseminada ou agregação de plaquetas. Pode associar-se às síndromes hemorrágica ou trombótica fulminante, com disfunção de órgãos, ou ter evolução menos grave e mais crônica. A apresentação clínica principal é hemorrágica, mas 5 a 10% dos casos manifestam lesões trombóticas (p. ex., gangrena das extremidades). Pode haver sangramento generalizado no trato gastrintestinal, na orofaringe, nos pulmões e no trato urogenital. Com menor frequência, microtrombos podem causar lesões cutâneas, insuficiência renal, gangrena de dedos e artelhos ou isquemia cerebral (LORENZI, 2006).

O evento chave da CIVD é uma atividade aumentada de trombina na circulação, que ultrapassa a capacidade de remoção pelos anticoagulantes naturais (Figura 1). Isso pode surgir por liberação de fator tecidual na circulação a partir de tecidos lesados, células tumorais ou regulação para cima de fator tecidual em monócitos circulantes ou em células endoteliais, como resposta a citocinas pró-inflamatórias (p. ex., interleucina 1, fator de necrose tumoral e endotoxina) (HOFFBRAND; MOSS, 2018).

Figura 1. Patogênese da CIVD e alterações nos fatores da coagulação e nas plaquetas, além dos PDFs.

Fonte: Hoffbrand e Moss (2018, p. 298).

> **Saiba mais**
>
> Várias são as causas de CIVD que causam deposição intravascular inapropriada e disseminada de fibrina, com consumo de fatores de coagulação e plaquetas: infecções bacterianas, septicemia, malária, infecção viral (citomegalovírus, HIV, varicela e hepatite), neoplasias, adenocarcinoma secretor de mucina, leucemia pró-mielocítica aguda, complicações obstétricas, eclampsia, reações de hipersensibilidade, lesão tecidual generalizada, pós-cirúrgico, anormalidades vasculares, aneurismas vasculares, insuficiência hepática e embolia, dentre outras (HOFFBRAND; MOSS, 2018).

Além do seu papel na deposição de fibrina na microcirculação, a formação de trombina intravascular produz grande quantidade de monômeros de fibrina circulantes, os quais formam complexos com o fibrinogênio e interferem com a polimerização da fibrina, contribuindo para o defeito de coagulação. A fibrinólise intensa é estimulada por trombos na parede vascular e a liberação de PDFs interfere na polimerização da fibrina, contribuindo para o defeito da coagulação. A ação combinada de trombina e plasmina causa depleção do fibrinogênio e dos fatores de coagulação. A trombina intravascular também causa agregação disseminada de plaquetas nos vasos. Os problemas de sangramento, característicos de CIVD, são agravados pela trombocitopenia causada por consumo de plaquetas.

Veja a seguir o Quadro 2.

Quadro 2. Testes de hemostasia: resultados típicos nas doenças hemorrágicas adquiridas

	Contagem de plaquetas	Tempo de protrombina	Tempo de tromboplastina parcial ativada	Tempo de trombina
Hepatopatia	Baixa	Prolongado	Prolongado	Normal (raramente prolongado)
CIVD	Baixa	Prolongado	Prolongado	Muito prolongado
Transfusão maciça	Baixa	Prolongado	Prolongado	Normal
Anticoagulantes dicumarínicos	Normal	Muito prolongado	Prolongado	Normal
Heparina	Normal (raramente baixa)	Ligeiramente prolongado	Prolongado	Prolongado
Anticoagulante circulante	Normal	Normal ou prolongado	Prolongado	Normal

Fonte: Adaptado de Hoffbrand (2018).

Achados laboratoriais (Quadro 2): presença de baixa concentração de fibrinogênio e altos níveis de PDFs (e fibrina), como D-dímeros. O TP e o TTPA estão prolongados nas síndromes agudas. A compensação hepática reacional pode normalizar alguns dos testes de coagulabilidade. No hemograma, além da trombocitopenia, em muitos pacientes se evidencia anemia hemolítica, dita "microangiopática" (fragmentação dos eritrócitos lesionados ao passarem por meio de filamentos de fibrina nos pequenos vasos).

Tratamento: o mais importante é o tratamento da causa subjacente. O tratamento dos pacientes que apresentam sangramento (plasma fresco e concentrado de plaquetas, eventualmente crioprecipitado ou concentrados de fibrinogênio e eritrócitos) difere do tratamento dos pacientes com problemas trombóticos (uso de heparina ou de fármacos antiplaquetários para inibir o processo de coagulação). Os inibidores da fibrinólise são contraindicados, pois isso ocasionaria falta de lise de trombos em alguns órgãos, como os rins (HOFFBRAND; MOSS, 2018).

Deficiência de coagulação causada por anticorpos: os anticorpos circulantes contra fatores de coagulação são raros. Os aloanticorpos contra fator VIII desenvolvem-se em 5 a 10% dos hemofílicos. Os autoanticorpos contra fator VIII, independentes de hemofilia, também podem causar síndrome hemorrágica. Essas imunoglobulinas G (IgG) ocorrem muito raramente após o parto, em certas doenças imunológicas (p. ex., artrite reumatoide), em pacientes com câncer e na velhice. O tratamento consiste em uma combinação de imunossupressão e reposição de fator VIII, em geral humano, VIIa recombinante ou concentrado de complexo protrombínico ativado (FEIBA). Outra imunoglobulina, conhecida como anticoagulante lúpico, interfere nos estágios de coagulação dependentes de lipoproteína e, em geral, é detectada pelo prolongamento do TTPA. Esse inibidor é detectado em 10% dos pacientes com lúpus eritematoso sistêmico e em pacientes com outras doenças autoimunes que têm anticorpos contra outros antígenos que contêm lipídeos, como a cardiolipina, associando-se ao aumento do risco de trombose (arterial ou venosa) e ao risco de abortos de repetição.

Síndrome da transfusão maciça: muitos fatores podem contribuir para um distúrbio hemorrágico após transfusão maciça. A perda sanguínea resulta em trombocitopenia e diminuição dos níveis de fatores da coagulação e de inibidores. A reposição de concentrado de eritrócitos dilui ainda mais os fatores, sendo indicada a transfusão de concentrado de plaquetas. Crioprecipitado e concentrado de fibrinogênio são usados para manter o fibrinogênio acima de 150 mg/dl (HOFFBRAND; MOSS, 2018).

Deficiências do sistema fibrinolítico: hemorragia e trombose

A deficiência hereditária do plasminogênio é devida a uma mutação e predispõe o paciente a episódios trombóticos, como tromboflebite, trombose venosa (TV) mesentérica e intracranial e embolia pulmonar. Pode-se ter a deficiência adquirida do plasminogênio na doença hepática e na septicemia. A predisposição é para eventos trombóticos, pois toda vez que for gerada a rede de fibrina, ela não é degradada, uma vez que a forma ativa do sistema fibrinolítico é a plasmina, o que não ocorre em razão da falta do plasminogênio. A deficiência congênita do plasminogênio pode ser do tipo I (diminuição na atividade e na concentração molecular) ou do tipo II (atividade diminuída), sendo que esses pacientes têm tendência à trombose. Pacientes com deficiência adquirida ou congênita dos inibidores do sistema fibrinolítico têm predisposição à hemorragia, porque o plasminogênio continuará sendo transformado em plasmina, com dissolução do coágulo formado. A gestante tem um estado hipofibrinolítico apesar do aumento na concentração de fibrinogênio e do plasminogênio. A atividade do sistema fibrinolítico está diminuída, caracterizando a gestação como um estado de hipercoagulabilidade secundário, que pode ou não se manifestar com a ocorrência de episódios trombóticos (SILVA et al., 2016).

Trombos (arteriais ou venosos) são massas sólidas ou tampões formados na circulação por constituintes do sangue (plaquetas e fibrina formam a estrutura básica). Sua significância clínica resulta da isquemia por obstrução vascular local ou embolia à distância. Os trombos estão envolvidos na patogenia do infarto do miocárdio, da doença cerebrovascular, da doença arterial periférica, da trombose venosa profunda (TVP) e da embolia pulmonar. A trombose torna-se mais comum com o aumento da idade e quase sempre é associada a fatores de risco, como cirurgias ou gravidez. O termo *trombofilia* é utilizado para descrever distúrbios hereditários ou adquiridos do mecanismo hemostático que predispõem à trombose. A trombocitose (plaquetose) e a ativação plaquetária, o aumento da concentração dos fatores da coagulação (VII, VIII, IX, XI e fibrinogênio), o fator V de Leiden mutado (causa hereditária mais comum de TV), a deficiência dos inibidores fisiológicos da coagulação e as alterações do sistema fibrinolítico estão associados com risco aumentado de trombose (HOFFBRAND; MOSS, 2018; SILVA et al., 2016).

Pode-se dizer que a trombose ocorre por alteração do fluxo sanguíneo, por lesão vascular e pelos estados de hipercoagulabilidade. Os trombos arteriais geralmente começam em local de lesão endotelial ou turbulência, e os trombos venosos normalmente ocorrem em áreas de estase. A TV quase sempre é oclusiva, sendo mais comum em veias profundas dos membros inferiores (90% dos casos). A TVP está associada aos estados de hipercoagulabilidade, sendo o tromboembolismo a principal consequência. A tríade de Vichow sugere três componentes na formação do trombo: lentidão do fluxo sanguíneo, hipercoagulabilidade e dano à parede vascular A doença tromboembólica venosa (TEV) é causa importante de morbidade e mortalidade (HOFFBRAND; MOSS, 2018).

A trombose arterial (por aumento da velocidade do fluxo sanguíneo) caracteriza-se por ativar a célula endotelial da luz do vaso com expressão do FVW, o qual adere as plaquetas ao endotélio, ativando-as e promovendo a agregação de novas plaquetas, aumentando o tamanho do "trombo branco" (rico em plaquetas e tem pouca fibrina, poucos eritrócitos e poucos leucócitos); pode ocorrer por hipertensão, turbulências no fluxo sanguíneo em pontos de placas de ateroma e em situações de hiperviscosidade (leucemia mieloide crônica, policitemia vera, mieloma múltiplo e macroglobulinemia de Waldeström). A principal consequência é a obstrução parcial ou completa da luz do vaso (vaso-oclusão), com consequente isquemia, infarto tecidual e embolia. Situações de estase sanguínea, como compressão vascular extrínseca causada por tumor, pacientes acamados por tempo longo (p. ex., pós-operatório), aumento de fatores pró-coagulantes e perda de tônus vascular levam à ativação dos fatores da coagulação e à TV (SILVA et al., 2016).

Rompimento de placa de ateroma, hiper-homocisteinemia e formação de aneurismas são situações que expõem o subendotélio e o FVW com consequente adesão e agregação plaquetárias. A estabilização do trombo plaquetário se dá pela formação de fibrina, ativando o fator VII e, consequentemente, a cascata da coagulação ocasionando a trombose arterial. A TV, na lesão vascular, apresenta um vaso sanguíneo histologicamente normal e fatores extrínsecos ao vaso (como a redução do tônus venoso durante a gestação e o uso de anticoncepcionais orais) é que predispõem à TV por ativação dos fatores da coagulação, principalmente pela liberação de fator tecidual (SILVA et al., 2016).

Saiba mais

As principais causas responsáveis por condições pró-trombóticas de tipo hereditário são:
a) deficiências hereditárias de inibidores da coagulação (proteína C, proteína S e antitrombina);
b) aumentos hereditários dos fatores da coagulação, ou aumento de função (resistência da proteína C ao fator V Leiden, níveis elevados de fatores da coagulação, especialmente VIII, IX e X, níveis elevados de lipoproteínas e desfibrinogenemia);
c) outras doenças: hiper-homocisteinemia, deficiência de plasminogênio e aumento do inibidor da fibrinólise (ativado pela trombina) (LORENZI, 2006).

Deve-se suspeitar de TVP em pacientes com um membro inchado e doloroso. É mais comum em pacientes com TVP prévia, com câncer ou confinados ao leito (HOFFBRAND; MOSS, 2018). Apesar de se ter aumentado significativamente nos últimos anos o número de fatores da coagulação que contribuem para uma tendência trombótica, sabe-se também que ainda há fatores por identificar. Assim, a incapacidade de evidenciar algum defeito trombofílico não significa que o paciente não tenha risco aumentado de trombose.

Os testes que podem ser anormais em pacientes com tendência à TV incluem os fatores numerados a seguir.

1. Hemograma, incluindo microscopia: para detectar poliglobulia (hematócrito muito alto), leucocitose, trombocitose, sinais sugestivos de distúrbio mieloproliferativo ou aspectos leucoeritoblásticos indicativos de doença maligna.
2. Velocidade de sedimentação globular: para evidenciar elevação inflamatória de fibrinogênio e globulinas.
3. TP e TTPA: um TTPA encurtado frequentemente é visto em estados de trombose e pode indicar a presença de fatores de coagulação ativados. Alongamento do TTPA não corrigido pela adição de plasma normal sugere anticoagulante lúpico ou inibidor adquirido de um fator de coagulação.
4. Anticorpos anticardiolipina e anti-β2-GP-1.
5. Tempo de trombina (ou de reptilase): prolongamento sugere um fibrinogênio anormal.
6. Dosagem de fibrinogênio.
7. Análise de DNA para fator V Leiden.
8. Antitrombina: dosagens imunológica e funcional.
9. Proteína C e proteína S: dosagens imunológica e funcional.
10. Análise do gene da protrombina para variante G20210A.
11. Dosagem de homocisteína sérica.
12. Testes para expressão de CD59 e CD55 nos eritrócitos se houver suspeita de hemoglobinúria paroxística noturna.
13. Teste para mutação JAK2 (V617F) se houver trombose portal ou hepática.
14. Proteinograma sérico para evidenciar paraproteína (HOFFBRAND; MOSS, 2018).

Exercícios

1. As hemofilias são coagulopatias hereditárias importantes que se caracterizam por história familiar positiva, sangramentos do tipo hematoma e hemartroses, podem estar relacionadas ao sexo e, se não forem identificadas e adequadamente tratadas, são capazes de levar o portador a sangramentos importantes. Assinale a alternativa que indica as causas associadas a hemofilia A e hemofilia B, respectivamente:
   a) Deficiência no fator IX e no fator de von Willebrand.
   b) Deficiência qualitativa das plaquetas e deficiência no número de plaquetas.
   c) Excesso de fibrinogênio e trombina.
   d) Deficiência nos fatores VIII e IX.
   e) Deficiência nos fatores VII e VIII.

2. O diagnóstico da doença de von Willebrand (DvW) deve ser considerado em pacientes com história relevante de sangramento (próprio e/ou na família), particularmente quando predominam os sangramentos nas mucosas.
   I. Os níveis de fator VIII muitas vezes estão baixos.
   II. O teste PFA-100 (avaliação da função plaquetária) é prolongado.
   III. O TTPA pode estar prolongado.
   IV. Os níveis de FvW geralmente são baixos.
   V. A agregação de plaquetas pelo plasma do paciente na presença de ristocetina (vWF:Rco) é defeituosa.
   VI. A contagem de plaquetas é normal.
   Quais afirmativas estão corretas em relação aos testes laboratoriais característicos da DvW?
   a) I, III e IV.
   b) II, III e V.
   c) I, II, III e VI.
   d) III, IV, V e VI.
   e) I, II, III, IV, V e VI.

3. As hepatopatias são doenças do fígado que podem promover alteração nas provas que avaliam o sistema de coagulação sanguínea. Nas hepatopatias, várias provas de avaliação da coagulação sanguínea podem estar alteradas, dependendo da intensidade da doença (comprometimento hepático). Assinale a alternativa correta em relação ao principal mecanismo associado ao prolongamento do tempo de protrombina e do tempo de tromboplastina parcial ativada:
   a) Diminuição da síntese de fatores da coagulação.
   b) Aumento da absorção da vitamina K.
   c) Diminuição da síntese dos fatores de coagulação.
   d) Aumento da produção de fibrinogênio.
   e) Diminuição dos níveis do ativador de plasminogênio.

4. A CIVD (coagulação intravascular disseminada) é uma patologia associada à hemostasia e pode ser secundária a várias outras patologias que liberam materiais coagulantes na circulação, causando lesão endotelial ou agregação plaquetária.

Como exemplos destas, citam-se: septicemia, neoplasias, complicações obstétricas, dentre outras.

Assinale a alternativa correta em relação às características da CIVD:

a) Caracteriza-se por deposição intravascular inapropriada e disseminada de fibrina, com consumo de fatores de coagulação e plaquetas.
b) Caracteriza-se por produção excessiva de fatores da coagulação.
c) Apresenta diminuição da fibrinólise, com deposição de trombos em vários órgãos e tecidos do organismo.
d) Apresenta aumentado número de plaquetas circulantes, porém com falha na agregação plaquetária.
e) Há diminuição da formação de trombina e dos produtos de degradação da fibrina (PDFs).

5. A trombose é uma condição clínica caracterizada por estados de hipercoagulabilidade, com consequente formação de trombos (arteriais ou venosos) e isquemia tecidual secundária, estando envolvida na patogenia uma série de doenças. Na investigação de um estado pró-trombótico, as condições compatíveis com quadro de trombose são:

I. Mutação no fator V de Leiden.
II. Concentração aumentada de homocisteína sérica.
III. Tempo de tromboplastina parcial ativada prolongado.
IV. Deficiência de plasminogênio.
V. Aumento da proteína C e da proteína S.

Assinale a alternativa que indica as afirmativas verdadeiras:

a) I, II e IV.
b) I, III e IV.
c) II, III e V.
d) I, II, III e V.
e) III, IV e V.

Referências

BRASIL. Ministério da Saúde. *Manual de diagnóstico laboratorial das coagulopatias hereditárias e plaquetopatias*. Brasília, DF, 2016. Disponível em: http://bvsms.saude.gov.br/bvs/publicacoes/manual_diagnostico_coagulopatias_hereditarias_plaqueopatias.pdf. Acesso em: 14 jul. 2019.

HOFFBRAND, A. V.; MOSS, A. H. *Fundamentos em hematologia de Hoffbrand*. 7. ed. Porto Alegre: Artmed, 2018.

LORENZI, T. *Manual de hematologia*: propedêutica e clínica. 4. ed. Rio de Janeiro: Guanabara Koogan, 2006.

RODAK, B. F. *Hematología*: fundamientos y aplicaciones clínicas. Espanha: Editora Médica Panamericana, 2005.

SILVA, P. H. da *et al*. *Hematologia laboratorial*: teoria e procedimentos. Porto Alegre: Artmed, 2016.

Leitura recomendada

HENRY, J. B. *Diagnósticos clínicos e tratamento por métodos laboratoriais*. 20. ed. Barueri, SP: Manole, 2008.